ケアに活かす
腎・泌尿器系 生殖器系
検査・処置マニュアル

編集　済生会横浜市東部病院 看護部

執筆者（執筆順）

Part 1　画像診断と看護

●X線検査

小林 瑞穂
済生会横浜市東部病院
泌尿器・婦人科・消化器病棟　看護師

篠田 奈緒子
済生会横浜市東部病院
泌尿器・婦人科・消化器病棟　看護師

武田 茜
済生会横浜市東部病院
泌尿器・婦人科・消化器病棟　看護師

●CT検査（腹部・骨盤部）

篠田 奈緒子
（前掲）

武田 茜
（前掲）

●MRI検査（腹部・骨盤部）

青木 妙子
済生会横浜市東部病院
泌尿器・婦人科・消化器病棟　看護師

川浦 麻子
済生会横浜市東部病院
泌尿器・婦人科・消化器病棟　看護師

●超音波検査（腹部・骨盤部）

青木 妙子
（前掲）

川浦 麻子
（前掲）

●核医学検査

篠田 奈緒子
（前掲）

武田 茜
（前掲）

Part 2　内視鏡と看護

●膀胱鏡検査

久保 恵子
済生会横浜市東部病院
泌尿器・婦人科・消化器病棟　看護師

佐々木 美絵
済生会横浜市東部病院
泌尿器・婦人科・消化器病棟　看護師

●尿管鏡検査

伊藤 真美
済生会横浜市東部病院　手術センター　看護師

中村 幸子
済生会横浜市東部病院
泌尿器・婦人科・消化器病棟　看護師

安倍 さよみ
済生会横浜市東部病院
泌尿器・婦人科・消化器病棟　看護師

久保 恵子
（前掲）

小野 雅美
済生会横浜市東部病院
泌尿器・婦人科・消化器病棟　看護師

●内視鏡手術支援ロボット「ダヴィンチ」

長谷川 愛理
済生会横浜市東部病院　手術センター　看護師

Part 3　生検と看護

●腎生検（超音波ガイド下経皮的腎生検）

恩田 美香
済生会横浜市東部病院
泌尿器・婦人科・消化器病棟　看護師

山本 美代子
済生会横浜市東部病院
泌尿器・婦人科・消化器病棟　看護師

牟禮 聡子
済生会横浜市東部病院
泌尿器・婦人科・消化器病棟　看護師

●前立腺針生検

牟禮 聡子
（前掲）

山本 美代子
（前掲）

恩田 美香
（前掲）

●膀胱生検

伊藤 真美
（前掲）

山本 美代子
（前掲）

諏訪 寛和
済生会横浜市東部病院
泌尿器・婦人科・消化器病棟　看護師

●精巣生検

伊藤 真美
（前掲）

恩田 美香
（前掲）

服部 由里恵
済生会横浜市東部病院
泌尿器・婦人科・消化器病棟　看護師

Part 4　泌尿器科的処置と看護

●膀胱留置カテーテル挿入

和田 麻由
済生会横浜市東部病院
泌尿器・婦人科・消化器病棟　看護師

泉谷 菜穂
済生会横浜市東部病院
泌尿器・婦人科・消化器病棟　看護師

斉藤 愛
済生会横浜市東部病院
泌尿器・婦人科・消化器病棟　看護師

●導尿

和田 麻由
（前掲）

泉谷 菜穂
（前掲）

甲斐 ちづる
済生会横浜市東部病院
泌尿器・婦人科・消化器病棟　看護師

●尿道ブジー

高橋 葉月
済生会横浜市東部病院
泌尿器・婦人科・消化器病棟　看護師

佐藤 香織
済生会横浜市東部病院
泌尿器・婦人科・消化器病棟　看護師

五反田 宏美
済生会横浜市東部病院
泌尿器・婦人科・消化器病棟　看護師

●腎ろう造設

高橋 葉月
（前掲）

佐藤 香織
（前掲）

畑中 麻希
済生会横浜市東部病院
泌尿器・婦人科・消化器病棟　看護師

Part 5　ESWLと看護

●体外衝撃波結石破砕術（ESWL）

佐藤 香織
（前掲）

泉谷 菜穂
（前掲）

Part 6　不妊症検査と看護

●性腺機能検査/性機能検査

栗城 かつみ
済生会横浜市東部病院 リプロダクションセンター
不妊症看護認定看護師

Part 7　検体検査と看護

●検体検査の基礎知識とデータの見方

村野 弥生
済生会横浜市東部病院
泌尿器・婦人科・消化器病棟 看護師

名島 渓
済生会横浜市東部病院
泌尿器・婦人科・消化器病棟 看護師

佐藤 千夏
済生会横浜市東部病院
泌尿器・婦人科・消化器病棟 看護師

Part 8　フィジカルアセスメント

●フィジカルアセスメント

寺島 智子
済生会横浜市東部病院
泌尿器・婦人科・消化器病棟 看護師

仲根 真理
済生会横浜市東部病院
泌尿器・婦人科・消化器病棟 看護師

●腎・泌尿器の構造と機能

寺島 智子
（前掲）

仲根 真理
（前掲）

●男性生殖器の構造と機能

寺島 智子
（前掲）

大塚 恵里子
済生会横浜市東部病院
泌尿器・婦人科・消化器病棟 看護師

●水と電解質の異常

寺島 智子
（前掲）

大塚 恵里子
（前掲）

Part 9　女性生殖器の検査・処置と看護

●細胞診（子宮頸部，子宮内膜）

福士 真純
済生会横浜市東部病院
泌尿器・婦人科・消化器病棟 看護師

石黒 紀子
済生会横浜市東部病院
泌尿器・婦人科・消化器病棟 看護師

牧野 久美
済生会横浜市東部病院
泌尿器・婦人科・消化器病棟 看護師

●組織診（子宮頸部，子宮内膜）

福士 真純
（前掲）

石黒 紀子
（前掲）

牧野 久美
（前掲）

●子宮鏡検査（ヒステロスコピー）

金丸 美保
済生会横浜市東部病院
泌尿器・婦人科・消化器病棟 看護師

佐藤 香織
（前掲）

●子宮腟部拡大鏡検査（コルポスコピー）・組織診

金丸 美保
（前掲）

石黒 紀子
（前掲）

牧野 久美
（前掲）

●画像診断

小野 知佳
済生会横浜市東部病院
泌尿器・婦人科・消化器病棟 看護師

石黒 紀子
（前掲）

牧野 久美
（前掲）

●羊水検査

小野 知佳
（前掲）

佐藤 香織
（前掲）

医学監修

小原 玲
済生会横浜市東部病院 泌尿器科

青野 一則
済生会横浜市東部病院 婦人科

榊原 嘉彦
済生会横浜市東部病院 婦人科

長谷川 明俊（写真提供）
済生会横浜市東部病院 婦人科

宮城 盛淳
済生会横浜市東部病院 腎臓内科

鯉渕 清人
済生会横浜市東部病院 腎臓内科

Part 1 画像診断と看護

- 8 ■ X線検査／小林瑞穂・篠田奈緒子・武田茜
- 14 ■ CT検査（腹部・骨盤部）／篠田奈緒子・武田茜
- 18 ■ MRI検査（腹部・骨盤部）／青木妙子・川浦麻子
- 23 ■ 超音波検査（腹部・骨盤部）／青木妙子・川浦麻子
- 26 ■ 核医学検査／篠田奈緒子・武田茜

Part 2 内視鏡と看護

- 36 ■ 膀胱鏡検査／久保恵子・佐々木美絵
- 42 ■ 尿管鏡検査／伊藤真美・中村幸子・安倍さよみ・久保恵子・小野雅美
- 51 ■ 内視鏡手術支援ロボット「ダヴィンチ」／長谷川愛理

Part 3 生検と看護

- 52 ■ 腎生検（超音波ガイド下経皮的腎生検）／恩田美香・山本美代子・牟禮聡子
- 58 ■ 前立腺針生検／牟禮聡子・山本美代子・恩田美香
- 62 ■ 膀胱生検／伊藤真美・山本美代子・諏訪寛和
- 69 ■ 精巣生検／伊藤真美・恩田美香・服部由里恵

Part 4 泌尿器科的処置と看護

- 76 ■ 膀胱留置カテーテル挿入／和田麻由・泉谷菜穂・斉藤愛
- 80 ■ 導尿／和田麻由・泉谷菜穂・甲斐ちづる
- 83 ■ 尿道ブジー／高橋葉月・佐藤香織・五反田宏美
- 86 ■ 腎ろう造設／高橋葉月・佐藤香織・畑中麻希

ケアに活かす
腎・泌尿器系／生殖器系
検査・処置マニュアル
編集　済生会横浜市東部病院看護部

CONTENTS

Part 5 ESWLと看護
- 92 ■ 体外衝撃波結石破砕術（ESWL）／佐藤香織・泉谷菜穂

Part 6 不妊症検査と看護
- 98 ■ 性腺機能検査/性機能検査／栗城かつみ

Part 7 検体検査と看護
- 107 ■ 検体検査の基礎知識とデータの見方／村野弥生・名島渓・佐藤千夏

Part 8 フィジカルアセスメント
- 128 ■ フィジカルアセスメント／寺島智子・仲根真理
- 134 ■ 腎・泌尿器の構造と機能／寺島智子・仲根真理
- 145 ■ 男性生殖器の構造と機能／寺島智子・大塚恵里子
- 149 ■ 水と電解質の異常／寺島智子・大塚恵里子

Part 9 女性生殖器の検査・処置と看護
- 154 ■ 細胞診（子宮頸部，子宮内膜）／福士真純・石黒紀子・牧野久美
- 158 ■ 組織診（子宮頸部，子宮内膜）／福士真純・石黒紀子・牧野久美
- 164 ■ 子宮鏡検査（ヒステロスコピー）／金丸美保・佐藤香織
- 168 ■ 子宮腟部拡大鏡検査（コルポスコピー）・組織診／金丸美保・石黒紀子・牧野久美
- 173 ■ 画像診断／小野知佳・石黒紀子・牧野久美
- 182 ■ 羊水検査／小野知佳・佐藤香織

186　さくいん

編集担当：増田和也，高橋茉利江，黒田周作
編集協力：重森 献（vincent）
カバー・表紙・本文デザイン：下村成子，井口真理子（vincent）
本文イラスト：青木隆デザイン事務所，日本グラフィックス，湯沢知子

読者のみなさまへ

　本書はもともと，看護師が腎・泌尿器系と生殖器系の検査・処置を介助するためのマニュアルとして，『月刊ナーシング』2011年10月増刊号として執筆したものです．当院の泌尿器・婦人科・消化器病棟の看護師などが一丸となってつくりました．その雑誌が読者のみなさまに好評だとのことで，このたび内容を見直し一冊の本となりました．

　それぞれの検査・処置の項目では，その概要（目的や適応・禁忌など），手技の実際と看護上の注意点，観察のポイント，トラブル発生時の対応に加え，患者への声かけなどを紹介しました．安全・安楽に検査・処置を実施することはもとより，検査・処置を受けた患者のADLやQOLを考慮した看護が実施できること，などを目的としています．

　また，血液生化学検査や腫瘍マーカーなどの検体検査の基礎知識とデータの見方，フィジカルアセスメントなどについてもできるだけ詳細に解説しました．

　腎・泌尿器系と生殖器系の検査・処置を受ける患者は，不安と羞恥心をいだいて受診します．したがって私たち看護師には，患者の心理を十分に理解し，プライバシーを尊重し，患者が安心して診療を受けられるような環境づくりが求められます．本書も，この点を重要視したうえでまとめました．

　単行本として新しく生まれた本書が，読者のみなさまの日常ケアに役立てれば幸いです．

2013年2月
済生会横浜市東部病院看護部

腎・泌尿器の検査・処置

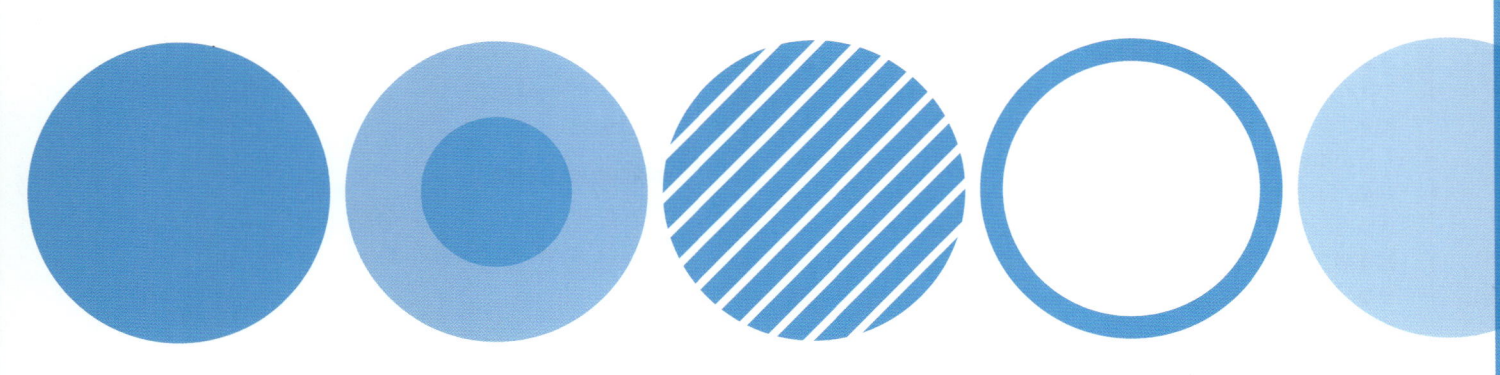

X線検査

X線照射装置とX線検出器の間に身体を置き，透過したX線を画像化することで身体の内部を投影する方法．
単純撮影法と造影法があり，造影法ではX線を遮断する物質を用いることでより鮮明な画像が得られる．

目的

- 腎・尿路系の大きさ，位置，形態の観察．
- 尿路結石の有無，石灰化，骨の変化，消化管ガス像の観察．
- 尿路通過障害の観察．

適応

- 尿路性器腫瘍．
- 尿路結石．
- 尿路先天異常．
- 排尿障害．
- その他，種々の泌尿器科疾患の存在が疑われる症例．

禁忌

- 妊婦・小児では緊急の場合を除き避ける（放射線被曝があるため）．

腹部X線検査の種類

① 腹部立位正面（AP方向）撮影

背部にX線検出器を当て，腹部側よりX線を入射する．胸部X線検査とは異なり，「息を吸って，吐いて，止めてください」という合図で，呼気のときに撮影を行う．息を吐くことによって腎臓が観察しやすくなる．

この撮影方法では，腎臓，肝臓，脾臓，横隔膜周囲が描出される．腎臓，肝臓，脾臓，腫瘍陰影，ガス貯留像およびfree airの観察ができる．

② 腹部背臥位正面撮影

仰臥位で背部にX線検出器を当て，腹部側よりX線を入射する．立位の際同様に「息を吸って，吐いて，止めてください」という合図で，呼気時に撮影を行う．

この撮影方法では，腎臓，肝臓，脾臓，および骨盤内臓器が描出される．腎臓，肝臓，脾臓，腫瘍陰影，石灰化像，ガス貯留像，骨盤，腰椎，下部肋骨の観察ができる．

③ 腹部側臥位正面撮影

原則として左側臥位をとり左腕で手枕をし，右腕は挙上する．X線検出器を垂直に背側に置き，腹側よりX線をフィルムに対し垂直に入射し，呼気時に撮影する．

この撮影方法では，腎臓，肝臓，脾臓，および側腹壁が描出される．腎臓，肝臓，脾臓，腫瘍陰影，ガス貯留像，および腹腔内遊離ガス，鏡面像の観察ができる．

結石の位置や異物確認，大腸や小腸の確認に有用なこともある．立位や坐位での撮影困難な場合に用いられる．

④ ポータブル撮影

検査室への移動が困難な重症患者や，感染症などによる隔離が必要な患者に対し，病床などにおいて行うX線撮影方法．仰臥位で背面にX線検出器を当て，腹側よりX線を入射する．ポータブル撮影では，正面性が悪くなり少し斜位像となることもあり，また呼吸性のぶれが生じやすい．

● 腹部立位正面（AP方向）撮影

● 腹部背臥位正面撮影

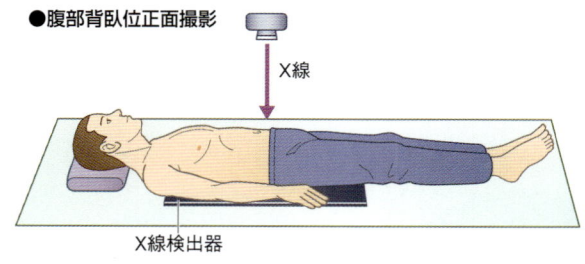

● 腹部側臥位正面撮影

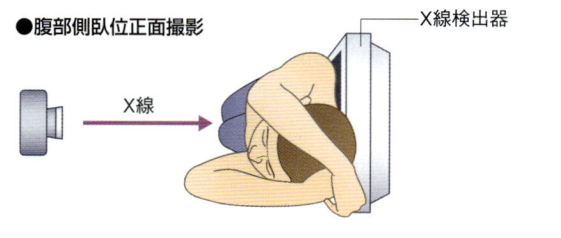

腎・泌尿器疾患におけるX線検査の種類

①腎臓・尿管・膀胱単純X線撮影（KUB）

腎臓，尿管，膀胱を含む横隔膜から骨盤までの領域の腹部単純撮影．通常仰臥位で行う．腎・泌尿器科における最も基本的なX線検査．

②静脈性腎盂造影（IVP）

静脈内投与された造影剤が，腎から腎杯・腎盂へ排泄され，尿管を経て膀胱へと貯留される状態を観察することができる．通常20～50mL程度の造影剤を静注して，複数回撮影し造影剤が排泄される様子をみる．通常は，開始前，5分後，15分後，排尿後にKUBと同様の範囲を撮影する．腎だけでなく尿路系の造影が可能であるため，静脈性尿路造影（IVU）とよばれることや，「静脈性」の代わりに「排泄性」という表現をされることもある．ヨード過敏症の場合には禁忌である．

③点滴静注腎盂造影（DIP）

IVPでは十分に描出されない場合に施行される．造影能力を強化するために，通常100mLの造影剤を点滴静注する方法．

④逆行性腎盂造影（RP）

膀胱鏡を用いて尿管カテーテルを腎盂内に挿入し，造影剤を注入して腎杯，腎盂，尿管の造影をする方法．ヨード過敏症でIVPができない場合や，IVP・DIPでは画像が不明瞭な場合に適応となる．IVPにより尿路系の閉塞が疑われ，程度をより正確に調べるために施行される．逆行性であるため，感染に注意が必要．腎盂腎炎や出血のリスクがある．

⑤膀胱造影（CG）

膀胱留置カテーテルや，導尿用のカテーテルを使用し膀胱内に造影剤（成人で150～200mL）を注入し，膀胱に充満させた状態で撮影する方法．膀胱内病変（腫瘍，憩室，結石，外傷）の診断や，尿失禁の原因の診断，膀胱に対する手術後の治癒状況（リーク[吻合不全]の有無）の確認などの目的で施行される．

⑥チェーン膀胱造影（チェーンCG）

CGの際に，外尿道から膀胱内に1本の細いチェーンを留置し尿道の走行を撮影する．立位正面と側面から安静時，努責時，排尿時と数回にわたり撮影し，膀胱と尿道の位置関係を評価する．膀胱下垂や膀胱脱が疑われる際や，腹圧性尿失禁の分類のために施行される．

⑦排尿時膀胱造影（VCG）

CGと同様の方法で膀胱内に造影剤を注入し，排尿時の膀胱と尿道を撮影する方法．膀胱尿管逆流の有無や，尿道狭窄の診断が可能である．

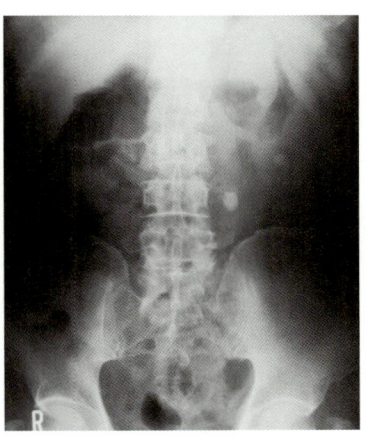

腹部単純X線像（尿路結石）
写真提供：亀山周二先生（NTT東日本関東病院泌尿器科）

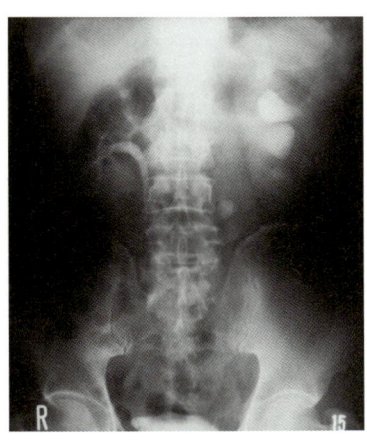

静脈性腎盂造影像（水腎症）
写真提供：亀山周二先生（NTT東日本関東病院泌尿器科）

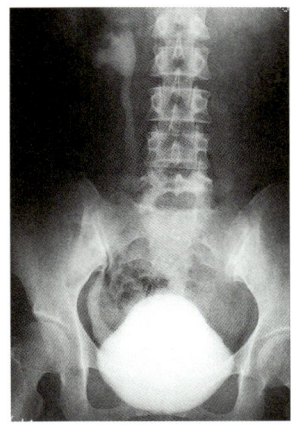

排尿時膀胱造影像（膀胱尿管逆流）
写真提供：田島政晴先生（大脇病院）

KUB：Kidney, Ureter, Bladder，腎臓・尿管・膀胱単純X線撮影
IVP：intravenous pyelography，静脈性腎盂造影
DIP：drip infusion pyelography，点滴静注腎盂造影
RP：retrograde pyelography，逆行性腎盂造影
CG：cystography，膀胱造影
VCG：voiding cystoure thrography，排尿時膀胱造影

検査の流れと看護の実際

❶検査前の手順

❶患者を確認する．

看護上の注意点
- 患者が自分で名乗れる場合は，患者誤認防止のため名乗ってもらう．
- 入院患者の場合は，"患者氏名"と"患者識別バンド"の一致を確認する．
- 外来患者の場合は，"患者氏名"と"診察券ID""検査伝票ID"の一致を確認する．

❷検査について説明する．医師により検査の目的・内容などの説明がきちんとされているか，また理解されているかを確認．同意書の有無を確認する．

看護上の注意点
- 初めての検査の場合，患者は不安をいだいていることが多いため，検査の説明を十分に行うことで不安の軽減に努める．
- 検査を効率的かつ効果的に実施し，患者の協力を得るためにも，事前の説明は重要である．

❸アレルギー，既往，妊娠の有無を確認する．

看護上の注意点
- 造影剤を用いる検査の場合，ヨード過敏症や喘息の既往，腎機能低下時には施行できないこともある．血液データやアレルギー，既往歴をチェックし，検査可能であるかの確認も必要となる．
- 脱水状態では，造影剤の腎毒性により腎不全が発症・増悪する可能性がある．IVPなどでは直前の食事摂取を控えるよう指導することが多いが，脱水傾向の患者に対しては水分摂取の制限はしないほうが安全である．
- 女性の場合は妊娠の有無も必ず確認する．

〈造影剤静脈投与の禁忌〉
- ヨード過敏症のある患者
- 重篤な腎機能障害のある患者
- 気管支喘息のある患者
- 重篤な心障害・肝障害のある患者
- マクログロブリン血症のある患者
- テタニーのある患者
- 褐色細胞腫のある患者

〈造影剤の慎重投与〉
- アレルギー体質の患者
- 薬物過敏症の既往歴のある患者
- 重篤な甲状腺疾患のある患者
- 脱水症状，または腎機能が低下している患者
- 糖尿病，高血圧，動脈硬化のある患者
- 高齢者，小児
- 妊婦（胎児に影響があるため），授乳婦（母乳に造影剤が移行するため）

❹感染症の有無を確認する．

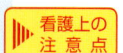

看護上の注意点
- MRSAやノロウイルス，結核など感染源となりうる感染症患者は，緊急の場合や指定時間がないかぎり，検査の順番を最後にして撮影する．
- 他の患者と接触しないよう配慮し，撮影後は感染症の類別により指定された方法で機器の清掃を行う．
- 完全隔離の患者はポータブル撮影を行う．

MRSA：methicillin-resistant *staphylococcus aureus*，メチシリン耐性黄色ブドウ球菌

❺検査前の状態を観察する.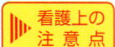
- 腸管ガスや糞便の蓄積は尿路系の造影像を不鮮明にする原因となりうるので，排便状況を確認し，必要時，下剤投与や浣腸などの処置をする.

> **観察のポイント**
> - 事前に食事制限など指示があれば指示どおりに守れているか.
> - 前投薬の有無.

❻検査の準備をする.
①検査着に着替える（無地のTシャツなどを着用している場合は不要）.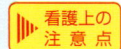
- Tシャツでもプリントがあり，布地の厚さに変化がある場合や硬くなっている部分は，疾患による病変の変化を判別しにくくする．ポケットや襟，刺繍などの厚みやファスナー，ボタンなども同様である.

②金属類をはずす.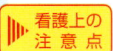
- 素材にかかわらず，金属類はすべてはずす必要がある．金属はX線を透過しにくく画像として明瞭に写るため，撮影範囲内のすべての金属を除去する.

③カイロ，湿布類，コルセットをはずす.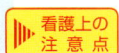
- 体に貼るタイプの磁気治療器も，X線を透過しにくいためはずす.

❼必要時，静脈ラインを確保する.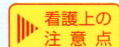
- 造影剤使用時（静脈投与）はラインを確保する.

❽患者のADLを把握する.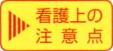
- 安全に検査を行うために患者のADLを把握し，ふらつきなどの有無を確認しておく.
- 検査を安全に施行するため，必要な患者情報を，病棟や外来から検査室に，また検査室から病棟や外来に提供される必要がある.

❾検査室へ移動する.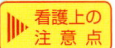
- 患者の状態に応じて移動手段を考える（歩行，車椅子，ストレッチャーなど）.

❷検査中の手順

❶撮影の体位を説明し，必要時は介助する.

> **患者への声かけ**
> この体勢で撮影します．お体でつらいところはないですか？　合図に合わせて呼吸してください.

❷撮影時の介助を行う．状態の悪い患者や安静の守れない患者，高齢で転倒リスクがある患者の場合は，プロテクターを着用したうえで介助し，撮影する．
❸必要時，造影剤を投与する．
❹IVPでは静脈投与，RPやVCGなどでは経尿道に造影剤を注入する．

看護上の注意点
- 経尿道的操作の際には，感染予防のため，検査時の無菌操作を保持できるよう介助，処置を行う．

❺患者のバイタルサイン，全身状態に注意して観察する．

看護上の注意点
- 造影剤の静脈内投与や局所麻酔剤の使用中には，アレルギー症状に注意する．
- 全身瘙痒感，発疹，悪心・嘔吐，欠伸，痙攣などの初期症状を見逃さないように注意する．

患者への声かけ
ご気分は悪くないですか？ 点滴をしている部分に痛みはないですか？ 体調に違和感を感じた場合はすぐに知らせてください．

❻メンタルサポートを行う．

看護上の注意点
- VCGでは，透視台での排尿を促すことになる．緊張や羞恥心への配慮が必要となる．
- とくに女性の場合には，排尿しやすいようにカーテンをしたり，部屋を暗くするなどの工夫が必要である．また，水音を流すなどして排尿しやすい環境をつくる．

❸検査後の手順

❶患者の全身状態を観察する．

看護上の注意点
- 検査終了後に状態が変化することもあるため注意する．
- 患者自身にもその旨を説明し，何か変化があれば知らせるよう説明する．

患者への声かけ
検査は終了しました．体調は悪くないですか？ お体に異変を感じたらすぐにおっしゃってください．

❷転倒・転落しないよう，車椅子やストレッチャーへ移動する．ルートトラブルがないことも確認する．
❸検査前にはずした物や下着など，忘れ物がないようにする．

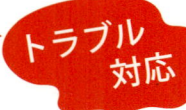

トラブル対応

造影剤副作用

造影剤の副作用は悪心・嘔吐，くしゃみなどの初期症状から始まり，蕁麻疹，皮疹といった中等度副作用，ショック，呼吸困難，心停止といった重度副作用までの3段階に分けられる．

これらの症状が出現した際には，程度に応じて薬剤投与や処置が行われる．事前に蘇生処置に必要な物品や薬剤の確認と準備をしておくことが大切であるが，重大な副作用症状を未然に防ぐためには，まずは初期症状を見逃さないことが大切である．

検査後の指導

- 検査後の注意点について説明する．
- 生活上の注意や，内服薬について説明する．
- 検査後に起こりうる症状について説明し，対処方法も指導する．

経尿道的操作の場合

- 経尿道的操作後は，上行性感染予防のため水分摂取や陰部の清潔保持を促す．
- 水分摂取を促すときには，水分制限のない患者かどうかよく確認する．
- 水分摂取の説明は，具体的な言い方をしたほうが患者には理解がしやすい．

患者への声かけ

検査後，排尿時痛や血尿が続くこともありますが，徐々に改善してきます．血尿の増強と感染の予防のため，水分はこまめに摂取しましょう．500mLのペットボトルで1日に3〜4本の水を飲んでください．もし，38℃以上の高熱が出たり，血尿や排尿時の痛みがひどくなるようでしたら受診してください．

（小林瑞穂，篠田奈緒子，武田茜）

CT検査（腹部・骨盤部）

体表から360°管球を回転させてX線を照射し，断面像や三次元画像を構成する．
患者はベッドの上に横になり，リング状の装置の中を通過しながら5〜10秒息を止めて撮影する．
単純検査と造影検査があり，造影検査は疾患をより明瞭に観察しやすい．

目的

- 悪性腫瘍の有無，病変の周囲組織への浸潤の有無，進展度の診断．
- 尿路結石の有無，大きさの評価．
- 尿路先天異常の有無の評価．
- 排尿障害の原因探索． など

適応

- 尿路性器腫瘍．
- 尿路結石．
- 尿路先天異常．

禁忌

- 重篤な腎機能障害のある患者．

造影剤の禁忌

〈原則禁忌〉
- ヨード過敏症のある患者．
- 気管支喘息のある患者．
- 重篤な心障害・肝障害のある患者．
- マクログロブリン血症のある患者．
- テタニーのある患者．
- 褐色細胞腫のある患者．
- 重篤な腎機能障害のある患者．

〈慎重投与〉
- アレルギー体質の患者．
- 薬物過敏症の既往歴がある患者．
- 重篤な甲状腺疾患のある患者．
- 脱水症状，または腎機能が低下している患者．
- 糖尿病，高血圧，動脈硬化のある患者．
- 高齢者，小児．
- 妊婦（胎児に影響があるため），授乳婦（母乳へ造影剤が移行するため）．

●検査の流れと看護の実際（造影検査の場合）

❶検査前の手順

❶指示票で検査内容を確認する．

〈確認事項〉
- 撮影部位・目的
- アレルギー歴
- 腎機能

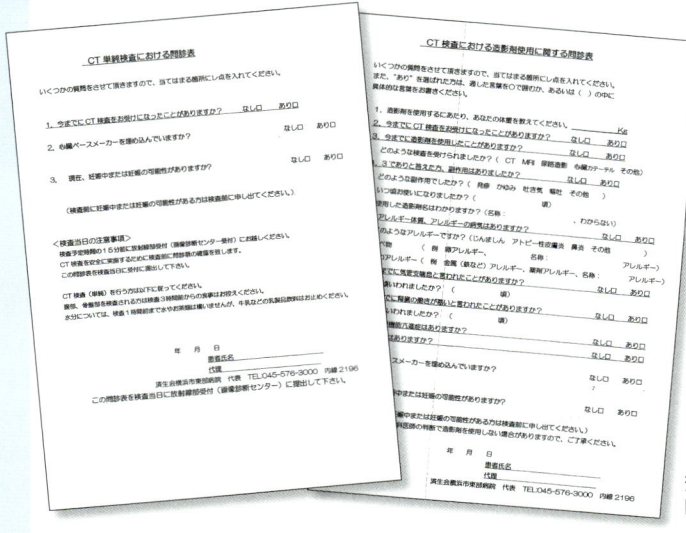

CT検査と造影剤使用に関する問診票

❷患者の確認を行う．

看護上の注意点 ●患者が名乗れる場合は，誤認防止のために必ず名乗ってもらう．患者鑑別バンドの一致も確認する．

❸医師から，検査の目的・必要性・リスクについて説明されているか，説明・同意書の有無を確認する．

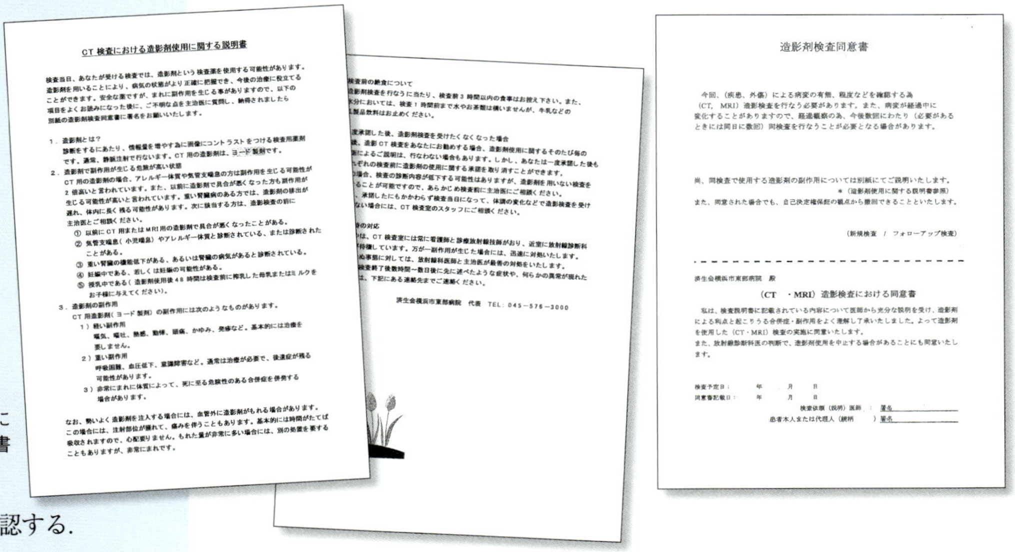

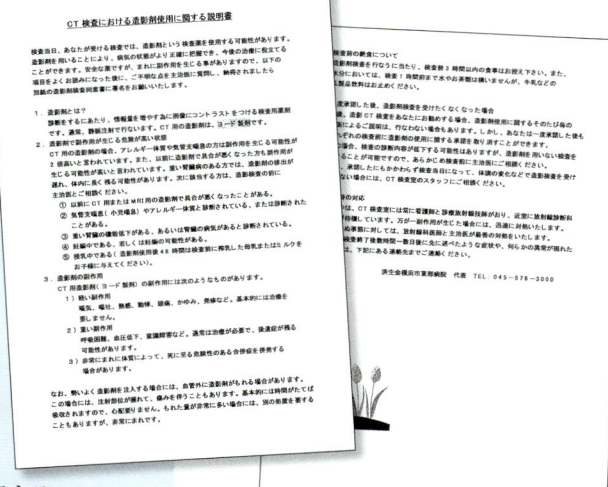

造影剤使用に関する説明書と同意書

❹検査前に禁食しているか確認する．

❺金属を身につけていないか確認する．

看護上の注意点 ●造影剤の過敏症で嘔吐したときの誤嚥予防のため，禁食となる．飲水は可だが，果肉入りジュースや牛乳は避けてもらう．

患者への声かけ

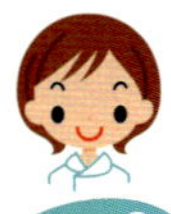

お腹の検査をします．検査，造影剤の使用について先生から説明を受けましたか？

点滴から造影剤を入れると体が一時的に熱くなりますが，すこしずつ落ち着きます．

検査室には看護師がおりますので，造影剤を入れたあとに体に変化があれば，すぐに教えてください．

画像診断と看護

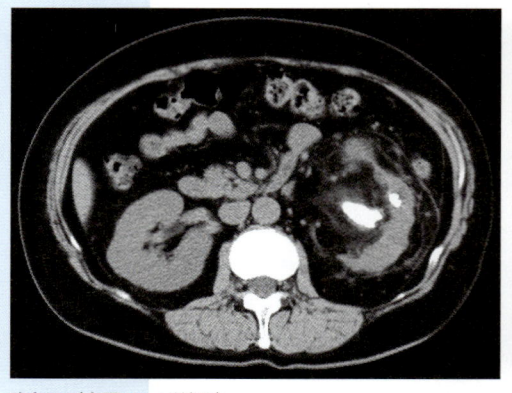
腹部CT（左腎サンゴ結石）
写真提供：亀山周二先生（NTT東日本関東病院泌尿器科）

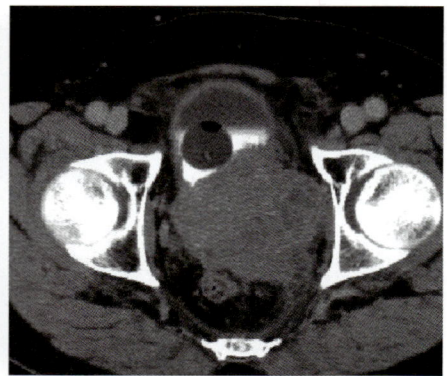
骨盤部CT（進行性前立腺がん）
写真提供：亀山周二先生（NTT東日本関東病院泌尿器科）

❻静脈ラインを確保する．

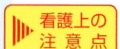看護上の注意点
- 通常は22Gを使用．ダイナミックCTやCTアンギオの場合は20Gを使用する．
- 血管外漏出を予防するため，点滴挿入後は疼痛・腫脹の有無，血液の逆流があることを確認する．
- 乳がんの手術でリンパ節切除をしていないか，透析用シャントがないかを確認することも重要である．

患者への声かけ：造影剤を入れるために点滴を入れます．針を刺す際にすこし痛みがありますが，検査の痛みはありません．手先にしびれがあったり，ご気分が悪くなるようでしたらすぐに教えてください．

❷検査中の手順

❶CT室に入り，ベッドに横になるよう介助する．

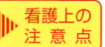看護上の注意点
- 検査は両手をあげて行うため，患者に無理のない姿勢を整える．

患者への声かけ：まずはベッドに横になっていただきます．リラックスしてください．

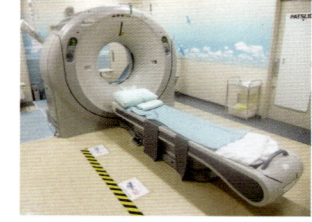
CT室

❷造影剤を注入する（挿入されている静脈ラインに造影剤を接続する）．

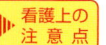看護上の注意点
- 造影剤注入時には，点滴刺入部に疼痛や違和感がないかを確認する．
- 造影剤使用時は，薬物による有害症状の出現に注意する．
- 即時型の副作用には，発疹・発赤，瘙痒感，悪心・嘔吐，痰，咽頭部の違和感，呼吸困難感などがある．これは重篤な副作用の初期症状となる．
- 患者の全身状態を観察し声かけを行いながら，適宜バイタルサインをチェックする．

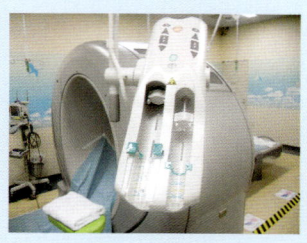
造影剤自動注入装置

患者への声かけ：
- 点滴が入っている部分に痛みはありませんか？
- いまから造影剤を入れます．体が一時的に熱くなりますが，すこしずつ落ち着きます．
- もし痛みが出たり気分が悪くなったときは，すぐに教えてください．

❸ 検査後の手順

❶ 患者の状態を観察し，副作用症状がないことを確認し，静脈ラインを抜針する．

患者への声かけ

お疲れさまでした．気分は悪くないでしょうか？息苦しさはありませんか？

体のほてり以外に何もなければ，点滴を抜きます．

❷ 検査後の注意事項を説明し，説明用紙を本人・家族にわたす．

看護上の注意点
- 授乳中の女性の場合は母乳に造影剤が入るため，検査後48時間は授乳を控えるよう説明する．
- 異常時は病院にすぐ連絡ができるよう説明用紙に連絡先を記載する．

造影剤は尿と一緒に排泄されます．水分制限をされていなければ，ふだんより多め（500mLのペットボトル3～4本程度）に水分（お茶・水など）をとり，尿を出してください．

ごくまれに，検査終了後から数日間は遅発性の副作用が起きることがあります．発疹，頭痛，吐き気，めまいや，他に何か異常が現れた場合には，すぐに来院するか当院までご連絡ください．

検査後の食事は，ふだんどおりでかまいません．

患者への声かけ

トラブル対応

❶ 造影剤の副作用

造影剤注入時に副作用症状が出ることがある．症状は，発疹・発赤，瘙痒感，悪心・嘔吐，痰，咽頭部の違和感，呼吸困難感などである．

これらの症状が出現した場合は，造影剤の注入を一時中断し医師に報告する．症状により，輸液を開始したり，重篤な場合では酸素投与や人工呼吸などの救命処置を行う．

検査前にアレルギーの有無や患者の全身状態，前回の造影剤使用時の状態を確認することが重要となる．

万が一に備え，救命処置に必要な物品の準備や確認をしておくことも大切である．

❷ 血管外漏出

造影剤の血管外漏出が起こると，疼痛，腫脹，水疱などの症状が現れる．重篤になると，潰瘍形成やコンパートメント症候群（組織の壊死や機能障害）が起こることもある．

血管外漏出が起きた際は，造影剤の注入をただちに中止する．腫脹があれば点滴針から造影剤を吸引し，抜針．漏出があった四肢を挙上する．疼痛・腫脹に対しては冷罨法を施行する．

血管外漏出による局所所見が完全に消えるまでは観察し，必要時は皮膚科や形成外科の診察を依頼する．

血管外漏出を予防するために，手背や足背，足首への点滴留置を避ける．また，テスト注入をし，事前に血管ルートの確認を行う．さらに造影剤注入中も注意深く観察することが重要となる．

❸ 迷走神経反射

緊張やストレスにより起こることがある．症状は心拍数の低下や血管拡張による血圧低下，気分不快などである．

症状発生時は患者を寝かせ，血圧低下の場合は下肢を挙上する．レベルや呼吸状態の確認を行い，必要時は心電図モニターを装着する．

点滴挿入の前に，過去に気分不快や失神を起こしたことがないかを確認する．また，患者の病歴や身体所見の観察，確認も重要となる．

（篠田奈緒子，武田茜）

MRI検査（腹部・骨盤部）

非常に強い磁気と電磁波を利用して，人体のさまざまな断面を撮像する検査である．撮像法や撮像条件の違いによって，T1強調画像，T2強調画像などのコントラストの異なる画像が得られ，それらを組み合わせて観察することで，組織の形態や性状を評価する．

目的

- 任意の断面で，さまざまなコントラストの画像を撮影することができる．
- そのすぐれた組織分解能を生かして，腫瘍の存在，質的診断のほかに，血管などの管腔構造の形態診断などを行う．

適応

- 腎臓における囊胞性疾患や充実性疾患の質的診断．
- 膀胱がんおよび前立腺がんの病期診断など．

禁忌

- MRI造影剤の成分またはガドリニウム系造影剤に対し，過敏症の既往歴のある患者．
- 体内植え込み装置や金属がある場合（心臓ペースメーカー，体内神経刺激装置，人工内耳，添付文書でMRI禁忌となっている金属製インプラントなど）．
- 妊婦またはその可能性がある患者の場合，胎児への影響は確立されていない．
- 閉所恐怖症がある場合．
- 一般状態が極度に悪い患者．
- 気管支喘息の患者（ショック，アナフィラキシー様症状が現れることがある．また，喘息発作を誘発することがある）．
- 重篤な肝障害のある患者（肝機能に影響を及ぼすおそれがある）．
- 重篤な腎障害のある患者（腎性全身性線維症を起こすことがある．MRI用造影剤の主たる排泄臓器は腎臓であり，腎機能低下患者では排泄遅延から急性腎不全など，症状が悪化するおそれがある）．

〈持ち込み禁止物品〉

- 金属類：時計，メガネ，ヘアピン，アクセサリーなど
- 磁気カード：クレジットカード，キャッシュカード，プリペードカード，テレホンカード，磁気式の診察券，駐車券など
- その他：酸素ボンベ，点滴スタンド，車椅子，聴診器，体温計，はさみ，コンタクトレンズ，一部の貼付薬，カイロ，化粧品など

●MRI造影剤の分類

分類			製剤名	排泄経路
ガドリニウム製剤	注射剤	細胞外液性	・マグネビスト ・オムニスキャン ・プロハンス ・マグネスコープ	24時間で90〜98％が尿中へ排泄
		肝特異性	・EOB・プリモビスト（肝細胞）	4日目までに39％が糞便中，57％が尿中へ排泄
酸化鉄製剤			・リゾビスト（クッパー細胞）	主に肝臓・脾臓などの細網内皮系に取り込まれ分解
マンガン製剤	経口薬	消化管	・ボースデル ・フェリセルツ	48時間までに88％以上が糞便中に排泄

文献2）より

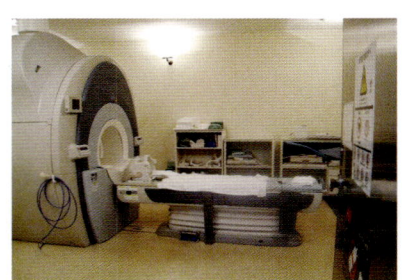

MRI室

●検査の流れと看護の実際

❶検査前の手順

❶指示票で検査内容を確認する．
❷患者を確認する．

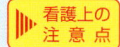

●患者が自分で名乗れる場合は，患者誤認予防のため必ず名乗ってもらう．
●入院患者の場合は，患者氏名呼称および患者氏名と患者バンドの一致を確認する．
●外来患者の場合は，患者氏名呼称および患者氏名と診察券ID，端末のID，検査伝票のIDなどの一致を確認する．

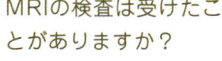

これからお腹のMRIの検査を行います．造影剤の使用について先生からの説明は聞いていますか？

MRIの検査は受けたことがありますか？

❸医師より，検査の目的・必要性およびリスク，造影剤の使用について説明されていること，説明・同意書の有無を確認する．

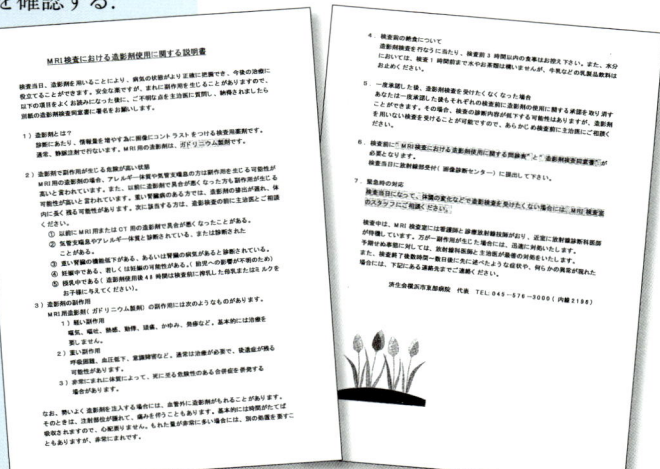

造影剤使用に関する説明書と同意書

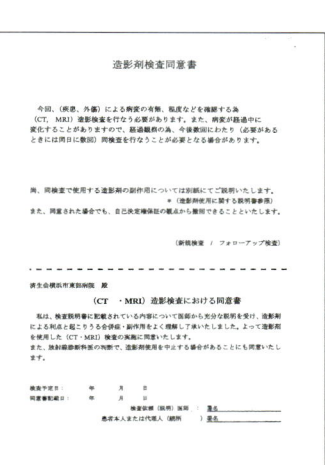

❹閉所恐怖症がないか確認する．
❺造影剤の副作用の有無，アレルギー歴，喘息などの既往を確認する．
❻患者の持ち込み禁止の金属製品，磁気テープ製品などをはずしたかどうか確認する．

心臓ペースメーカー，または体の中に機械や金属などは入っていませんか？　ズボンや下着などのファスナーや金属があるものははずしてください．入れ歯などはずせるものははずしてください．検査室に金属類は持って入れませんので，もしあればすべてはずしてください．

❼既往歴と手術歴を聴取し，ペースメーカーや脳動脈瘤クリップなど体内の金属異物の有無，妊娠の有無を聞き，禁忌でないことを必ず確認する．

MRI単純検査における問診表

いくつかの質問をさせて頂きますので、当てはまる箇所にレ点を入れてください。
また、"あり"を選ばれた方は、適した言葉を○で囲むか、あるいは（　）の中に具体的な言葉をお書きください。

1、今までにMRI検査をお受けになったことがありますか？　なし□　あり□

2、心臓ペースメーカーなどを埋め込んでいますか？　なし□　あり□
（体内神経刺激装置、骨成長刺激装置、体内自動除細動器 人工内耳など電気的、磁気的、機械的に動作するもの）

3、現在、妊娠中または妊娠の可能性がありますか?　なし□　あり□
（検査前に妊娠中または妊娠の可能性がある方は検査前に申し出てください。）

4、手術などで体内に金属を埋め込まれていますか？　なし□　あり□
（脳動脈クリップ、人工心臓弁、人工関節、ステント、磁石式入れ歯、その他：　）
4、狭いところが苦手ですか？（閉所恐怖症の方）　なし□　あり□
5、刺青（いれずみ）、アイライン、マスカラなど入れていますか？　なし□　あり□

<検査当日の注意事項>
検査予定時間の15分前に放射線部受付（画像診断センター受付）にお越しください。
MRI検査を安全に実施するために検査前に問診票の確認を致します。
経皮吸収貼付剤（デュロテップ・ニトロダーム・ニコチネル）を貼っている方。（事前に外してください）
金属の無い洋服はそのままで検査ができます。できるだけ着替えが必要のない洋服でお越しください。
（着替えが必要な方には検査着が病院に用意してあります。）
持ち物は検査室内にすべて持ち込めません。更衣室内のロッカーに保管してください。
（補聴器、装飾品、腕時計、磁気カード、電子機器類を持ち込むと故障、データが消失します。）
乳児、小児は薬を使用し入眠措置が必要な場合があります。こどもセンターの指示に従ってください。

MRI検査（単純）を行う方は以下に従ってください。
腹部、骨盤部を検査される方は検査3時間前からの食事はお控えください。
水分については、検査1時間前まで水やお茶類は構いませんが、牛乳などの乳製品飲料はお止めください。

年　月　日
患者氏名
代理
済生会横浜市東部病院　代表　TEL:045-576-3000　内線2196
この問診表を検査当日に放射線部受付（画像診断センター）に提出してください。

MRI検査における造影剤使用に関する問診表

いくつかの質問をさせて頂きますので、当てはまる箇所にレ点を入れてください。
また、"あり"を選ばれた方は、適した言葉を○で囲むか、あるいは（　）の中に具体的な言葉をお書きください。

1、今までにMRI検査をお受けになったことがありますか？　なし□　あり□

2、心臓ペースメーカーなどを埋め込んでいますか？　なし□　あり□
（体内神経刺激装置、骨成長刺激装置、体内自動除細動器 人工内耳など電気的、磁気的、機械的に動作するもの）

3、現在、妊娠中または妊娠の可能性がありますか?　なし□　あり□
（検査前に妊娠中または妊娠の可能性がある方は検査前に申し出てください。）

4、手術などで体内に金属を埋め込まれていますか？　なし□　あり□
（脳動脈クリップ、人工心臓弁、人工関節、ステント、磁石式入れ歯、その他：　）
5、狭いところが苦手ですか？（閉所恐怖症の方）　なし□　あり□
6、刺青（いれずみ）、アイライン、マスカラなど入れていますか？　なし□　あり□

7、造影剤を使用するにあたり、あなたの体重を教えてください。＿＿＿＿Kg
8、今までに造影剤を使用したことがありますか？　なし□　あり□
どのような検査を受けられましたか？（ CT　MRI　尿路造影　心臓カテーテル　その他）
9、その時、副作用はありましたか？　なし□　あり□
どのような副作用でしたか？（ 発疹　かゆみ　吐き気　嘔吐　その他　）
いつ頃お使いになりましたか？（　頃）
使用した造影剤名はわかりますか？（名称：　、わからない）
10、アレルギー体質、アレルギーの病気はありますか？　なし□　あり□
どのようなアレルギーですか？（じんましん　アトピー性皮膚炎　鼻炎　その他　）
食べ物（例 卵アレルギー　名称：　アレルギー）
他のアレルギー（例 金属（鉄など）アレルギー・薬剤アレルギー　名称：　アレルギー）
11、今までに気管支喘息と言われたことがありますか？　なし□　あり□
いつ頃いわれましたか？（　頃）
12、今までに腎臓の働きが悪いと言われたことがありますか？　なし□　あり□
いつ頃いわれましたか？（　頃）

裏面に続く

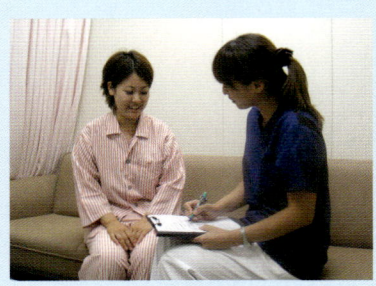

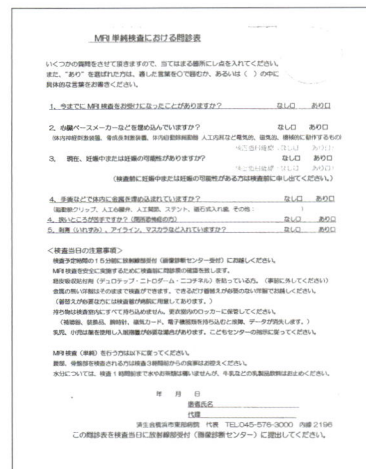

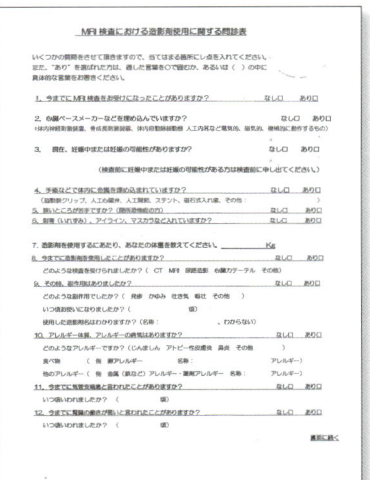

MRI検査と造影剤使用に関する問診票

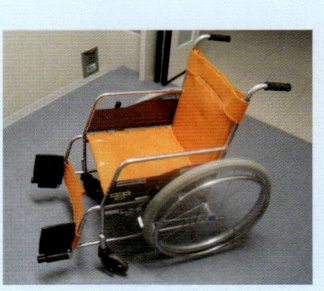

MRI室
専用車椅子

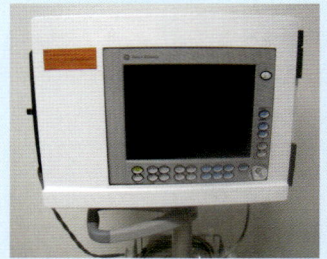

MRI室
専用モニター

看護上の注意点

- 医療機器は金属であることが多く，検査室内では使用不可能と考えたほうがよい．
- 輸液ポンプやその他の金属製の医療機器などは，医師に確認後はずす．一時的にでもはずせない機器を使用している場合は，担当医師および放射線科医，臨床検査技師に検査の適応について確認する．
- 注射針や点滴は使用可能である．点滴は自然滴下にして調整する．点滴架台はMRI室用のものを使用する．
- 副子固定している場合は，金属を使っていない副子に交換する．
- 鉄製の車椅子，ストレッチャーや酸素ボンベは検査室には持ち込まない．MRI室用の車椅子やストレッチャーを使用する．
- MRI室は検査中のみならず常に磁気が発生しているため，禁忌事項は患者と同様に医療者にもあてはまるので注意する．また，持ち込み禁忌物は，必ずポケットなどから取り除いておく必要がある．

❽体重を確認する．

看護上の注意点

- 造影剤の使用量を決定するために体重を確認する．
- 造影剤を使用しない場合でも，ラジオ波による発熱作用を抑制するために，正確な体重を装置に入力する必要があり，すべての検査で必ず体重を確認する．

❾患者のADLに合わせて着替えの援助を行う．

❿静脈ラインの確保をする．

看護上の注意点

- 血管外漏出を予防するため，挿入後は痛み，腫脹の有無，血液の逆流があることを確認する．
- あらかじめ患者から乳がんの手術でリンパ郭清をしてないか，透析用シャントなど処置禁忌部位はないかなどの情報を得る．
- ワゴトニー症状（気分不快，顔面蒼白，血圧低下，徐脈など）が起きたことがないか確認する．

❷ 検査中の手順

❶ 持ち込み禁止物を身につけていないか確認し，入室の援助を行い，検査台に誘導する．

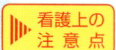
- MRI専用ストレッチャーなど以外は検査室には持ち込めないので，検査台を検査室入口近くに寄せて移動したり，検査室外に出して安全に移動する．
- 輸液・シリンジポンプは検査室内に入れることはできない．はずせない場合は，専用のルートで延長し検査室外に置く．

❷ 台の上に仰臥位で臥床し，両手を挙上して撮影するので，患者の苦痛が少ない体勢で行えるよう援助し体位を整える．

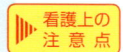
- 患者の状態を確認し，緊張している患者には声をかけて，緊張をほぐす．

検査は30分ぐらいです．検査台に横になってもらいます．動きにとても弱い検査なので，動かないようにご協力お願いします．体のどこか痛むところがありませんか？

工事現場にいるような大きな音がしますが，検査による音なので心配いりません．

❸ 閉所恐怖症の有無を確認する．

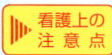
- しばらくは患者のそばで見守る．

❹ 体動のはげしい患者には，鎮静剤を使用する．必要に応じて造影剤を使用する．

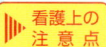
- 造影剤注入時に患者の状態を十分に観察する．
- 血管外漏出がないか，刺入部に痛みや腫れがないか，点滴の滴下状況を確認する．
- 造影剤注入後，頻度は少ないがMRIで使用する造影剤でショックを起こすこともあるので，患者状態に変化はないか（悪心・嘔吐，熱感，蕁麻疹，血圧低下などの副作用症状の有無）を確認する．
- 鎮痛剤を使用する際には，血圧の変動や呼吸抑制が起こることがあるため，バイタルサインなどの経時的な観察を行う．

これから造影剤が入りますが，点滴の入っている部分に痛みや違和感はありませんか？

冷たい感じがすると思いますが，痛みや気分がすぐれない場合はすぐに教えてください．

❺ 撮影のアナウンスがあったら身体を動かさないこと，大きな音がするが心配のないことを説明し，必要なら耳栓をわたす．また，話したいときには，マイクで会話ができることを説明する．

ブザーをおわたししますので，気分が悪くなったときはブザーを押して教えてください．また，マイクで会話もできますので，何かあったら使ってください．

❻撮影部位がずれないよう，身体をベルトで安定させる．
❼終了後，患者の状態を観察しながら，身体の固定をはずし，帰室する．

看護上の注意点
- 長時間，検査台に固定されたり，大きな音がするため，患者の不安を和らげるよう，十分な情報提供や声かけを行うことが大切である．

❸ 検査後の手順

❶患者の状態を観察し，副作用がないことを確認し抜針する．
❷問題なく検査が終了したことを伝える．検査後の注意事項を説明し，説明用紙を患者または家族にわたす．検査後は通常どおりに過ごしてよいことを説明する．

看護上の注意点
- 検査前に身体からはずした私物は患者にわたし，医療機器は検査前と同様の状態に再装着する．

患者への声かけ
- 長時間の検査，お疲れさまでした．気分は悪くないですか？
- 急に立ち上がるとふらつくかもしれませんので，一緒にゆっくり検査室から出ましょう．

〈造影剤使用の場合〉
- このあと，水分をとるようにしてください．ほかに制限はとくにありません．

トラブル対応

造影剤による副作用

造影剤注入後に副作用症状が現れた場合など，処置が必要になることがある．ただちに造影剤の注入を中止し，患者の状態を確認する．
検査室内に医療機器を持ち込めないため，必要に応じて，検査台ごと，またはMRI専用ストレッチャーに移動し，退室してから処置を行う．

（青木妙子，川浦麻子）

超音波検査（腹部・骨盤部）

超音波検査とは，超音波を用いて生体からの反射波を画像としてとらえる検査である．
腎・泌尿器疾患の診療において患者への負担が少なく，繰り返して行うことができるので経過の観察が行いやすい．

目 的

- 腫瘍の有無．
- 炎症の有無．
- 結石の有無．

適 応

- 腎臓，膀胱，前立腺，陰嚢内容の異常が考慮される患者．

禁 忌

- 超音波は侵襲のない検査であり，禁忌はない．
- ただし，超音波造影剤を使用するときには，副作用を考慮し，施行する必要がある．

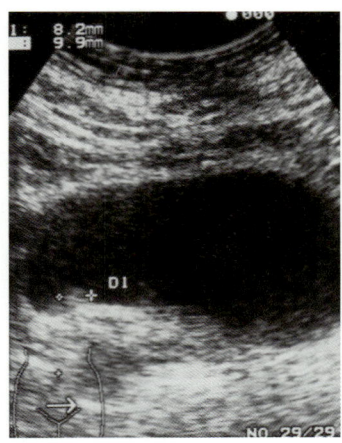

膀胱超音波画像（膀胱腫瘍）
写真提供：亀山周二先生（NTT東日本関東病院泌尿器科）

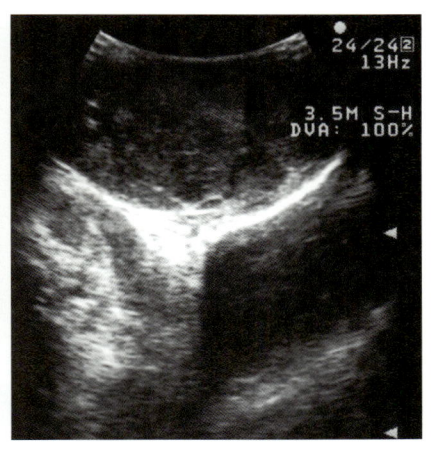

精巣超音波画像（左精巣腫瘍）
写真提供：亀山周二先生（NTT東日本関東病院泌尿器科）

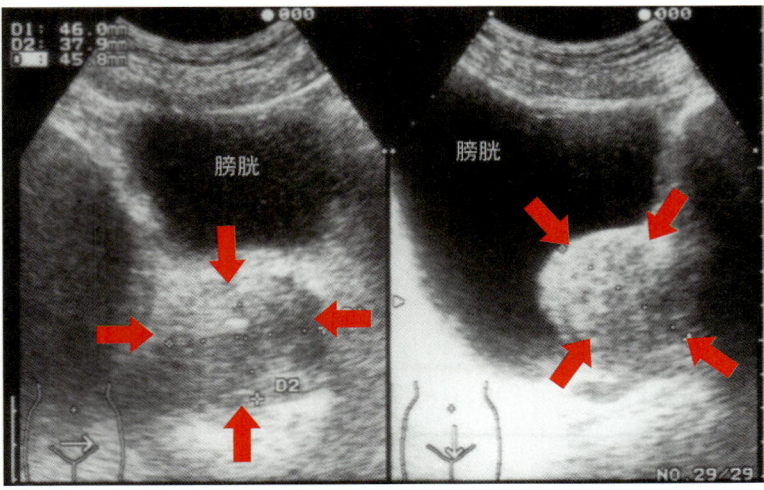

前立腺超音波画像（肥大前立腺の膀胱内突出）
写真提供：亀山周二先生（NTT東日本関東病院泌尿器科）

必要物品

① 超音波検査装置
② ゼリー
③ タオル，ケープ

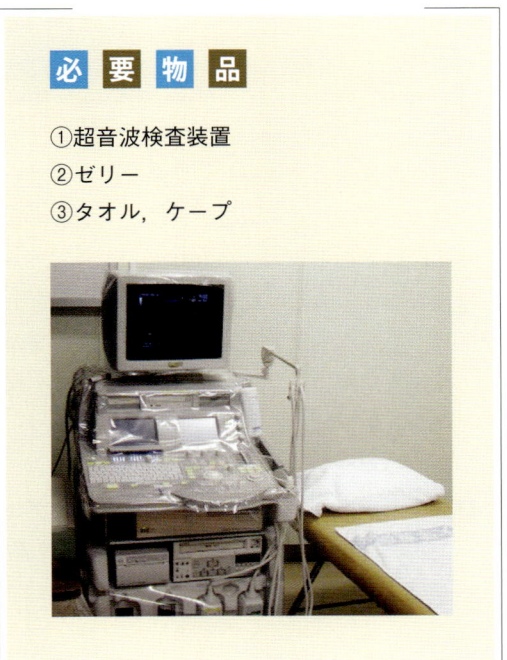

●検査の流れと看護の実際

❶検査前の手順

❶医師より，治療の目的・必要性が説明されていることを確認する．

❷禁飲食などの前処置は不要であるが，骨盤内の検査の際には，あらかじめ膀胱に尿をためておくことを説明する．

看護上の注意点
- 骨盤内の検査は，尿で膀胱充満すると，超音波がよく通り観察しやすくなる．また，超音波をさえぎる腸管ガスの影響を除くことができるため，尿がたまってから検査を行う．

患者への声かけ：腹部の超音波の検査を行います．腹部に超音波を当て，臓器の様子を観察する検査です．痛みはありません．

患者への声かけ：食事はふつうにとってもかまいませんが，膀胱に尿がたまった状態で検査をします．○時すぎより排尿せずにお待ちください．どうしても排尿したくなったらお知らせください．

❸腎の検査の場合には，超音波をさえぎる肋骨や腸管ガスの影響を除くため，大きく息を吸い込んだり，呼吸を止めたり，体位を変えたり，患者の協力が必要であることを説明する．

患者への声かけ ：検査中，お腹を膨らませたりへこませたり，体の向きを変えてもらったり，息を止めてもらうこともあります．

❷検査中の手順

❶患者を検査台に誘導し，仰臥位になってもらう．厚着をしているときには，あらかじめ脱いでもらう．

❷検査をする臓器の位置に合わせて衣服を上げ，身体を露出する．腎，膀胱，前立腺の検査を同時に行う場合には，胸骨剣状突起から恥骨上縁までになる．

看護上の注意点
- プローブを腹部に当てるため，環境や羞恥心に配慮する．また，ゼリーで衣服が汚れないようタオルなどで覆う．

❸検査者が患者の腹部にゼリーを塗り，プローブを押し当て，腎臓など走査しながら検査を進める．

看護上の注意点
- ゼリーを塗るのは，プローブと皮膚の間の空気が画像に反射して見えにくいため隙間を埋める効果と，プローブの動きを滑らかにすることにより患者への苦痛を軽減させる効果がある．
- ゼリーは冷たいため，塗布時は患者に声をかける．ゼリーの冷たさを不快に感じる患者も多いため，ゼリーを適温に温めたり，室温を調整するなどの配慮が必要である．

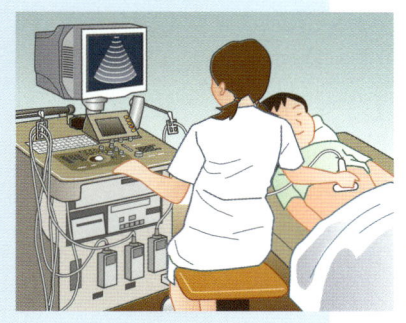

超音波の検査は痛みはありませんが，ゼリーを腹部に塗るため冷たい感じがします．

腹部超音波検査の様子．検査部位により体位を変える場合もある

❹ 検査者は検査部位によりプローブの傾きを変えたり，患者の呼吸を一時的に止めさせたりしながら検査する場合がある．また検査は，通常仰臥位で行われるが必要に応じて患者の体位を横向きや座った姿勢，うつぶせで検査をする場合がある．

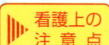
● うつぶせになる場合には，見守られているという安心感を与えるために，声かけとタッチングなどを行う．

❺ 検査は15〜20分程度で終了する．
❻ 検査が終了したことを説明し，患者の緊張をときほぐす．
❼ 患者についたゼリーを，ティッシュペーパーまたはおしぼりできれいに拭きとる．プローブに付着したゼリーも拭きとる．
❽ スキントラブルの有無を確認する．
❾ めまいやふらつきがないよう介助して体を起こし，衣服などの身支度を整える．

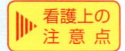
● 超音波検査は部屋を暗くして行うため，転倒や転落などの可能性を考え，安全に移動できるように移動時の室内の明るさや環境に注意が必要である．

❸ 検査後の手順

❶ 膀胱を充満していた場合は排尿を促す．
❷ 検査結果について医師の説明があることを患者に伝える．

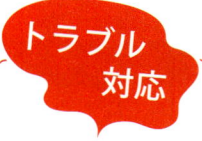

尿失禁

高齢者で膀胱充満をしている場合，プローブの圧迫により尿意をもよおしやすい．必要に応じてパッドを当てるなど，安心して検査が受けられるように準備していく．

（青木妙子，川浦麻子）

核医学検査

ラジオアイソトープ(RI)を,医学的な目的のために用いて行う検査である.
放射性医薬品を経静脈的または経口的に体内に注入し,ガンマカメラやシンチレーションカメラで体内から出る少量の放射線を検出し,画像としてコンピューターに取り込み評価する検査方法.

➡ 骨シンチグラフィ

目的
- がん患者の骨転移の検索.

適応
- 前立腺がん,腎細胞がんなどの骨転移の有無を調べる.
- 圧迫骨折,疲労骨折.

禁忌
- 妊娠の可能性がある女性.妊婦は緊急の場合を除き避ける(放射線被曝があるため).

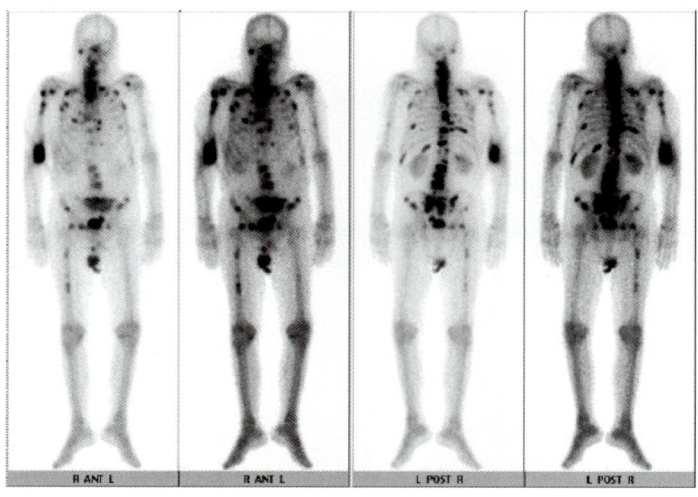

骨シンチグラフィ(多発性骨転移)

写真提供:亀山周二先生(NTT東日本関東病院泌尿器科)

●検査の流れと看護の実際

❶検査前の手順

❶ 以前に核医学検査の薬剤でアレルギーがなかったか,事前に確認する.

❷ 女性の場合は,妊娠の可能性を確認する.

患者への声かけ

この検査は注射後,約2時間以上時間をおいて全身の骨の写真を撮ります.

写真を撮る時間の1時間前から500mL以上の水分を飲んでおいてください.お食事は自由にとってください.お水を飲んでいただくのは,骨だけのきれいな写真を撮りたいためです.

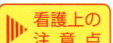看護上の注意点	●放射性医薬品は高額であるため，患者に検査費用も含めて詳しく説明し，承諾を得てから検査を行う． ●放射性医薬品には半減期があるため，注射時間や撮影開始時間は厳守する．

❸撮影直前に完全排尿を確認する．

看護上の注意点	●閉鎖式蓄尿袋を使用している患者は，注射・撮影直前に尿を捨てるように指導する． ●尿とりパッドやおむつを使用している患者は，撮影直前に交換する． ●自己導尿している患者は，撮影直前に導尿するよう指導する．

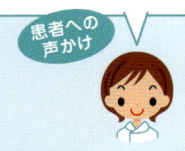

患者への声かけ: 写真を撮るときは膀胱に尿がない状態で行いますので，排尿はできるだけ写真を撮る前までがまんしておいてください．

❹放射線管理区域での検査になるため，入り口で専用のスリッパに履き替える（万が一，放射性医薬品で床が汚染した場合，検査室外へ持ち出さないため）．

❺患者氏名，検査の種類を確認する．

❻アクセサリーやベルトなどの金属類をはずす．

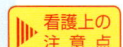看護上の注意点	●金属部が欠損像になり，病変と区別がつかず正しく撮像できないため必ず金属類ははずすよう指導する．

患者への声かけ: 写真を撮るときには，時計，メガネ，ベルトなどの金属類ははずしてください．衣服はそのまま着た状態で写真を撮ります．

❼検査中は同一体位を保持するよう説明する．

看護上の注意点	●検査のベッドに仰臥位にし，転落がないように安静保持ができているか，異常がないかを観察する． ●検査時間は約20分と長時間であるため，なるべく安楽な体位がとれるように，バスタオルなどを用いて工夫する． ●安静保持が困難な場合は，医師の指示どおりに前処置を行う．鎮静をする際は急変に備え，救急カートやモニター，酸素マスクなどを準備する． ●腰痛などの身体的苦痛があり，常用している鎮痛薬があれば事前に服用してもらう． ●小児の場合は，安静保持のために小児専用の固定撮像ベッドを使用する．

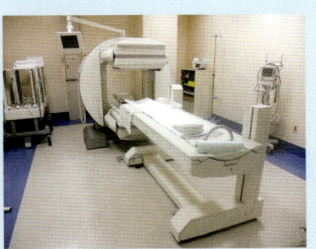

検査台．転落しないように観察する

患者への声かけ: 全体の骨の写真を撮るのに約20分かかります．

❷ 検査中の手順

❶放射性医薬品を確実に投与する．

患者への声かけ
いまから注射液を入れます．気分が悪くなったりしたら教えてください．

看護上の注意点
- 注射は留置した点滴ルートではなく，新しい血管を使用するほうが望ましい．
- 小児などの場合は留置した点滴ルートを使用する場合があり，薬液を注入後，生理食塩水などでフラッシュする．
- 誤った放射性医薬品の投与や血管外漏出をすると，検査ができなくなるうえに不要な被曝を受けることになるので注意する．
- 注射直後に，血液および放射性医薬品で床や寝衣などが汚染した場合，床であればすぐにマーキングし，衣服はすぐに着替える．担当者に連絡をとり，汚染の拡大防止に努める．

❷苦痛がないか，安静が保持できているかを観察する．

看護上の注意点
- 動くと画像が乱れる可能性があるため，必要がなければ声かけはしない．

❸注射直後の採血や蓄尿はできるだけ避けるように調整する．

❹注射後，撮影終了までは患者と1〜2mほどの距離を保ち被曝を軽減する．

❸ 検査後の手順

❶患者の状態を観察する．

看護上の注意点
- 副作用はまれ（10万人に1〜3人）だが，顔面紅潮，悪心・嘔吐，めまい，気分不快，発赤・発疹，瘙痒感，脱力感，動悸，発汗などが起こることがあるので注意する．

❷患者にねぎらいの言葉をかける．

患者への声かけ
お疲れさまでした．検査が終わりました．痛いところはないですか？

❸患者に身支度をしてもらう．

検査後の指導

- 放射性物質がすみやかに体外に排泄されるように，腎疾患・心疾患で水分規制がある患者以外は水分摂取（約1.5L）を指導する．
- トイレでの排泄時は，水洗トイレで2回以上水を流すように指導する．
- 排尿時や尿漏れなどで衣服を汚した場合はすぐに知らせるように説明する．汚れた衣服は人が近づかない一定の場所に保管し，2日程度おく．放射線量が減少したらふだんと同様に洗濯をしてよいことを説明する．

腎動態シンチグラフィ（レノグラム）

目 的	適 応	禁 忌
●腎の機能的形態（分腎糸球体濾過量の測定）． ●尿路の通過性の評価．	●閉塞性腎疾患． ●腎血管性高血圧症． ●腎腫瘍における腎機能評価や治療後の経過観察．	●妊娠の可能性がある女性．妊婦は緊急の場合を除き避ける（放射線被曝があるため）．

●検査の流れと看護の実際

❶検査前の手順

❶以前に核医学検査の薬剤でアレルギーがなかったか，事前に確認する．
❷女性の場合は，妊娠の可能性を確認する．
❸検査着に着替える．

> 患者への声かけ
> 腎臓が衣類で圧迫されないように，検査着に着替えていただきます．

❹利尿を促すために，水を300mL飲んでもらったあとに排尿してもらう．

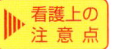 ●腎疾患や心疾患で水分規制がある患者は医師に報告する．

> 患者への声かけ
> 正確な検査を行うために，検査開始30分前に水を300mL程度飲んでいただき，排尿をすませてください．

❺アクセサリーやベルトなどの金属類をはずす．

> 患者への声かけ
> 写真を撮るときには，時計，メガネ，ベルトなどの金属類ははずしてください．衣服はそのまま着た状態で写真を撮ります．

❷検査中の手順

❶検査台に仰臥位になってもらう.

❷背面に検出器をあわせ,^{99m}Tc-MAG3を一気に静脈注射し,約20〜40分の動態(連続)撮影をする.

患者への声かけ：約20〜40分の検査になります.楽な姿勢で,なるべく動かないようにしてください.

患者への声かけ：点滴から放射性同位元素を静脈に投与します.いまから検査を始めます.

❸検査後の手順

❶患者の状態を観察する.

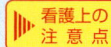

看護上の注意点：●副作用はまれ(10万人に1〜3人)だが,顔面紅潮,悪心・嘔吐,めまい,気分不快,発赤・発疹,瘙痒感,脱力感,動悸,発汗などが起こることがあるので注意する.

❷患者にねぎらいの言葉をかける.

患者への声かけ：お疲れさまでした.検査が終わりました.痛いところはないですか？

❸患者に身支度をしてもらう.

患者への声かけ：排尿をして検査終了となります.

検査後の指導

- 放射性物質がすみやかに体外に排泄されるように,腎疾患・心疾患で水分規制がある患者以外は水分摂取(約1.5L)を指導する.
- トイレでの排泄時は,水洗トイレで2回以上水を流すように指導する.
- 排尿時や尿漏れなどで衣服を汚した場合は,すぐに知らせるように説明する.汚れた衣服は人が近づかない一定の場所に保管し,2日程度おく.放射線量が減少したらふだんと同様に洗濯をしてよいことを説明する.
- 授乳中の女性の場合は,6時間程度授乳を避けてもらう.赤ちゃんを抱くことも数日は避けるよう説明する.

ガリウムシンチグラフィ

目的・適応
- 腫瘍の局在と転移病変の評価．

禁忌
- 妊娠の可能性がある女性．妊婦は緊急の場合を除き避ける（放射線被曝があるため）．

検査の流れと看護の実際

❶検査前の手順

❶ 以前に核医学検査の薬剤でアレルギーがなかったか，事前に確認する．

❷ 女性の場合は，妊娠の可能性を確認する．

❸ 検査の2～3日前に，RI室でガリウム（^{67}Ga-citrate）を注射する．

❹ 検査着に着替える．

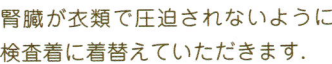

腎臓が衣類で圧迫されないように，検査着に着替えていただきます．

❺ 利尿を促すために，水を300mL飲んでもらったあとに排尿してもらう．

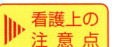 ●腎疾患や心疾患で水分制限がある患者は，医師に報告する．

尿がよく出るように，水を300mL程度飲んでいただきます．

❻ アクセサリーやベルトなどの金属類をはずす．

写真を撮るときには，時計，メガネ，ベルトなどの金属類ははずしてください．衣服はそのまま着た状態で写真を撮ります．

❷検査中の手順

❶検査用の台に仰臥位になってもらい，全身（頭から足まで）をカメラで撮影する．

> いまから検査を始めます．時間は30分～1時間程度です．

> カメラが目の前まで近づきますが，触れることはないので心配いりません．検査中は決して動かないでください．

> 看護師がそばにいますので，何かありましたら動かずに声をかけてください．

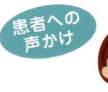

患者への声かけ

❸検査後の手順

❶患者の状態を観察する．

 看護上の注意点
- 副作用はまれ（10万人に1～3人）だが，顔面紅潮，悪心・嘔吐，めまい，気分不快，発赤・発疹，瘙痒感，脱力感，動悸，発汗などが起こることがあるので注意する．

❷患者にねぎらいの言葉をかける．

患者への声かけ

> お疲れさまでした．検査が終わりました．痛いところはないですか？

❸患者に身支度をしてもらう．

検査後の指導

- 放射性物質がすみやかに体外に排泄されるように，腎疾患や心疾患で水分規制がある患者以外は水分摂取（約1.5L）を指導する．
- トイレでの排泄時は，水洗トイレで2回以上水を流すように指導する．
- 排尿時や尿漏れなどで衣服を汚した場合は，すぐに知らせるように説明する．汚れた衣服は人が近づかない一定の場所に保管し，2日程度おく．放射線量が減少したらふだんと同様に洗濯をしてよいことを説明する．
- 授乳中の女性の場合は，6時間程度授乳を避けてもらう．赤ちゃんを抱くことも数日は避けるように説明する．

副腎シンチグラフィ

目的・適応

- **皮質シンチグラフィ**：クッシング症候群，原発性アルドステロン症．
- **髄質シンチグラフィ**：褐色細胞腫．

禁忌

- 妊娠の可能性がある女性．妊婦は緊急の場合を除き避ける（放射線被曝があるため）．

検査の流れと看護の実際

❶検査前の手順

① 以前に核医学検査の薬剤でアレルギーがなかったか，事前に確認する．
② 女性の場合は，妊娠の可能性を確認する．
③ 皮質シンチグラフィであれば検査の7日以上前に ^{131}I-adosterol（放射性コレステロール由来）を，髄質シンチグラフィであれば検査の1〜4日以上前に ^{131}I-MIBG（交感神経遮断性降圧薬の類似物質）を静脈注射する．
④ 検査着に着替える．

患者への声かけ：腎臓が衣類で圧迫されないように，検査着に着替えていただきます．

⑤ 尿を促すために，水を300mL飲んでもらったあとに排尿してもらう．

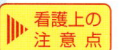
看護上の注意点
- 腎疾患や心疾患で水分規制がある患者は医師に報告する．

患者への声かけ：正確な検査を行うために，検査開始30分前に水を300mL程度飲んでいただき，排尿をすませてください．

⑥ アクセサリーやベルトなどの金属類をはずす．

患者への声かけ：写真を撮るときには，時計，メガネ，ベルトなどの金属類ははずしてください．衣服はそのまま着た状態で写真を撮ります．

❷ 検査中の手順

❶ 検査用の台に仰臥位になってもらい，全身（頭から足まで）をカメラで撮影する．

> いまから検査を始めます．時間は30分〜1時間程度です．

> カメラが目の前まで近づきますが，触れることはないので心配いりません．検査中は決して動かないでください．

> 看護師がそばにいますので，何かありましたら動かずに声をかけてください．

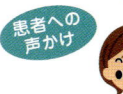
患者への声かけ

❸ 検査後の手順

❶ 患者の状態を観察する．

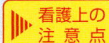 看護上の注意点
- 副作用はまれ（10万人に1〜3人）だが，顔面紅潮，悪心・嘔吐，めまい，気分不快，発赤・発疹，瘙痒感，脱力感，動悸，発汗などが起こることがあるので注意する．

❷ 患者にねぎらいの言葉をかける．

❸ 患者に身支度をしてもらう．

患者への声かけ

> お疲れさまでした．検査が終わりました．痛いところはないですか？

検査後の指導

- 放射性物質がすみやかに体外に排泄されるように，腎疾患や心疾患で水分規制がある患者以外は水分摂取（約1.5L）を指導する．
- トイレでの排泄時は水洗トイレで2回以上水を流すように指導する．
- 排尿時や尿漏れなどで衣服を汚した場合はすぐに知らせるように説明する．汚れた衣服は人が近づかない一定の場所に保管し，2日程度おく．放射線量が減少したらふだんと同様に洗濯をしてよいことを説明する．
- 授乳中の女性の場合は，6時間程度授乳を避けてもらう．赤ちゃんを抱くことも数日は避けるよう説明する．

（篠田奈緒子，武田茜）

引用・参考文献

●X線検査
1）落合慈之監，渋谷祐子，亀山周二編：腎・泌尿器疾患ビジュアルブック．学研メディカル秀潤社，2010．
2）猪又克子，前澤美奈子監：ケアに活かす消化器系検査・処置マニュアル．月刊ナーシング，31(5)，2011．
3）阿部信一：腎・泌尿器疾患患者の看護．系統看護学講座――成人看護学，医学書院，2006．
4）小磯謙吉ほか編：泌尿器．新体系看護学――成人看護学，メヂカルフレンド社，2010．
5）林正健二編著：ナースのための泌尿器科臨床検査マニュアル．ウロ・ナーシング夏季増刊号，メディカ出版，2002．
6）磯﨑泰介，工藤真哉編：腎・泌尿器看護ポケットナビ．中山書店，2009．

●CT検査（腹部・骨盤部）
1）猪又克子，前澤美奈子監：ケアに活かす消化器系検査・処置マニュアル．月刊ナーシング，31(5)：106〜117，2011．
2）落合慈之監，渋谷祐子，亀山周二編：腎・泌尿器疾患ビジュアルブック．学研メディカル秀潤社，2010．
3）浦部晶夫，島田和幸，川合眞一編：今日の治療薬．南江堂，2011．

●MRI検査（腹部・骨盤部）
1）浦部晶夫，島田和幸，川合眞一編：今日の治療薬．南江堂，2011．
2）猪又克子，前澤美奈子監：ケアに活かす消化器系検査・処置マニュアル．月刊ナーシング，31(5)，2011．
3）林正健二編著：ナースのための泌尿器科臨床検査マニュアル．ウロ・ナーシング夏季増刊号，メディカ出版，2002．
4）落合慈之監，渋谷祐子，亀山周二編：腎・泌尿器疾患ビジュアルブック．学研メディカル秀潤社，2010．

●超音波検査（腹部・骨盤部）
1）猪又克子，前澤美奈子監：ケアに活かす消化器系検査・処置マニュアル．月刊ナーシング，31(5)，2011．
2）林正健二編著：ナースのための泌尿器科臨床検査マニュアル．ウロ・ナーシング夏季増刊号，メディカ出版，2002．
3）落合慈之監，渋谷祐子，亀山周二編：腎・泌尿器疾患ビジュアルブック．学研メディカル秀潤社，2010．

●核医学検査
1）猪又克子，前澤美奈子監：ケアに活かす消化器系検査・処置マニュアル．月刊ナーシング，31(5)：101〜105，2011．
2）林正健二編著：ナースのための泌尿器科臨床検査マニュアル．ウロ・ナーシング夏季増刊号，メディカ出版，2002．

膀胱鏡検査

尿道から内視鏡を挿入し，尿道，膀胱を直接観察する検査である．
膀胱壁，尿道の粘膜の性状や状態を観察する．
同時に凝固塊の除去を行う場合もある．

目的

- 膀胱内の腫瘍，結石，潰瘍，炎症の有無，出血性病変，膀胱憩室，尿管口異常などを観察する．
- 尿道からの出血，尿道異物などを観察する．
- 前立腺尿道部の閉塞，前立腺がん，前立腺肥大，前立腺炎などを観察する．
- 膀胱鏡を用いて尿管カテーテルの挿入や抜去を行うこともある．

適応

- 血尿を認める患者．
- 頻尿を認める患者．
- 尿流率測定，残尿測定で異常のある患者．
- 超音波検査，X線検査（KUB），CT検査にて病変を認めた患者．

禁忌

- 急性尿道炎や急性膀胱炎，急性前立腺炎の治療前の患者は，膀胱鏡検査を行うことで，急性炎症の増悪，尿道・膀胱の組織への器械的な損傷も起こりやすいため控える．
- 抗凝固薬を内服している患者は検査が不能な場合もある．

必要物品

① 膀胱鏡（男性は軟性膀胱鏡，女性は硬性膀胱鏡を用いることが多い），光学視管（一般に70°），膀胱鏡用検査台
② 尿管ステント抜去の場合は，男女とも硬性膀胱鏡（を用いることが多い），光学視管，異物鉗子
③ 穴あき四角布，滅菌手袋，ベンザルコニウム消毒綿球
④ リドカインゼリー，カラーシリンジ，採尿用50mLシリンジと滅菌カップ
⑤ 生理食塩水，灌流用輸液セット，延長チューブ
⑥ ペニスクレンメ，鑷子
⑦ バスタオル，温タオル

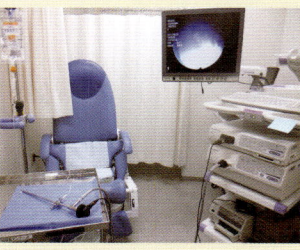
膀胱鏡室

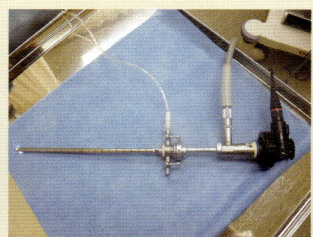
硬性膀胱鏡

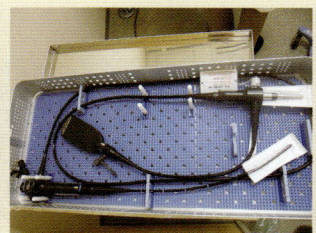
軟性膀胱鏡

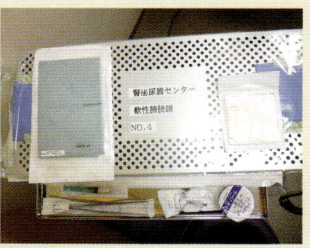
穴あき四角布，滅菌手袋，ベンザルコニウム消毒綿球，カラーシリンジ，ペニスクレンメ，鑷子

● 膀胱鏡で検査できる部位

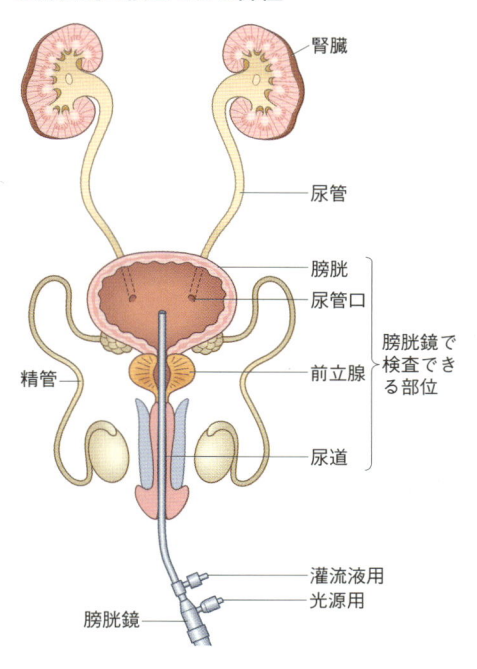

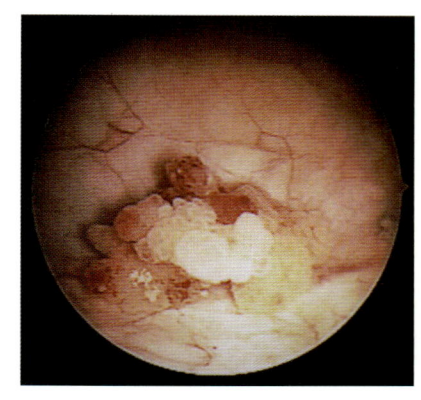

（図：腎臓、尿管、膀胱、尿管口、前立腺、精管、尿道、膀胱鏡、灌流液用、光源用）

膀胱鏡所見（筋層非浸潤性膀胱がん）

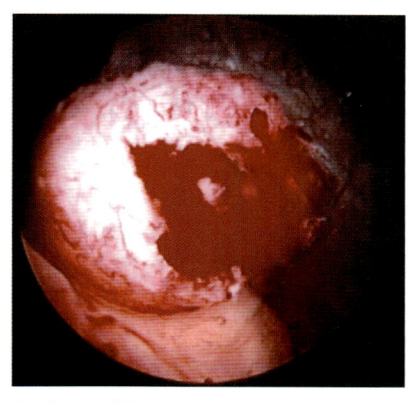

膀胱鏡所見（筋層浸潤性膀胱がん）

写真提供：亀山周二先生（NTT東日本関東病院泌尿器科）

内視鏡と看護

●検査の流れと看護の実際

❶検査前の手順

❶ 膀胱鏡検査を施行すると決定した際，外来であらかじめ説明用紙『膀胱鏡検査をお受けになる方へ』を用いて説明する．

❷ 検査体勢がとれるように，上半身はゆとりのある衣服にする．検査当日の食事制限はない．

説明用紙を用いて検査の目的や注意事項を説明する

❸ 検査の内容によっては，抗凝固薬を内服している場合，外来であらかじめ○月○日から内服しないように説明をする．

看護上の注意点
● 検査当日は，確実に抗凝固薬の内服が中止をされているかを確認する．

37

❹患者の名前を確認し，医師より検査の目的や必要性およびリスクについて説明をされていることを確認し，同意書を回収する．
❺検査直前に排尿をすませる．
❻下半身は下着まで脱衣する．
❼検査台へ誘導する．

看護上の注意点
- 検査台への昇降の際，転落しないよう注意する．

患者への声かけ
> 検査台が高くなっているので，十分に気をつけてください．

❽砕石位をとり，下半身が露出できるようにする．

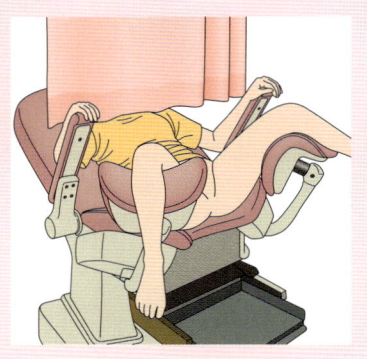

看護上の注意点
- 砕石位をとり，下半身を露出する．バスタオルを使用し，プライバシー保持に努める．
- 尿道に直接内視鏡を挿入するため，疼痛，不安，羞恥心が伴う．目的，検査方法，手順を十分に説明する．
- 砕石位で行うため，大腿部頸部骨折による人工関節手術の既往や，脱臼，骨折の治療の有無がないか確認をする．

患者への声かけ
> 寒くないですか？　バスタオルがありますので，必要でしたらお知らせください．

> 過去に，脱臼や骨折の治療を受けたことはありませんか？　体位がつらい場合はお知らせください．

❾膀胱鏡，光源，モニター，プリンターの電源を入れ，患者情報(患者ID，名前，性別)を入力する．
❿生理食塩水に輸液セットを接続し，準備をする(灌流用)．

看護上の注意点
- 経尿道的検査のため，滅菌操作で行う．

❷検査中の手順

男性の場合

❶看護師がペニスを消毒後，カラーシリンジにリドカインゼリーを7mL程度入れて尿道口に注入する．亀頭部をペニスクレンメで把持し，リドカインゼリーが流出しないようにする．10分間，尿道に麻酔をする．

看護上の注意点
- 表面麻酔剤使用による，気分不快，ショック症状がないか観察をする．

患者への声かけ
> ゼリーの表面麻酔を使用しています．気分が悪い場合はお知らせください．

❷ 医師がペニス全体を消毒し，滅菌手袋を装着し，滅菌穴あきドレープをかける．

❸ 滅菌膀胱鏡セットのトレイに延長チューブを出す．医師が延長チューブを軟性膀胱鏡に接続し，反対側を看護師が灌流用輸液セットに接続する．

❹ 軟性膀胱鏡・光学視管，カメラヘッドを接続する．必要時光源のバランスを調整する．

❺ リドカインゼリーを膀胱鏡の先端につけ，医師が膀胱鏡を挿入する．

❻ 医師の指示で，生理食塩水の灌流輸液ルートを開放する．検査中に採尿を行う場合は，50mLシリンジで採取する．

看護上の注意点
- 経尿道的検査のため，滅菌操作で行う．

看護上の注意点
- 内視鏡が挿入されているため，動かないように注意する．
- 疼痛や不安を和らげるため，腹式呼吸を促し腹圧が加わらないように指導する．

患者への声かけ
> カメラを挿入しています．動かないようにお願いします．痛い場合は声をかけてください．

> 痛みは大丈夫ですか？ お腹に力を入れますと痛みが増強します．ゆっくりと口から空気を吸って，口から空気を出すように，呼吸をしてください．

❼ 医師が膀胱鏡検査を施行中，撮影の指示があった場合は撮影ボタンを押す．

❽ 検査が終了したことを伝え，温タオルで陰部を拭く．検査台から降りる際は必要時，介助をする．

看護上の注意点
- 検査台への昇降の際，転落しないよう注意する．

患者への声かけ
> 検査台が高くなっているので，十分に気をつけてください．

女性の場合

❶ 看護師が陰部を消毒する．

❷ 硬性膀胱鏡・光学視管，カメラヘッド類を接続する．

❸ 医師が滅菌手袋を装着し，滅菌穴あきドレープをかける．

❹ 滅菌膀胱鏡セットのトレイに延長チューブを出す．医師が延長チューブを硬性膀胱鏡に接続し，反対側を看護師が灌流用輸液セットに接続する．

❺ 光源コードを医師より受け取り接続する．

❻ カメラヘッドを医師にわたす．

看護上の注意点
- 経尿道的検査のため，滅菌操作で行う．

❼ リドカインゼリーを膀胱鏡の先端につけ，医師が膀胱鏡を挿入する．医師の指示で，生理食塩水の灌流輸液ルートを開放する．検査中に採尿をする場合は滅菌カップを準備する．

看護上の注意点
- 内視鏡が挿入されているため，動かないように注意する．
- 疼痛や不安を和らげるため，腹式呼吸を促し腹圧が加わらないように指導する．

患者への声かけ
カメラを挿入しています．動かないようにお願いします．痛い場合はお知らせください．

痛みは大丈夫ですか？　お腹に力を入れますと痛みが増強します．ゆっくりと口から空気を吸って，口から空気を出すように，呼吸をしてください．

❽ 医師が膀胱鏡検査を施行中，撮影の指示があった場合は撮影ボタンを押す．

❾ 検査が終了したことを伝え，温タオルで陰部を拭く．検査台から降りる際は必要時，介助をする．

看護上の注意点
- 検査台への昇降の際，転落しないよう注意する．

患者への声かけ
検査台が高くなっているので，十分に気をつけてください．

❸ 検査後の手順

❶ 検査後は排尿時痛や血尿を伴うことがあるため，十分に説明をする．

観察のポイント
- 膀胱鏡検査による，機械的刺激に伴う排尿障害や尿性状の異常の有無

患者への声かけ
検査終了後，下腹部の痛みや血尿が出現した場合はお知らせください．

❷ 排尿障害がないことを確認し，帰宅してもらう．

観察のポイント
- 尿性状
- 尿閉の有無
- 発熱の有無

看護上の注意点
- 検査後，初回の自排尿があること，血尿がないことを確認する．

患者への声かけ
検査終了後，排尿障害がないことを確認してから帰宅となります．排尿があった場合はお知らせください．また，排尿時の痛みや血尿があったらお知らせください．

> **トラブル対応**
>
> **❶尿路感染症**
>
> 　膀胱鏡検査により尿路感染を起こすことがある．必要に応じて検査後抗菌薬の内服を行い，発熱や感染徴候の観察を行う．尿量を保つために，飲水制限のある患者でなければ，飲水を促す．
>
> **❷膀胱および尿道の外傷**
>
> 　一過性に血尿を認めるが，特別な処置を必要とするものは少ない．必要に応じて検査後抗菌薬の内服を行い，血尿や痛みの観察を行う．

検査後の指導

- 排尿時痛や出血を認めることがあることを説明する．
- 尿路感染を予防するため，飲水制限がなければ水分を1日1.5～2L摂取するように説明をする．
- 38℃以上の発熱や血尿が増強した場合は病院へ連絡するように説明をする．
- 検査当日は，飲酒や刺激物の摂取は控えるように説明をする．また，バイクや振動のある乗物に乗らないように説明をする．
- 食事制限はないこと，検査当日の入浴も可能であることを説明する．
- 抗凝固薬を内服している患者の場合，内服再開時期を医師に確認し説明する．

（久保恵子，佐々木美絵）

尿管鏡検査

腰椎麻酔などを施行し，経尿道的に内視鏡を尿管に挿入し，尿管内腔の観察，生検による組織学的検査を行う検査法．
軟性尿管鏡であれば腎盂内を詳細に観察することも可能．
目的に応じて結石破砕，摘除，尿管切開などの処置も行うことができる．

目的・適応

- 腎盂，尿管の腫瘍が疑われるときの腫瘍の確認．
- 細胞診などで腫瘍が疑われるが，画像診断上特定できない場合．
- 尿管結石や狭窄に対する治療．

禁忌

- 一般に尿路感染症の炎症の急性期にある患者では検査は延期される．ただし，出血や炎症の原因の精査として行うことがある．

〈注意〉
- 麻酔薬，潤滑剤に対するアレルギー．
- 灌流液の量（尿管内圧）．
- 尿道口からの逆行性感染．

必要物品

●病棟
① T字帯
② 弾性ストッキング
③ 酸素ボンベ，酸素流量計，酸素マスク
④ 点滴台
⑤ 排液カップ
⑥ ガーグルベースン
⑦ 吸い飲み

●手術室
① 生体モニター（心電図，血圧，SpO_2）
② 腰椎麻酔一式
③ レビテーター（砕石位用架台）
④ フロートロン（フットポンプ）
⑤ イメージ，イメージ滅菌カバー
⑥ 膀胱鏡・尿管鏡用モニター
⑦ 膀胱鏡・尿管鏡および付属器械（光源コード，ビデオコード）
⑧ Y字灌流セット，点滴台，生食（灌流液）
⑨ ポビドンヨード（消毒），消毒キット
⑩ リドカインゼリー，カテーテルチップ
⑪ 滅菌物品（手袋，ガウン，穴あき布）
⑫ バスタオル，タオルケット

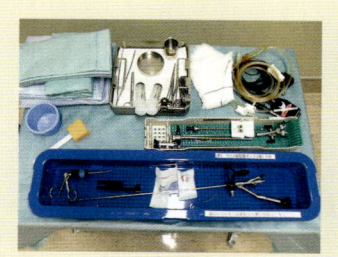

尿管鏡一式

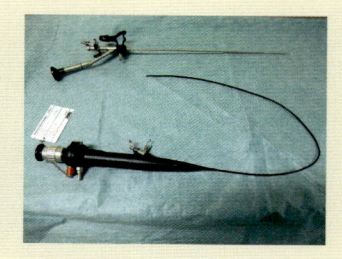

硬性尿管鏡と軟性尿管鏡

●尿管鏡検査

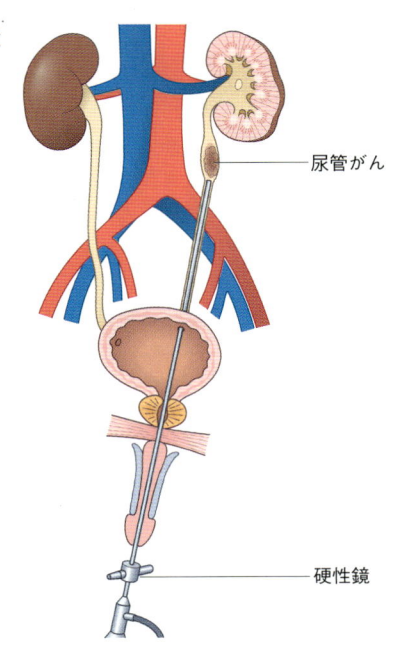

- 尿管がん
- 硬性鏡

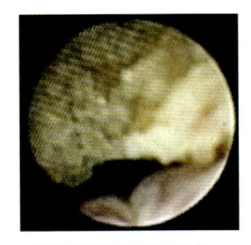

尿管鏡所見（尿管結石）

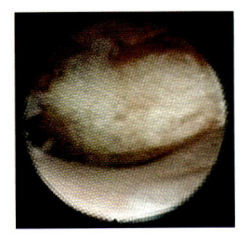

尿管鏡所見（尿管腫瘍）

内視鏡と看護

検査の流れと看護の実際

❶ 検査前の手順

病棟での手順

❶ アナムネーゼを聴取し，検査前オリエンテーションを実施する．

❷ 前日21時より禁食とし，検査3時間前からは飲水も禁止とする．

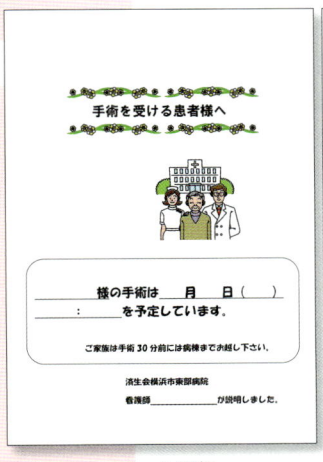

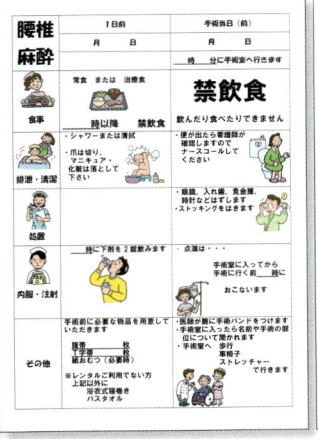

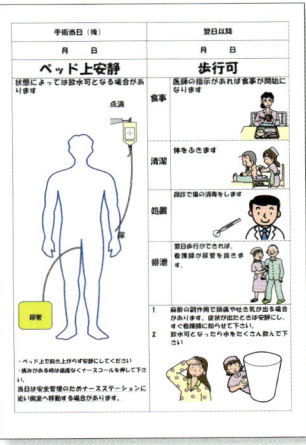

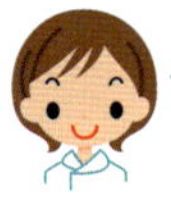

オリエンテーション用紙

❸ 前日21時に下剤を内服する．

看護上の注意点
- 医師の指示どおりに検査前処置が施行できたか確認する．

患者への声かけ：検査は手術室で行います．

検査前日21時に下剤を服用し，それ以降は食事はしないでください．牛乳やジュース類の摂取もしないでください．検査3時間前から水分摂取もできなくなり，点滴が開始となります．

❹バイタルサイン，一般状態の観察をする．
❺血管確保し，点滴を行う．
❻検査前に弾性ストッキングを装着する．

> **患者への声かけ**
> 検査後，安静にしていると血栓ができる危険があるので，予防するために弾性ストッキングを装着してください．翌日，安静が解除となり，歩行に問題がなければ脱ぐことができますので，自分の判断で脱がないでください．

❼検査同意書を確認する．

> **看護上の注意点**
> ● 同意書を受け取る際に，患者氏名，検査内容，同意日時など内容に間違いがないことを確認する．

❽手術申し送り書を作成する．

〈電子カルテ申し送り書の入力項目〉
・アレルギーの有無
・既往歴，手術歴
・検査前処置，内服，バイタルサインなど

> **看護上の注意点**
> ● 抗凝固薬の内服があり，中止の指示があれば確実に中止されていることを確認する．

❾手術用ネームバンドを装着する．

> **看護上の注意点**
> ● 検査内容など間違えないように医師に装着を依頼する．
> ● 装着時は，患者氏名，生年月日，血液型，検査内容を確認し装着する．

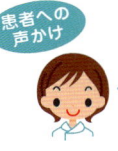

❿検査出棟前に，義歯，指輪，ネックレス，コンタクトレンズなどを装着してないか確認する．

> **患者への声かけ**
> 入れ歯，指輪などの貴金属類はしていませんか？　体に湿布などは貼っていないですか？

⓫検査出棟前に排泄をすませておいてもらう．

手術室 での手順

❶情報を収集する．

〈情報収集の内容〉
・検査の目的
・既往歴
・内服薬など

> **看護上の注意点**
> ● 腰椎麻酔で行うことが多いため，既往歴で腰椎の手術歴がないかなど確認を行う．
> ● 抗凝固薬内服の有無，中止期間についても確認する（腰椎手術歴や抗凝固薬内服状況により，麻酔方法を変更する可能性あるため）．

❷ 環境を整備する．

〈環境整備の内容〉
- 室温を調整し，リラックスできる音楽など流す．
- 必要器機の準備，点検(尿管鏡など事前にレンズの曇り，破損の有無を確認する)．
- 必要物品の準備(灌流液を事前に体温程度に温めておく)．

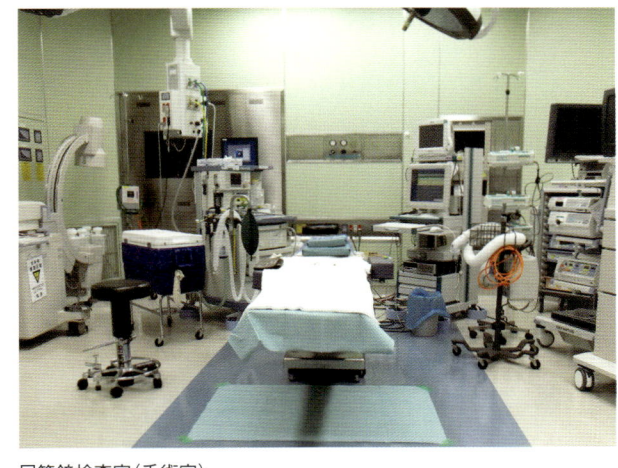

尿管鏡検査室(手術室)

❸ 患者を確認する．

〈患者確認〉
- ネームバンドを見ながら，患者に自分で名前を言ってもらい確認する．
- 検査名も同意書を見ながら確認する(左右の確認など)．

看護上の注意点
- 名前と検査名を確認する際には，羞恥心，プライバシーの保護に努めながら行う．

❹ 医師が腰椎麻酔を施行する．
① バイタルサイン観察のためのモニターを装着する(血圧，脈拍，SpO_2)．
② 点滴を挿入し，メイン，抗菌薬の投与を開始する．
③ 腰椎麻酔の体位(側臥位)をとり，腰椎麻酔を施行する．

看護上の注意点
- 腰椎麻酔施行時，脊椎がベッドと平行になるようにし，膝を抱え丸くなってもらう．
- 腰椎麻酔後，30分は血圧低下などバイタルサインが変動するため，血圧測定を2.5分間隔に設定し，観察を行う．

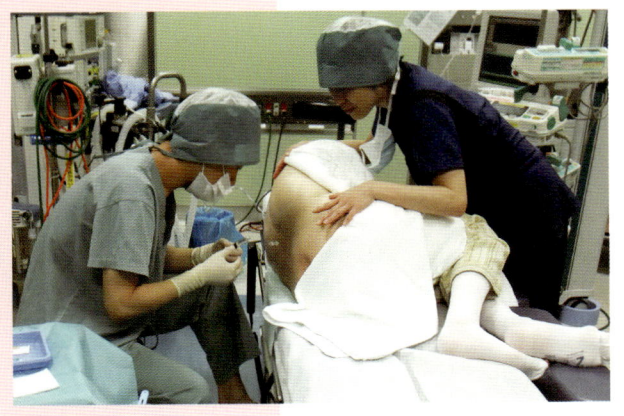

腰椎麻酔

患者への声かけ
体育座りをするように膝を抱えて，顔はおへそを見るようにして，できるだけ丸くなってください．

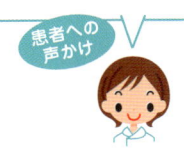

内視鏡と看護

❷検査中の手順

❶体位を固定する(レビテーターを使用し，砕石位をとる)．足への過度の圧迫を避けるため，レビテーターを調整する．

> **看護上の注意点**
> ●羞恥心に配慮し，腹部より上にバスタオルでカーテンをしてから体位をとる．

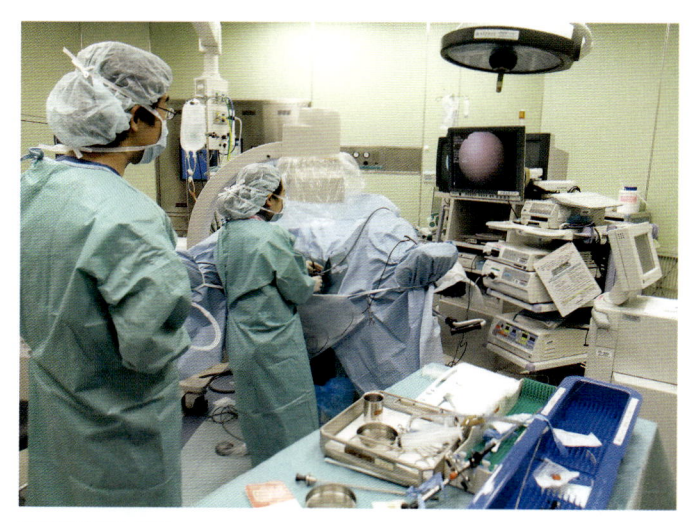

❷膀胱鏡を挿入する．
　①消毒，穴あき布をかけ，医師は滅菌ガウン，手袋を装着する．
　②カテーテルチップで尿道口よりリドカインゼリーを注入する．
　③膀胱鏡の先端にもリドカインゼリーをつけ，膀胱鏡を挿入する．
　④灌流液を流しながら，膀胱内を観察する．
　⑤尿管口を探し，イメージで確認しながら，尿管にガイドワイヤーを挿入する．

❸尿管鏡を挿入する．
　①膀胱鏡を抜去し，ガイドワイヤーを利用しながら尿管鏡を挿入する．
　②検査の内容により，腎盂尿の採取，尿管ブラシ生検，結石除去など行う．

尿管鏡検査の様子

❹尿管鏡を抜去する．
　①検査が終了したら尿管鏡を抜去し，必要に応じて尿管ステントを挿入する．
　②清拭し，体位を仰臥位に戻す．

> **看護上の注意点**
> ●レビテーターで足をおろすと血圧が急激に低下するおそれがあるため，片足ずつおろす．

❸ 検査後の手順

❶ 腰椎麻酔での検査を意識した観察を行い，異常時は医師に報告する．

観察のポイント
- 麻酔覚醒状況
- 腰椎麻酔後の知覚障害，運動障害の有無
- 悪心・嘔吐の有無
- 肉眼的血尿の有無
- 膀胱留置カテーテル挿入に伴う違和感の有無
- 検査中の同一体位による皮膚の状態

看護上の注意点
- 腰椎麻酔施行後は，頭部を動かすとあとで頭痛が出現することを患者に説明し，頭を動かさないようにしてもらう．
- 腰椎麻酔で高比重の麻酔薬を使用した場合は，麻酔レベルが上がってこないように枕で頭部を高くする．

患者への声かけ
- 検査は無事終わりました，お疲れさまでした．
- 足の知覚は2〜3時間程度で戻りますので心配ありません．
- 痛みはないですか？気分は悪くないですか？
- 看護師が随時訪室するので，何かあれば伝えてください．
- 起き上がったりすると，麻酔の副作用で頭痛や吐き気が出る場合があるので，検査後はベッドの上で安静が必要です．

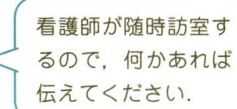

病棟での手順

❶ ベッドで病室まで移送する．

看護上の注意点
- 移送中，患者の状態に変化がないか注意する．

❷ バイタルサインを測定し，全身状態に異常はないか観察する．

観察のポイント
- バイタルサイン
- 出血性ショック状態
- 膀胱留置カテーテル閉塞の有無
- 膀胱留置カテーテルからの尿のわき漏れ
- 膀胱部・腹部膨満の有無
- 疼痛の有無
- 腰椎麻酔の影響による，頭痛，悪心・嘔吐，両下肢の知覚鈍麻，しびれの程度と範囲，回復状況

看護上の注意点
- 肉眼的に血尿が強度になったときは，すぐに医師へ報告する．

患者への声かけ
- 痛みが出現した場合は，がまんせずにナースコールしてください．鎮痛薬で対応します．
- 頭痛や吐き気がみられた際はお知らせください．その際は鎮痛薬や吐き気止めを使用します．
- 足の感覚がなかったり，動かないのは麻酔の影響です．徐々に感覚が戻り，動くようになります．

内視鏡と看護

❸医師の指示にて飲水が開始となる．

看護上の注意点
- 飲水開始時，悪心・嘔吐の有無を観察する．

患者への声かけ
- 点滴は翌朝まで行います．
- 医師の指示にて飲水が開始となります．明日の朝から食事が始まります．

❹酸素投与を行っている場合は，麻酔科医または主治医の指示時間まで行い，酸素投与中止後の呼吸状態を観察する．

看護上の注意点
- 酸素飽和度低下時や呼吸困難時は医師へ報告する．

患者への声かけ
- 酸素マスクは医師の指示時間まで装着します．

❺翌朝，安静解除まではベッド上安静となる．

患者への声かけ
- 明日朝までベッド上安静となります．寝返りは問題ありませんが，座ったり歩いたりしないようにしてください．何かご用の際はナースコールで知らせてください．

❻翌朝，バイタルサインや全身状態が安定していれば安静解除となる．

看護上の注意点
- 離床時，血圧低下や麻酔の副作用症状出現の可能性があるため，症状を観察をする．
- 肉眼的血尿スケールが上昇したときは医師へ報告する．
- 最初の離床はナース付き添いで行う．ふらつきがないか観察し，転倒に注意する．

患者への声かけ
- 急に起き上がると，めまいがしたり，気分が悪くなることがあるので，ゆっくり起きてみましょう．
- 息苦しい場合などの症状がある際もすぐに言ってください．
- はじめの歩行は看護師と一緒に行います．

❼医師の指示のもと，膀胱留置カテーテルを抜去する．膀胱留置カテーテル抜去後は，蓄尿の説明をする．

看護上の注意点
- 膀胱留置カテーテル抜去後の自排尿を確認する．
- 排尿困難感や尿閉症状の出現がないか注意する．

患者への声かけ
- 初回の排尿後は，看護師へ報告してください．量や色など，ふだんと比較し違いがないか観察してください．

トラブル対応

❶ 血尿

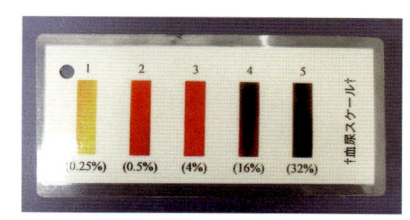

血尿スケール表

　尿閉の可能性があるため，腹部膨満や尿性状，尿量の観察を行う．血尿が増強したら，ただちに医師へ報告する．

　安静度がフリーとなることで，血尿が増強する可能性があるため注意する．また，排便時の怒責に伴い一時的に血尿が増強するおそれがあるため，排便をコントロールする必要がある．

❷ 感染

　尿管鏡検査による感染を起こすことがある．検査後，発熱や感染徴候を観察する．

検査後の指導

- 膀胱留置カテーテル抜去後に血尿が数日みられるが，問題はないことを説明する．飲水は摂取制限がなければ，1日2L程度摂取することを促す．
- 発熱や血尿が増強した場合は受診するよう説明する．
- 医師の指示があれば，抗菌薬・内服薬は飲みきったら終了であることを説明する．

（伊藤真美，中村幸子，安倍さよみ，久保恵子，小野雅美）

引用・参考文献

●膀胱鏡検査
1）落合慈之監，渋谷祐子，亀山周二編：腎・泌尿器疾患ビジュアルブック．学研メディカル秀潤社，2010．
2）林正健二編著：ナースのための泌尿器科臨床検査マニュアル．ウロ・ナーシング夏季増刊号，メディカ出版，2002．

●尿管鏡検査
1）落合慈之監，渋谷祐子，亀山周二編：腎・泌尿器疾患ビジュアルブック．学研メディカル秀潤社，2010．
2）林正健二編著：ナースのための泌尿器科臨床検査マニュアル．ウロ・ナーシング夏季増刊号，メディカ出版，2002．

がん細胞を高い確率で除去できる 内視鏡手術支援ロボット「ダヴィンチ」

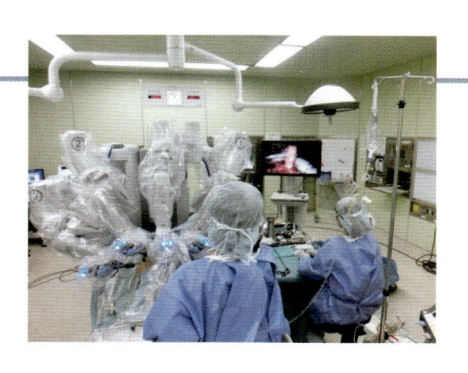

当院手術室はハイブリッド室を含め11部屋．3次救急のため緊急手術も多く，手術件数は年間約5,000件をこなしています．

この手術室に2012年10月，「ダヴィンチ（da Vinci）」が導入されました．ダヴィンチは，アメリカで1990年代に開発された最新鋭の内視鏡手術支援ロボットです．4本のロボットアームに内視鏡や電気メスなどの手術器具を取りつけたもので，医師が2～3m離れた操作台から遠隔操作で手術を行うものです．

2000年にFDA（アメリカ食品医薬品局）に承認され，日本では2009年に薬事承認され，現在，全国の約50施設で活用されています．

前立腺摘出術に力を発揮

ダヴィンチの大きな特徴は，患者の体への負担が少ない腹腔鏡手術の精度をさらに上げ，より安全で正確な手術ができることです．内視鏡の3Dカメラで映し出された鮮明な立体画像を見ながら手術します．この3Dカメラのデジタルズーム機能は，術野を10倍まで拡大することができ，いままで見ることができなかった視野で臓器の状態を確認できます．これによって，がん細胞を除去できる確率が高くなり，細かい血管や神経を確認しながら縫合がしやすくなります．

ダヴィンチのロボットアームは，人の手以上に繊細で器用な動きが可能になります．狭い空間でも自由に器具を操作することができるのです．ロボットアームの先端は医師の手と完璧に連動し，自分でメスを持っているような感覚で手術できるのも大きな特徴です．さらに，手先の震えが鉗子の先に伝わらないように手ぶれを補正する機能があり，細い血管の縫合や神経の剥離など，緻密な作業も正確にできます．

ダヴィンチ手術は，泌尿器科や婦人科，一般消化器外科，胸部外科（心臓外科を除く）などに適応できます．現在，ダヴィンチ手術が最も多く行われているのは，前立腺摘出術です．当院でも，2012年11月から前立腺摘出術でダヴィンチ手術を開始しています．患者にとっては，傷口が小さくてすむ，出血が少ない，術後の痛みが少ない，回復が早い，機能を温存できる可能性が高いなど，多くのメリットがあります．

看護のポイントは術中の体位

このダヴィンチ手術は，医師，看護師，麻酔科医，臨床工学技士などさまざまな職種との連携によって成り立つものです．手術がスムーズかつ円滑に行われるよう，それぞれの業務を最大限に生かし，チームワークよく声かけすることがとても重要になります．

看護師としてのポイントは，手術中の体位です．術中の体位は30°の頭低位になります．平均3～4時間頭低位になるということは，さまざまな合併症が生じる危険性があります．脳圧や眼圧が亢進するため，既往に脳疾患，緑内障がある人は禁忌になります．また，肩や後頸部，肩甲骨に重圧がかかるため，体圧分散に工夫が必要となります．頭低位固定の標準化に加え，個々に合った体位固定をするためには，術前の情報収集が重要になります．また，術中体位に関する情報を術後にフィードバックすることが，安全・スムーズな術後生活を送る要因となります．

1つの手術に対してたくさんの職種がかかわっているなか，看護師としての役割を最大限に生かすためには正しい知識と技術が必要となります．

（長谷川愛里）

腎生検（超音波ガイド下経皮的腎生検）

腎生検には，超音波やCTガイド下での経皮的針生検のほか，全身麻酔下での開放腎生検がある．腎組織の細胞を採取し，組織を光学顕微鏡，蛍光抗体法，電子顕微鏡で評価することで，正確な組織診断の情報が得られ，より詳しい腎臓病の診断をつけることができる．

目的

- 病理組織学的診断と活動性の評価．
- 病状の予後推定．
- 適切な治療方針の決定．

適応

- 持続する蛋白尿がある（0.3〜0.5g/日以上，血尿の有無は問わず）．
- ネフローゼ症候群．
- 腎機能低下（急速進行性糸球体腎炎や腎性急性腎不全）．
- 腎障害を伴う全身性疾患（膠原病，血管炎）．
- 原因不明で持続する血尿．
- 移植腎（拒絶反応，免疫抑制副作用の有無）．

禁忌

- コントロールのできない出血傾向・高血圧．
- 管理困難な全身合併症（重症高血圧，敗血症）．
- 腹臥位および息こらえが困難（呼吸不全など）な場合．
- 高度肥満（穿刺困難，呼吸不全など）．
- 腎実質内感染症（急性腎炎，腎周囲膿瘍など）．
- 腎動脈瘤，末期腎不全（高度の腎萎縮），腎臓および尿路のがんが強く疑われる場合．

必要物品

① 超音波診断装置
② 自動血圧計
③ バイオプティガン
④ ディスポーザブルバイオプティニードル（16G・16cm，16G・20cm各1本）
⑤ 標本びん（10％ホルマリン液，グルタールアルデヒド，OCTコンパウンド）
⑥ カテラン針（22〜23G）
⑦ 滅菌ドレープ（穴あき1枚，穴なし1枚）
⑧ 滅菌手袋，滅菌ガウン，マスク，帽子
⑨ 消毒液（ポビドンヨード，チオ硫酸Na水和物・エタノール）
⑩ 滅菌ガーゼ
⑪ 注射器（10mL），注射針（18G，23G）
⑫ 1％リドカイン10mL
⑬ 生理食塩水20mL
⑭ 砂嚢（1kg）
⑮ バスタオル
⑯ 弾性絆創膏（太）
⑰ 大乾綿球
⑱ 防水シート
⑲ 血管確保に必要な物品，注射液

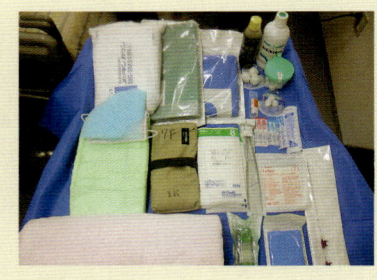

必要物品

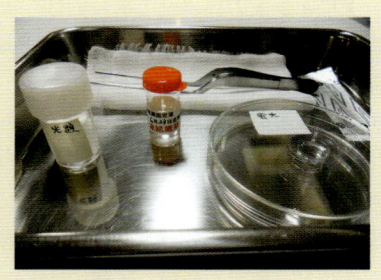

検体標本セット

●検査の流れと看護の実際

❶検査前の手順

❶医師より検査目的や必要性およびリスクについて説明されていることを確認して同意書を回収する．
❷検査前オリエンテーションを行う．

> **看護上の注意点**
> ●検査前日までに，血液像，出血時間，凝固時間，凝固系検査を確認し，出血傾向の有無と程度を把握する．
> ●患者の不安や緊張を取り除き，安全に検査が行えるよう，検査について説明する．
> ●検査中の協力が得られない，検査後の安静が守られない可能性がある場合は，医師に報告・相談する．

❸持参薬の投薬内容を確認し，抗凝固薬を内服している場合は医師の指示により中止されていることを確認する．
❹感染症の有無，尿の性状（肉眼的血尿がないか）を観察する．
❺検査前，1食は絶食（飲水は可）とする．

> **看護上の注意点**
> ●抗凝固薬や抗血小板薬は，出血のリスクを助長するため休薬しておく必要がある．また，検査後の再開時期を医師に確認しておく．

> **患者への声かけ**
> 禁食となりますが，水とお茶だけは飲むことができます．

❻検査開始前に排尿をすませる．

> **患者への声かけ**
> 検査前に，トイレに行きましょう．

❼バイタルサイン，一般状態の観察をする．
❽血管確保，点滴を行う．

> **患者への声かけ**
> これから点滴をします．検査が終わり，血尿がないことが確認できるまで実施します．

❾処置室へ移送する．

> **患者への声かけ**
> これから処置室へ移動し検査します．病室へ戻るときは，ベッドで戻ります．

❷検査中の手順

❶上半身を脱衣後，腹臥位にする．

> **看護上の注意点**
> ●体動による出血のリスクを回避するため，検査中は姿勢を保つ必要があることを説明する．

> **患者への声かけ**
> 上半身を脱いで，うつ伏せに寝てください．検査中は終わるまでうつ伏せです．

> **患者への声かけ**
> 検査中に動くと，出血の可能性があるため，苦痛があるときや問いかけには，声に出して返答するようにしてください．

生検と看護

❷開始時，局所麻酔直後，穿刺後，止血中，止血終了後に血圧を測定する．

患者への声かけ：検査中，必要時に血圧を測ります．

❸腹部に小枕を当て，背部を伸展させる．
❹医師が超音波画像を見ながら，腎臓の位置，穿刺部位を確認する．
❺術野にドレープをかける．

看護上の注意点
- 術野の清潔が保持できるよう，マキシマル・バリアプリコーションを確実に行う．

患者への声かけ：体に布をかけます．

❻穿刺部位の皮膚消毒の介助を行い，医師により穿刺部位を確認後，局所麻酔をする．

患者への声かけ：最初だけ，針の刺す痛みがありますが，しだいに感じなくなります．痛みが続く場合は言ってください．

❼医師の指示により一時呼吸停止を行わせ，医師により穿刺針を刺入し，組織を採取する．

看護上の注意点
- 穿刺時には患者の全身状態を観察する．

患者への声かけ：気分は悪くないですか？ 2～3回繰り返しますので，苦しいときは言ってください．

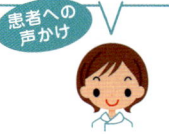

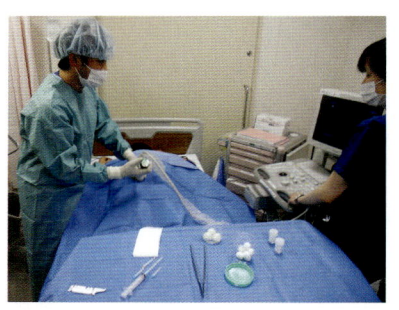

観察のポイント
- 血圧の低下
- 脈拍数の増加
- SpO_2値の低下
- 意識レベルの低下
- 疼痛
- 悪心・嘔吐の有無

穿刺針を刺入し組織を採取する

❽採取した組織片を固定処理できるよう介助する．
❾穿刺針抜去後，医師が15分以上用手圧迫する．

患者への声かけ：刺したところを15分くらい圧迫します．痛みを感じたり，苦しい場合は言ってください．

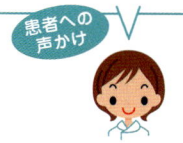

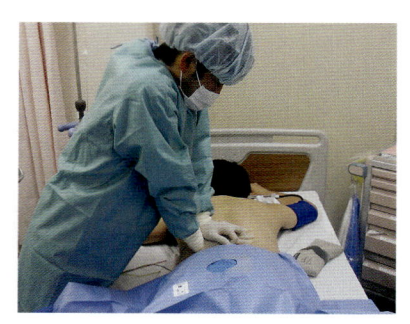

穿刺針抜去後に用手圧迫を15分以上行う

❿ 超音波下で止血を確認後に消毒し，ガーゼをテープで固定する．

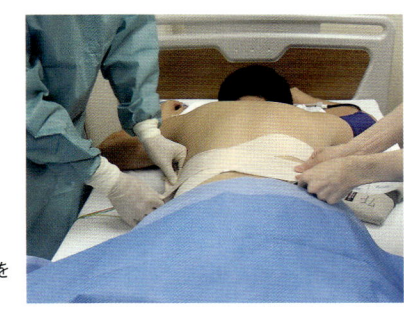

消毒後にガーゼをテープ固定する

⓫ 穿刺部に砂嚢を当て，絆創膏固定し2時間圧迫止血する．周囲の消毒液は清拭にて除去する．

出血しないように，検査で刺した部分を砂嚢で2時間圧迫します．

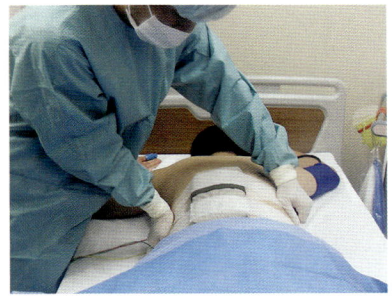

患者への声かけ

砂嚢がずれないように，テープ固定する

⓬ 患者を仰臥位にし，病室に移送する．

検査は終わりました．病室に戻ります．

患者への声かけ

❸ 検査後の手順

❶ 病室に帰室時，検査2時間後，以後状態に応じてバイタルサイン測定をする．

看護上の注意点
● 異常を早期に発見するため，バイタルサインのチェックは確実に行う．

この後，頻繁に血圧などを測定していきます．

患者への声かけ

❷ 翌朝の安静解除までは，臥位保持であることを説明する．

翌日，医師の許可があるまで，ベッド上での安静が必要です．横を向いたり動いたりしないようにしてください．自分の判断で砂嚢を除去せず，動かないようにしてください．

患者への声かけ

尿意があれば，ナースコールしてください．安静が必要ですので，寝たまま，尿器で排尿します．

❸ 患者の状態を観察する．

観察のポイント
● 腹痛，背部痛，穿刺部周囲の疼痛の有無
● 出血，血腫の有無
● 悪心・嘔吐の有無など

腹痛などの不快な症状があれば，がまんせずナースコールしてください．

患者への声かけ

生検と看護

❹ 初尿を確認時，肉眼的血尿の有無を確認し，医師に報告する．

❺ 血尿がないことが確認できれば，点滴終了となる．

患者への声かけ： 点滴を終了しますので，水を多く飲んでください．

❻ 初尿確認後も，尿の性状，量，時間，回数をチェックし，肉眼的血尿の有無を確認する．

患者への声かけ： 血尿などあればお知らせください．

❼ 血尿，腹部症状がなければ，飲水，食事開始となる（臥床のまま食事のため，手で持って食べられる食事〈おにぎりなど〉となる）．

看護上の注意点
- 臥床のままの食事となるため，誤嚥しないように観察・援助する．

患者への声かけ： 寝たまま食事をとっていただきます．首を横に向けて食べるようにしてみてください．

❽ 翌日，超音波検査し，血腫などがなければ，安静解除となる．

トラブル対応

❶血尿

血尿があった場合は持続点滴とし，医師に報告する．必要に応じて，膀胱留置カテーテルを挿入する．

❷出血

頻脈，血圧低下，冷汗，悪寒などが出現した場合，出血の可能性があるため医師に報告する．

著しい出血により貧血を認めれば，輸血が実施される．血管カテーテルによる止血術が必要になる場合もある．

❸その他

発熱などの感染徴候があれば抗菌薬，疼痛時には鎮痛薬が投与される．また，動静脈瘻，麻酔薬のアレルギーなどが発生した場合は，医師の指示に従って対応する．

検査後の指導

- 退院後は，腹圧をかける動作（和式トイレでの排便，重いものを持ち上げるなど）や激しい運動は，3～4週間は避けるように指導する．
- 安静にしすぎると下肢の静脈の流れが悪くなり血栓ができやすくなる．「足の血が固まって肺に詰まると，急に胸が苦しくなったりするので注意が必要です．足首を回すなど足を動かすようにしてください」などと説明し，血栓防止のための運動について指導する．
- 血尿，痛み，発熱などがある場合は病院へ連絡，受診するように指導しておくことが大切である．

（恩田美香，山本美代子，牟禮聡子）

前立腺針生検

前立腺がんの診断のみならず，前立腺がんの組織像，悪性度に関する情報を得るための検査法．
経直腸超音波画像を見ながら，針を刺して前立腺の組織を採取する．

目的

- 前立腺がんの疑いがある症例に対する確定診断．
- 前立腺がんの組織像と悪性度の判定．
- 長期間治療後のがん組織の状態の確認．

適応

- 血清PSA値が高値を示す，もしくは上昇（PSAスクリーニングの普及により，直腸診で異常がない場合でもPSA値が高値を示すことで適応となることが多くなっている）．
- 直腸診で硬い結節が触れる．
- 経直腸超音波検査で前立腺に異常所見がある．
- CT，MRIなどの画像検査で前立腺に異常がある．

禁忌

- 活動性の前立腺炎や膀胱炎など尿路感染症がある場合（針生検により敗血症に進展する症例があるため，治癒させてから施行することが必須）．
- 抗血小板薬，抗凝固薬を内服している場合（検査時と検査後の出血予防のため，前もって休薬が必要）．

必要物品

① 経直腸超音波検査装置
② 穿刺針
③ エコーガイド，エコー用ゼリー，エコー用コンドーム
④ 止血用消毒綿球
⑤ 生検用濾紙
⑥ 10％ホルマリン液の入った標本容器
⑦ 滅菌手袋
⑧ ポビドンヨード
⑨ リドカインゼリー
⑩ 鑷子，クーパー
⑪ 八つ折り滅菌ガーゼ
⑫ タオル（検査時にプライバシー保持のため使用するものと，検査後に清拭で使用する温タオル）
⑬ 滅菌ドレープ

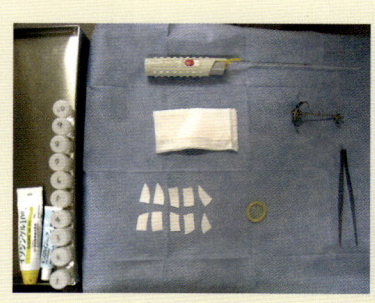

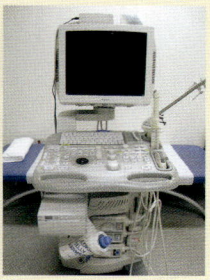

経会陰法と経直腸法

　前立腺生検には，経会陰法と経直腸法があるが，いずれも経直腸超音波（TRUS）ガイド下に行う．

　経会陰法は直腸を介さないため，腸内細菌を前立腺に持ち込むことによる感染の危険が低いという利点があるが，麻酔を必要とし，しかも経直腸的超音波プローブによるガイドがあまり容易ではないという欠点がある．

　対照的に経直腸法は，通常は無麻酔でも施行でき，しかも超音波プローブに組み込まれた生検ポートにより意図する個所に正確にガイドしやすい．この方法によって，前立腺から系統的に生検を行うことが一般的である．

　当院では，経直腸法で10か所の生検を行っている．

　患者の状態によっては，手術室で腰椎麻酔を行い，前立腺生検を行う場合もある．

　腰椎麻酔下で行った際は安静が必要だが，通常はとくに安静の必要はなく，検査後に1泊入院し出血や感染などないか確認をする．

PSA：prostate specific antigen，前立腺特異抗原
TRUS：transrectal ultrasonography，経直腸超音波

●検査の流れと看護の実際

❶検査前の手順

❶患者の名前を確認し，医師より検査目的や必要性およびリスクについて説明されていることを確認して同意書を回収する．
❷検査前オリエンテーションを行う．

看護上の注意点
- 患者の不安や緊張を取り除き，安全に検査が行えるよう，検査について説明する．
- 検査中の協力が得られない，検査後の安静が守られない可能性がある場合は，医師に報告・相談する．

❸血管を確保し，点滴を開始する．
❹検査前抗菌薬を投与する．
❺物品を準備する．
　①ワゴンに滅菌ドレープを敷き，必要物品を清潔操作で出す．
　②超音波検査装置のスイッチを入れる．
　③ホルマリン入りの標本容器に番号を記入する（当院は基本1番から10番まで記入）．
　④濾紙をクーパーで10分割しておく（採取した検体組織を濾紙に付着させ，ホルマリン入りの容器に入れるため）．

看護上の注意点
- 抗血小板薬，抗凝固薬を内服している患者は，医師の指示どおり休薬しているかを確認する．また，検査後の再開時期を医師に確認しておく．
- 禁食の必要はない．

患者への声かけ
- 午後から検査が開始となります．検査室から連絡があったら，歩いて行きます．
- 検査時間は15〜20分程度で終了します．終了後は，とくに安静の必要はありません．
- 検査が終了し，その後排尿状況を確認し，問題なければ点滴は終了となります．
- 食事の制限はありません．

❷検査中の手順

❶下着を脱いでタオルを巻いてもらい，検査台に誘導する．

看護上の注意点
- 患者の羞恥心を考慮する．

❷検査台を検査位置まで上げ，下半身にタオルをかける．

患者への声かけ
- 検査台の背もたれにもたれて，リラックスしてください．

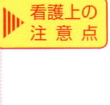

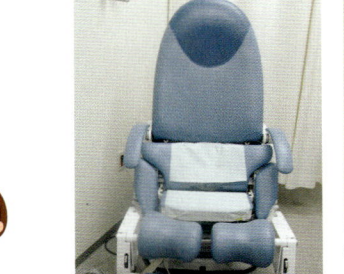

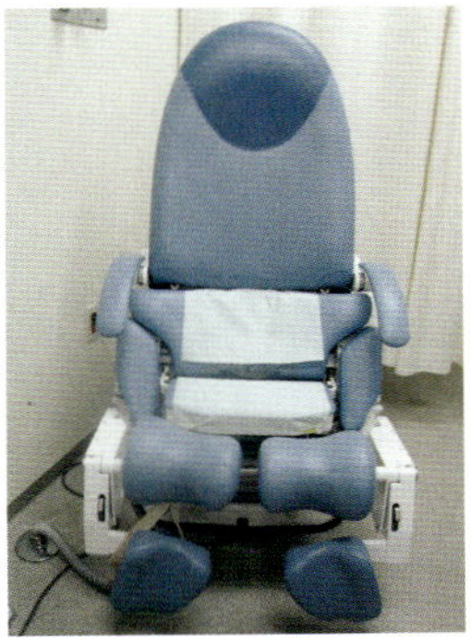

患者を誘導する検査台

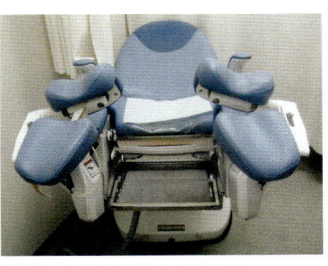

検査台を検査位置まで上げる

生検と看護

❸ 医師による直腸診後，エコー用コンドームを装着した経直腸超音波プローブを肛門から挿入し前立腺を確認する．

> 肛門から超音波の機械が入ります．口で大きく深呼吸しましょう．
> （患者への声かけ）

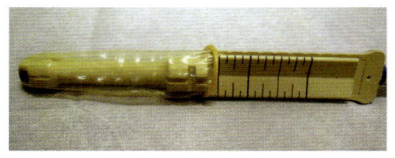

経直腸超音波プローブにエコー用コンドームを装着する

❹ ディスポーザブル生検針を装着し，生検を開始する．

看護上の注意点
- 患者が動かないように注意する．
- 患者の状態を観察し，痛みや悪心に対する声かけを行う．

> 検査中はお尻を動かさないようにしてください．パチンパチンと大きな音がしますが，前立腺の組織を取るときに鳴る音です．強い痛みや気分が悪くなったら，すぐお知らせください．
> （患者への声かけ）

●ディスポーザブル生検針の挿入部位

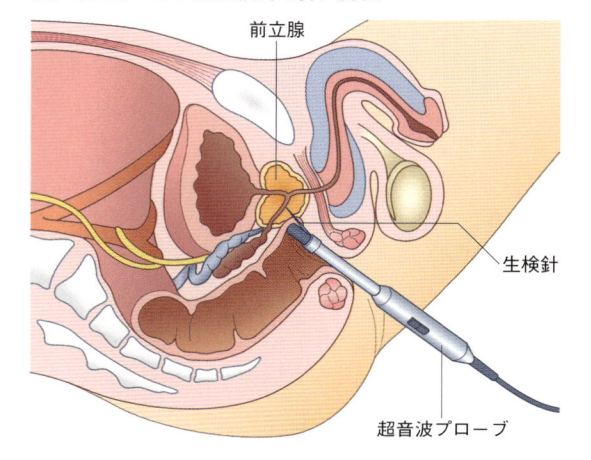

前立腺／生検針／超音波プローブ

❺ 医師が前立腺組織を採取し，その組織を濾紙につけ，ホルマリン入りの容器に順番に入れる（この操作を10回ほど繰り返す）．

❻ 検査終了後，医師が直接肛門に指を入れて圧迫止血を行う．最後に止血がされていることを確認し，止血困難な場合は大綿球を肛門内につめる．

❼ 止血が確認され検査が終了したら，肛門周囲が血液や消毒液などで汚染されているため，清拭する．

❽ 検査台をおろす．

> 検査が終わりました．検査のときに使用した薬液がお尻のまわりについているので，温かいタオルで拭きとります．
> （患者への声かけ）

> 気分は悪くないですか？検査は終了です．衣服を着て身支度を整えてください．

> とくに安静の必要はありません．歩いて病室へ戻ります．

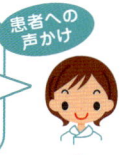

❸ 検査後の手順

❶ バイタルサインを測定し，疼痛や出血の有無，全身状態を観察する．

❷ 初回排尿を確認する．

看護上の注意点
- 血尿がみられることがあるので，尿の性状を確認する．

❸ 便の性状を確認する．

看護上の注意点
- 血便に注意する．前立腺に針を刺しているので，少量の血液が混じる程度であれば問題はない．

トラブル対応

❶血尿
飲水を励行する．飲水制限のある患者でなければ，1日最低でも1.5～2Lの水分を摂取するよう声かけする．

❷下血
排便に血液が混じる場合がある．少量であれば問題ないが，大量下血の場合，血圧低下，ショックを起こす可能性があるので症状出現時医師へ報告する．

❸尿閉
針を穿刺した影響で前立腺がむくみ，尿道が閉塞する可能性がある．排尿困難感が持続する場合，医師へ報告する．

また，血尿が増強し凝血が尿道を塞ぐ場合がある．症状出現時医師へ報告する．導尿または一時的に膀胱留置カテーテルを挿入する可能性がある．必要であれば膀胱洗浄を行うことがある．

❹前立腺炎などの感染
前立腺炎などの感染を引き起こす場合がある．医師の指示がある際，検査後は抗菌薬を投与する．

❺血精液症
一過性に血精液症が認められる．患者の不安を緩和するため，あらかじめ患者に説明しておく．

患者さんへ検査後の指導

①水分摂取について
水分をたくさんとりましょう．針で前立腺を刺す検査のため，出血や感染予防が大切です．数日は1日1.5～2Lを目安にたくさん水分をとり，尿を出してください．

②出血について
出血に注意しましょう．検査後は，尿や便，精液に血が混じる可能性があります．出血が悪化しないよう，便秘を避け，いきまないようにしましょう．また，出血が少なければ問題ありませんが，血が多い，ドロドロした尿や肛門から血がたくさん出たときは，血が止まっていない可能性がありますので，外来受診してください．

③痛みや発熱について
痛みや発熱が続いたら注意しましょう．強い痛みや38.5℃以上の熱は炎症を起こしている可能性があります．抗菌薬を飲んでも続くときは，外来受診してください．

④排尿について
尿が出にくいときはご相談ください．検査後，一時的に前立腺がむくんで，尿が出にくかったり，尿が残っている感じがすることがあります．たくさん水分をとって，尿を出しましょう．それでも治らないときは，外来受診してください．

⑤飲酒について
飲酒は避けましょう．飲酒は血行がよくなり，出血や痛みを悪化させることがあります．約2週間（次回外来時まで），禁酒を心がけてください．

⑥内服薬について
血をさらさらにするお薬を以前から内服されている場合は，医師の指示に従って再開してください．その他，お薬のことに関してご不明な点は医師にご相談ください．

⑦検査結果と定期検査について
検査結果は次回外来時にお知らせします．前立腺がんは症状が出にくい場合がありますので，定期的に検査をし，早期発見・治療されることをおすすめします．

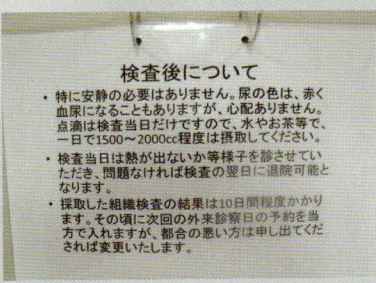

検査後はパンフレットなどを使用して具体的に指導する

（牟禮聡子，山本美代子，恩田美香）

膀胱生検

経尿道的に膀胱鏡を挿入し，そこから生検鉗子などで，膀胱の腫瘍組織，もしくは膀胱粘膜を一部採取して調べる検査法．
生検鉗子でつまんで採取するパンチ生検と，
腫瘍摘出も含めて切除し組織診断を行う経尿道的切除術による生検が一般的に行われている．
腰椎麻酔下で行う場合と，外来で尿道の粘膜麻酔のみで施行する場合もあるが，当院では腰椎麻酔下で行うことが多い．

目的

- 膀胱がんの疑いがあるとき，膀胱生検標本の病理組織学的検査によって，良性病変か悪性病変かを判定し，異型度や深達度などが診断され，膀胱がんの病理分類および治療方針を決定する材料とする．
- 内視鏡で発見された膀胱壁の病変の性状を判定する．
- がんの発生範囲を生検する．
- がん以外の原因不明の病変について診断材料とする（間質性膀胱炎，自己免疫疾患に伴う膀胱病変の診断）．

適応

- 膀胱鏡検査で典型的な膀胱腫瘍の所見がある．
- 膀胱鏡検査で典型的な膀胱腫瘍はないが，何らかの異常所見があり，肉眼的血尿などの症状から膀胱がんが疑われる．
- 膀胱鏡検査では異常所見はないが，尿細胞診検査が陽性．

禁忌

- 抗凝固薬を服用している場合には原疾患の状態で休薬可能かどうか確認し，生検前に中止するなどの前処置が必要．血液凝固能に異常がないか確認する．
- 尿道炎や前立腺炎などの炎症の急性期（生検により敗血症に進展する症例があるため，治癒させてから施行することが必須）．
- 膀胱壁が薄い場合（膀胱鏡にて確認）は膀胱穿孔のリスクが高いため注意を要する．

〈注意〉
- 麻酔薬，潤滑剤に対するアレルギーの有無．
- 灌流液の高さ（膀胱内圧）．

必要物品

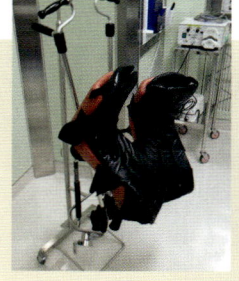

レビテーター 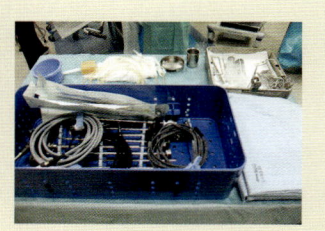　　膀胱鏡一式

●病棟（術後ベッドとして）
① T字帯
② 弾性ストッキング
③ 酸素ボンベ，酸素流量計，酸素マスク
④ 点滴台
⑤ 排液カップ
⑥ ガーグルベースン
⑦ 吸い飲み

●手術室
① 生体モニター（心電図，血圧，SpO$_2$）
② 腰椎麻酔一式
③ 閉鎖神経ブロック一式
④ レビテーター（砕石位用架台）
⑤ フロートロン（フットポンプ）
⑥ 膀胱鏡用モニター
⑦ 膀胱鏡および付属器械（光源コード，ビデオコード）
⑧ Y字灌流セット，点滴台，生食（灌流液）
⑨ ポビドンヨード（消毒），消毒キット
⑩ リドカインゼリー，カテーテルチップ
⑪ 滅菌物品（手袋，ガウン，穴あき布）
⑫ バスタオル，タオルケット

●検査の流れと看護の実際

❶検査前の手順

病棟での手順

❶アナムネーゼを聴取し,検査前オリエンテーションを実施する.

❷前日21時より禁食とし,検査3時間前からは飲水も禁止とする.

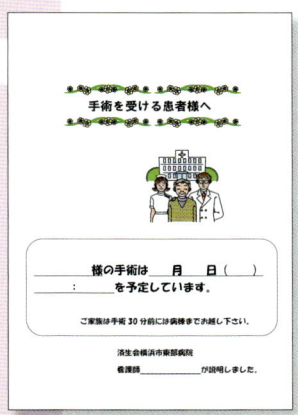

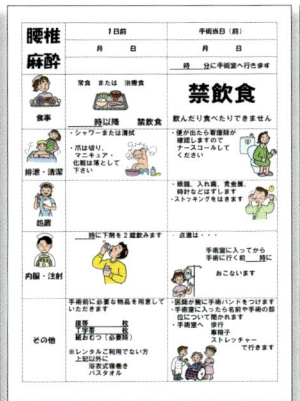

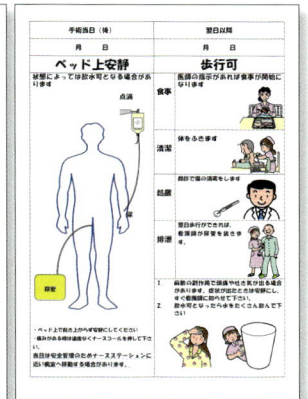

オリエンテーション用紙を使ってていねいに説明する

❸前日21時に下剤を内服する.

看護上の注意点
- 医師の指示どおりに検査前処置が施行できたか確認する.

患者への声かけ
検査前日21時に下剤を服用し,それ以降は食事はしないでください.牛乳やジュース類の摂取もしないでください.検査3時間前から水やお茶の摂取もできなくなり,点滴が開始となります.

患者への声かけ
検査は手術室で行います.

❹バイタルサイン,一般状態の観察をする.
❺血管確保し,点滴を行う.
❻検査前に弾性ストッキングを装着する.

患者への声かけ
検査後に安静にしていると血栓ができる危険があるので,予防するために弾性ストッキングを装着してください.翌日,安静解除になり,歩行後問題なければ脱ぐことができますので,自分の判断で脱がないでください.

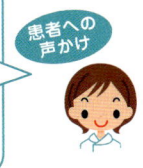

❼同意書を確認する.

看護上の注意点
- 同意書を受け取る際に,患者氏名,検査内容,同意日時など内容に間違いがないことを確認する.

❽申し送り書を作成する.

看護上の注意点
- 電子カルテ内の申し送り書に,アレルギーの有無,既往歴,手術歴,検査前処置,内服,バイタルサイン等を入力する.
- 抗凝固薬の内服が確実に中止されていることを確認する.

❾手術用ネームバンドを装着する.

看護上の注意点
- 検査内容など間違えないように医師に装着を依頼する.
- 装着時は,患者氏名,生年月日,血液型,検査内容を確認し装着する.

生検と看護

❿ 検査出棟前に義歯，指輪，ネックレス等の装着がないか確認をする．
⓫ 検査出棟前に排泄をすませておくよう声かけする．

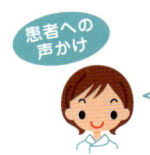

患者への声かけ：入れ歯，指輪などの貴金属類はしてませんか？ 体に湿布などは貼っていないですか？

手術室 での手順

❶ 情報を収集する．

〈情報収集の内容〉
- どのような目的で検査が行われるか
- 既往歴
- 内服薬　など

看護上の注意点
- 腰椎麻酔で行うことが多いため，既往歴で腰椎の手術歴がないかなど確認を行う．
- 抗凝固薬内服の有無，中止期間についても確認する（腰椎手術歴や抗凝固薬の内服状況により，麻酔方法を変更する可能性があるため）．

❷ 環境を整備する（室温を調整し，リラックスできる音楽など流す）．

看護上の注意点
- 必要機器の準備・点検（膀胱鏡など事前にレンズの曇り，破損の有無を確認する）．
- 必要物品の準備（灌流液を事前に体温程度に温めておく）．

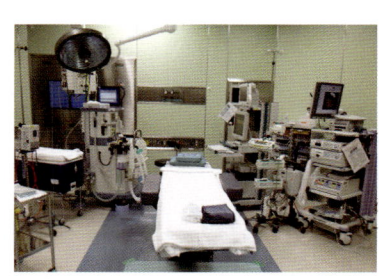

膀胱生検室の環境を整える

❸ 病棟看護師から手術室看護師へ申し送りを行う．
① 患者確認としてネームバンドを見ながら，患者に自分で名前を言ってもらい確認する．
② 検査名も同意書を見ながら確認する．

看護上の注意点
- 名前と検査名を確認する際には，羞恥心，プライバシーの保護に努めながら行う．

❹ 腰椎麻酔を行う（医師施行）．
① バイタルサイン観察のため，モニターを装着する（血圧，脈拍，SpO_2）．
② 点滴調整，抗菌薬の投与を開始する．
③ 腰椎麻酔の体位（側臥位）をとり腰椎麻酔を施行する．

看護上の注意点
- 腰椎麻酔施行時，脊椎がベッドと平行になるようにし，膝を抱え丸くなってもらう．
- 腰椎麻酔後，30分は血圧低下などバイタルサインが変動するため，血圧測定を2.5分間隔に設定し観察を行う．

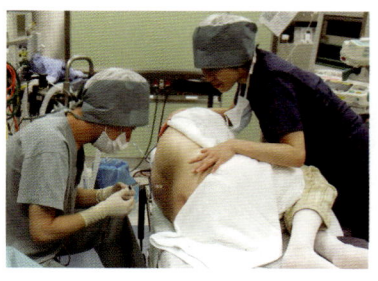

側臥位にして腰椎麻酔を行う

患者への声かけ：体育座りをするように膝を抱えて，顔はおへそを見るようにして，できるだけ丸くなってください．

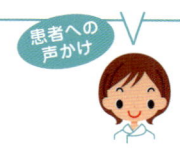

❺ 閉鎖神経ブロック（必要時）を施行する．
※膀胱腫瘍の位置が閉鎖神経に近い場合，電気メスの電流刺激によって足が動き危険なため，必要に応じて閉鎖神経ブロックを行う（仰臥位）．

❷検査中の手順

❶ 体位を固定する.
　①レビテーターを使用し,砕石位をとる.
　②足への過度の圧迫を避けるため,レビテーターを調整する.

> **看護上の注意点**
> ● 羞恥心に配慮し,腹部より上にバスタオルでカーテンをしてから体位をとる.

❷ 膀胱鏡を挿入する.
　①消毒後,穴あき布をかけ,医師は滅菌ガウンと手袋を装着する.
　②カテーテルチップで尿道口よりリドカインゼリーを注入する.
　③膀胱鏡の先端にもゼリーをつけ,膀胱鏡を挿入する.

❸ 灌流液を流し膀胱内を観察する.

〈観察事項〉
- 尿道狭窄の有無
- 尿道粘膜の状態
- 膀胱粘膜の状態や腫瘍,結石の有無
- 尿管口の位置や尿の性状　など

❹ 膀胱生検を行う.
　①生検鉗子を使用し,膀胱粘膜や腫瘍の一部をつまんで採取する.
　②検体が小さいため,濾紙に組織をつけてホルマリン瓶に入れる.
　③経尿道的切除術で腫瘍を切除し,採取した腫瘍を検体とすることもある.
　④ボール電極にてしっかり止血を行う.

> **看護上の注意点**
> ● 採取した検体を正確に病理診断するために,検体名の間違いや紛失のないよう,検体の取り扱いには十分注意する.

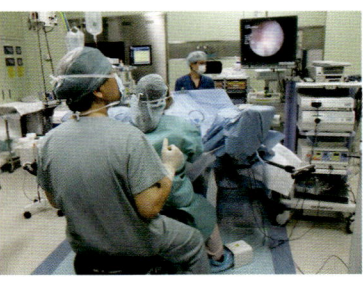

膀胱生検

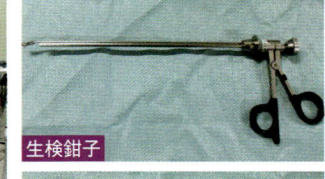

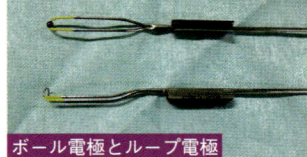

生検鉗子

ボール電極とループ電極

❺ 膀胱鏡を抜去する.
　①検査が終了したら膀胱鏡を抜去し,膀胱留置カテーテルを挿入する.
　②膀胱洗浄して止血を確認する.
　③消毒薬を拭きとり,体位を仰臥位に戻す.

> **看護上の注意点**
> ● レビテーターより足をおろすと血圧が急激に低下するおそれがあるため,片足ずつおろす.

生検と看護

❸検査後の手順

手術室での手順

❶検査直後のバイタルサインを測定し，異常がないか観察する．
❷尿道口の出血の有無，尿の性状（血尿の程度）を観察する．
❸疼痛の有無，麻酔覚醒レベルの確認を行う．

●麻酔レベル

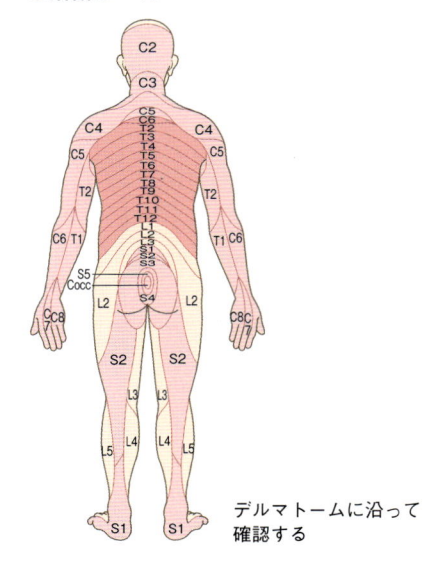

デルマトームに沿って確認する

❹問題なければ病棟のベッドに移動し，帰室する．

看護上の注意点
- 腰椎麻酔施行後は，頭部を動かすと後に頭痛が出ることがあるため，患者に説明し頭を動かさないようにしてもらう．
- 腰椎麻酔で高比重の麻酔薬を使用した場合は，麻酔レベルが上がってこないように枕で頭部を高くする．

患者への声かけ
お疲れさまでした．終わりましたよ．痛みはないですか？　これから病棟に戻りますね．

病棟での手順

❶ベッドで病室まで移送する．

看護上の注意点
- 移送中，患者の状態変化がないか注意する．

❷バイタルサイン，全身状態の観察をする．

看護上の注意点
- 腰椎麻酔の影響により，頭痛，悪心・嘔吐の出現がないか，両下肢の知覚鈍麻の有無，しびれの程度，範囲を確認．回復状況も観察する．

患者への声かけ
痛みが出た場合はがまんせずにナースコールをしてください．鎮痛薬で対応していきます．また，頭痛や吐き気で苦しいときはお知らせください．鎮痛薬や吐き気止めを使用します．

足の感覚がなかったり，動かないのは麻酔の影響です．徐々に感覚が戻り，動くようになります．

❸尿の性状を観察する．

看護上の注意点
- 尿量，性状に注意する．血尿が強くみられる場合は出血が考えられるため医師に報告する．
- 膀胱留置カテーテル管理を行い，カテーテル挿入による疼痛や違和感の有無を観察する．血尿が増強した場合は，凝血によるカテーテル閉塞が起こる可能性があり，膀胱洗浄，灌流を行う場合がある．

患者への声かけ：尿道に管が入っています．自然に尿が排出されますが，痛いときや違和感があるときは知らせてください．管を引っぱったり，曲げたりしないようにしてください．

患者への声かけ：検査後，尿に血液が混じる場合があります．血尿が濃い場合は出血している可能性がありますので，医師へ報告し指示をあおぎます．

❹翌朝，安静解除まではベッド上安静となる．

患者への声かけ：明日朝までベッド上安静となります．寝返りは問題ありませんが，座ったり，歩いたりしないようにしてください．何かご用の際はナースコールで知らせてください．

❺疼痛の出現や下腹部の膨隆がないか観察する．

看護上の注意点
- 生検に伴い，膀胱穿孔の可能性がある．腹部，とくに下腹部に強い疼痛が出現した場合は，医師へ報告する．

患者への声かけ：痛みが強いときはがまんせず，ナースコールでお知らせください．

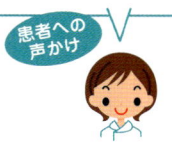

❻検査終了3時間後より飲水開始する．

❼翌朝，バイタルサイン，全身状態が安定していることを確認し，安静解除となる．

看護上の注意点
- 初回歩行時，ふらつきがないか観察し転倒に注意する．

患者への声かけ：急に起き上がると，めまいがしたり，気分が悪くなることがあるので，ゆっくり起きてみましょう．息苦しいなどの症状がある場合も，お知らせください．はじめの歩行は看護師が一緒に行います．

❽医師の指示のもと，膀胱留置カテーテルを抜去する（検査後1日〜3日程度）．

看護上の注意点
- 膀胱留置カテーテル抜去後の自排尿を確認する．
- 排尿困難感や尿閉症状の出現がないか注意する．

患者への声かけ：初回の排尿後は，看護師へ報告してください．量や色など，ふだんのときと比較し，違いがないか観察してください．

❾翌朝より食事開始となり，点滴終了となる．

生検と看護

トラブル対応

❶出血・血尿

排尿に少量の血液が混じるのは問題ないが，血性度が濃く，凝血が多い場合，生検部より持続的な出血が起こっている可能性がある．その際は，意識レベル低下や血圧低下などショック状態の出現がないか注意し，医師に報告する．

❷感染症

尿の性状が混濁し，残尿感，排尿時痛，発熱がみられる際，尿路感染症を疑う．検査後，飲水励行を指導する．

❸膀胱穿孔

腹部，とくに下腹部に強い激痛がみられた場合，膀胱穿孔を疑う．緊急手術となる可能性があり，医師へ早期に報告する必要がある．

❹水中毒

経尿道的切除術の際，膀胱内に流す灌流液が，血管から体内に多量に吸収されて，低ナトリウム血症などをきたすことがある．それを水中毒という．症状出現時には医師に報告する．

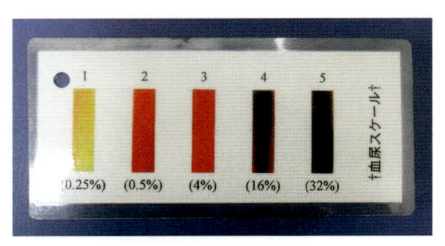

血尿スケールを用いて血尿の程度を観察する

❺膀胱留置カテーテルによる違和感

男性の場合は，とくに膀胱留置カテーテルが挿入されていることで違和感が強く，尿意や疼痛を訴えることがある．鎮痛薬を使用し対応する．

❻その他

膀胱尿管逆流，水腎症，尿道狭窄，萎縮膀胱などに注意する．徴候がみられたら，医師に報告する．

検査後の指導

①飲水励行

血尿の軽減や，感染症の予防をはかるため，1日に1.5〜2Lの水分を摂取するよう指導する．

②症状出現時の受診

持続的な出血，発熱や膀胱炎症状がみられる場合は，外来を受診するよう指導する．

（伊藤真美，山本美代子，諏訪寛和）

精巣生検

腰椎麻酔(あるいは局所麻酔)下に陰嚢皮膚を切開して精巣へ到達し,精巣の一部を採取する生検法.
同様の手技で精巣から精子を見つけ出して採取・保存する方法を精巣内精子採取(TESE)という.
精巣の組織検査のみでなく精子を確保する手段としても用いられる.

目的

- 精巣における造精能の判定.
- 精子の確保.
- 停留精巣の精細管形成障害の判定.
- 対側精巣内の上皮内がんの有無の判定(精巣腫瘍の場合).

適応

- 無精子症.
- 乏精子症.
- 精巣腫瘍.
- 停留精巣.

禁忌

〈注意〉
- 麻酔薬に対するアレルギーがある場合.
- 陰嚢内に感染がある場合.

必要物品

●病棟(術後ベッドとして)
① T字帯
② 弾性ストッキング
③ 酸素ボンベ,酸素流量計,酸素マスク
④ 点滴台
⑤ 排液カップ
⑥ ガーグルベースン
⑦ 吸い飲み

●手術室
① 生体モニター(心電図,血圧,SpO$_2$)
② 腰椎麻酔一式
③ フロートロン(フットポンプ)
④ ポビドンヨード(消毒),消毒キット
⑤ 生検器械
⑥ 滅菌物品(手袋,ガウン,穴あき布)
⑦ バスタオル,タオルケット

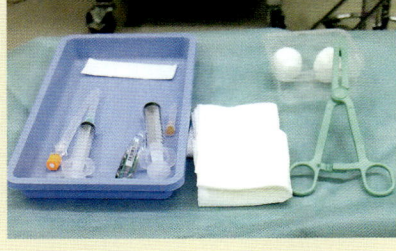

腰椎麻酔一式

TESE:Testicular sperm extraction,精巣内精子採取

●検査の流れと看護の実際

❶検査前の手順

病棟での手順

❶検査当日入院のため、アナムネーゼを聴取し、検査前オリエンテーションを実施する。

看護上の注意点
- 朝食を摂取していないか確認する。

患者への声かけ
- 検査は、手術室で行います。
- このあとも、食べたり、飲んだりしないでください。

看護上の注意点
- 羞恥心に配慮する。

❷手術室に出棟前に、弾性ストッキングを装着する。

患者への声かけ
- 検査後、安静にしていると血栓ができる危険があるので、予防するために弾性ストッキングを装着してください。翌日は安静解除になり、歩行後問題なければ脱ぐことができますので、自分の判断で脱がないでください。

❸同意書(TESEの場合は精子凍結保存同意書も)を確認する。

看護上の注意点
- 同意書を受け取る際に、患者氏名、検査名、同意日時など内容に間違いがないことを確認する。

❹申し送り書を作成する。

看護上の注意点
- 電子カルテ内の申し送り書に、アレルギーの有無、既往歴、手術歴、検査前処置、内服、バイタルサイン等を入力する。
- 抗凝固薬の内服をしていた場合は、確実に中止されていることを確認する。

❺手術用ネームバンドを装着する。

看護上の注意点
- 術式など間違いのないように医師に装着を依頼する。
- 装着時は、患者氏名、生年月日、血液型、手術内容を患者に確認し装着する。

❻手術出棟前に、義歯、指輪、ネックレス、コンタクトレンズなどの装着がないか確認する。

患者への声かけ
- 入れ歯、指輪などの貴金属類はしていませんか? 体に湿布などを貼っていないですか?

❼手術出棟前に排泄をすませておいてもらう。

手術室での手順

❶ カルテより情報を収集する．

〈情報収集の内容〉
- どのような目的で検査が行われるか
- 既往歴
- 内服薬　など

看護上の注意点
- 腰椎麻酔で行うことが多いため，既往歴で腰椎の手術歴がないかなど確認を行う．
- 抗凝固薬内服の有無，中止期間についても確認する（腰椎手術歴や抗凝固薬の内服状況により，麻酔方法を変更する可能性あるため）．

❷ 環境を整備する（室温を調整し，リラックスできる音楽など流す）．

看護上の注意点
- 必要器械，必要物品を準備し，破損などがないかどうか点検する．

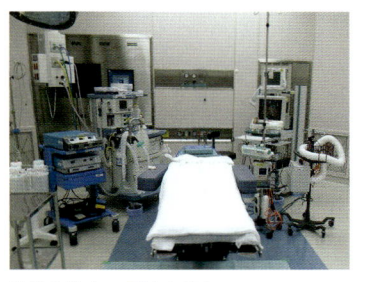

精巣生検室の環境を整える

❸ 患者を確認する．
　①ネームバンドを見ながら，患者に自分で名前を言ってもらい確認する．
　②検査名も同意書を見ながら確認する．

看護上の注意点
- 名前と検査名を確認する際には，羞恥心，プライバシーの保護に努めながら行う．

❹ 腰椎麻酔を行う（医師施行）．
　①バイタルサイン観察のため，モニター装着する（血圧，脈拍，SpO_2）．
　②点滴を挿入し，メイン，抗菌薬の投与を開始する．
　③腰椎麻酔の体位（側臥位）をとり，腰椎麻酔を施行する．

看護上の注意点
- 腰椎麻酔施行時，脊椎がベッドと平行になるようにし，膝を抱え丸くなってもらう．
- 腰椎麻酔後，30分は血圧低下などバイタルサインが変動するため，血圧測定を2.5分間隔に設定し観察を行う．

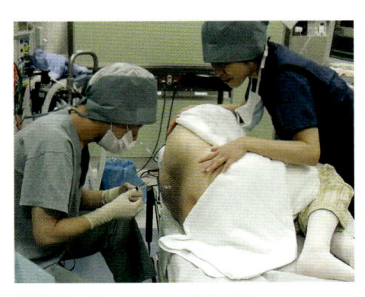

側臥位にして腰椎麻酔を行う

患者への声かけ：体育座りをするように膝を抱えて，顔はおへそを見るようにして，できるだけ丸くなってください．

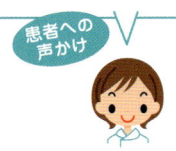

生検と看護

❷検査中の手順

❶体位を固定する．
　①手を横に広げて仰臥位をとる．
　②良肢位を保ち，タオルケットを使って不必要な露出は避ける．

> **看護上の注意点**
> - 羞恥心に配慮し，胸部より上にバスタオルでカーテンをしてから体位をとる．
> - カーテンをしていて周囲の様子がわからないため，近くにいることを伝え，処置を行うときには必ず声をかけてから行う．

❷精巣生検を行う．
　①消毒し穴あき布をかける．
　②陰嚢の皮膚をメスで小切開する．
　③精巣実質が出てきたら，眼科剪刀などで米粒大に切除し，濾紙にのせる．
　④検査内容により生検箇所や検体の取り扱いが違うため，必ず確認しながら行う．
　⑤TESEの場合は精子採取も目的としているため，検査室ですぐに精子の有無を確認する．
　⑥精子が見つからなければ，切開部を変えて繰り返す．

> **看護上の注意点**
> - 検体採取後すぐに検査できるように，検査科と連携をとる．

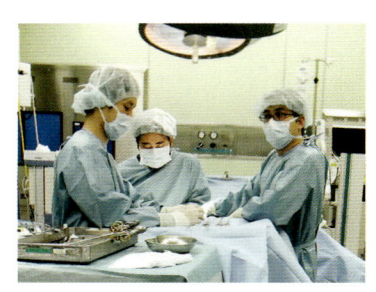

精巣生検の様子．検体の取り扱いについて必ず確認する

❸創を閉じる．
　①生検が終了したら止血を確認し，吸収糸などで縫合する．
　②ガーゼをあて，テープで圧迫固定する．

❸検査後の手順

手術室での手順

❶検査直後のバイタルサイン測定し，異常がないか観察する．
❷疼痛の有無，麻酔レベルの確認を行う．
❸創部の出血，血腫の有無を観察する．

●麻酔レベル

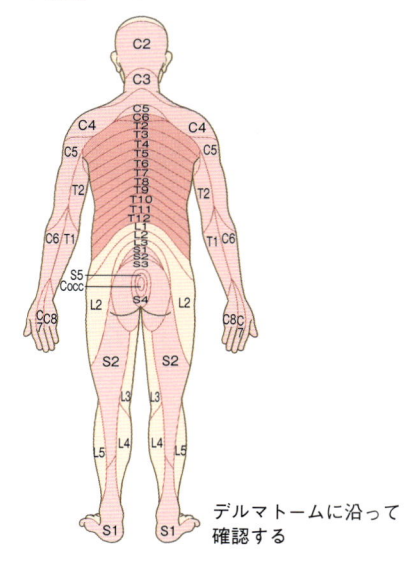

デルマトームに沿って確認する

❹ 問題なければ病棟のベッドに移動し，帰室する．

> 看護上の注意点
> ● 腰椎麻酔施行後は，頭部を動かすと後に頭痛が出ることがあるため，患者に説明し頭を動かさないようにしてもらう．
> ● 腰椎麻酔で高比重の麻酔薬を使用した場合は，麻酔レベルが上がってこないように枕で頭部を高くする．

> 患者への声かけ
> お疲れさまでした．終わりましたよ．痛みはないですか？ これから病棟に戻りますね．

病棟 での手順

❶ ベッドで病室まで移送する．

> 看護上の注意点
> ● 移送中，患者の状態に変化がないか注意する．

❷ バイタルサイン，全身状態の観察をする．

> 看護上の注意点
> ● 創部を確認する．多量出血がある場合は，医師へ報告する．
> ● 腰椎麻酔の影響により，頭痛，悪心・嘔吐の出現がないか，両下肢の知覚鈍麻の有無，しびれの程度，範囲を確認．回復状況も観察する．

> 患者への声かけ
> 痛みが出た場合はがまんせずにナースコールしてください．鎮痛薬で対応していきます．また，頭痛や吐き気で苦しいときはお知らせください．鎮痛薬や吐き気止めを使用します．

> 足の感覚がなかったり，動かないのは麻酔の影響です．徐々に感覚が戻り，動くようになります．

> 尿の管が入っています．自然に尿が排出されますが，痛いときや違和感があるときは，ナースコールしてください．管を引っぱったり，曲げたりしないようにしてください．

❸ 翌朝までベッド上安静とする．

> 患者への声かけ
> 明日朝までベッド上安静となります．寝返りは問題ありませんが，座ったり，歩いたりしないようにしてください．何かご用の際はナースコールでお知らせください．

❹ 帰室後3時間，異常がなければ飲水開始とする（場合によっては，医師の指示にて，手術後夕食が出ることもある）．

> 患者への声かけ
> 帰室後，3時間経過し問題はありませんので，お水を飲むことができます．飲水後，吐き気などある場合は，ナースコールで知らせてください．寝たままの状態で，お水を飲むので，ムセないように注意して飲んでくだい．

❺ 翌朝，バイタルサイン，創部に異常がなければ安静解除する．

> 看護上の注意点
> ● 初回歩行時，ふらつきがないか観察し，転倒に注意する．

> 患者への声かけ
> 急に起き上がると，めまいがしたり気分が悪くなることがあるので，ゆっくり起きてみましょう．息苦しい場合などの症状がある場合も，すぐに言ってください．はじめの歩行は看護師が一緒に行います．

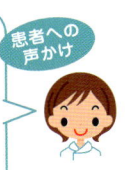

❻医師の指示のもと，膀胱留置カテーテルを抜去する．

看護上の注意点
● 膀胱留置カテーテル抜去後，自然排尿の確認をする．排尿困難感や尿閉症状の出現がないか注意する．

> **患者への声かけ**
> 初回の排尿後は，看護師へ報告してください．量や色など，ふだんのときと比較し違いがないか観察してください．

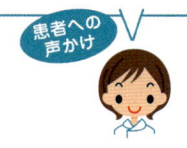

❼翌朝より食事開始となる．朝食後，抗菌薬を投与し，点滴終了となる．

❽シャワー浴可能となる．

> **患者への声かけ**
> シャワー浴ができますが，創部は，強くこすらないようにして洗い流してください．

トラブル対応

❶血腫
出血によって血腫をつくることがある．ガーゼで圧迫固定されているか，陰囊が腫脹してきていないかを観察する．

❷感染症
皮膚切開しているため，創部より感染を起こすことがある．疼痛や創部の腫れ，発熱などの症状の有無を観察する．

検査後の指導

● 感染予防のため，創部が不潔にならないように陰部の清潔の方法を指導する．
● 高熱出現，創痛が強い場合は，次回診察日を待たずに受診してもらう．

（伊藤真美，恩田美香，服部由里恵）

引用・参考文献

●腎生検(超音波ガイド下経皮的腎生検)
1) 日本腎臓学会：腎生検ガイドブック．東京医学社，2004．
2) 磯崎泰介，工藤真哉編：腎・泌尿器看護ポケットナビ．中山書店，2009．
3) 林正健二編著：ナースのための泌尿器科臨床検査マニュアル．ウロ・ナーシング夏季増刊号，メディカ出版，2002．
4) 坂口弘，北本清，中本安：新 腎生検の病理——腎臓病アトラス．診断と治療社，2003．
5) 日本腎臓学会・腎病理診断標準化委員会編：腎生検病理診断——標準化への指針．東京医学社，2005．

●前立腺針生検
1) 香川征監，赤座英之，並木幹夫編：標準泌尿器科学．第8版，医学書院，2010．
2) 仁藤博，田中良典：泌尿器科エキスパートナーシング．改訂第2版，南江堂，2004．
3) 村井勝編：前立腺癌診療Q＆A——患者さんの疑問に応えるために．メジカルビュー社，2003．

●膀胱生検
1) 吉田修監，大園誠一郎，赤座英之編：膀胱がん．インフォームドコンセントのため図説シリーズ，医薬ジャーナル社，2010．
2) 西沢理，松田公志，武田正之編：NEW泌尿器科学．改訂第2版，南江堂，2007．

●精巣生検
1) 松田公志編：男性不妊症外来．メジカルビュー社，1998．
2) 猪又克子，前澤美奈子監：ケアに活かす消化器系検査・処置マニュアル．月刊ナーシング，31(5)，2011．

膀胱留置カテーテル挿入

膀胱内に尿が貯留しているにもかかわらず，尿の自然排泄が困難な場合など，尿道からカテーテルを挿入し持続的に留置する．

目的

- 手術後の創部や褥瘡の感染予防．
- 尿道閉塞時に尿を排出させる．
- 確実な尿量の把握と性状の観察．
- カテーテルを尿道から膀胱内へ挿入し，持続的に尿を排出させる．

適応

- 意識障害患者，重症患者，腎機能障害のある患者．
- 術中・術後管理で時間尿量測定が必要な場合．
- 薬剤注入，尿路造影，膀胱などの検査前準備．
- 膀胱および尿道の洗浄．
- 創部汚染防止（陰部・肛門の手術，褥瘡のある患者など）．
- 尿路の損傷・出血の処置．
- 尿路の閉塞がある場合．

禁忌

- 尿道に病変があり，カテーテル挿入が困難な場合．

必要物品

① フォーリーカテーテル14～16Fr
② 滅菌手袋または鑷子
③ 滅菌ガーゼ，綿球，消毒剤（ポビドンヨード，ベンザルコニウム）
④ 潤滑剤（リドカインゼリー2％）
⑤ 膿盆，防水シーツ
⑥ 排液バッグ
⑦ フォーリーカテーテル用蒸留水（固定水量：3～30mL，カテーテルにより異なる）
⑧ シリンジ
⑨ 固定用テープ
⑩ 温タオル

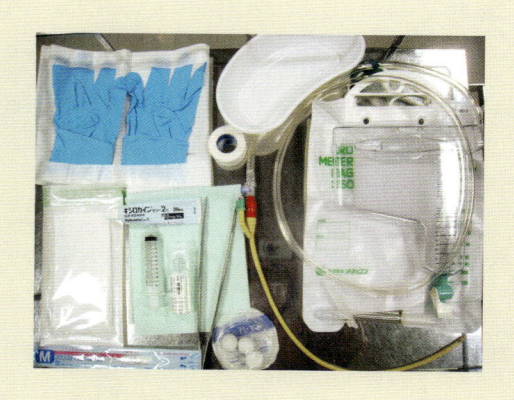

● 処置の流れと看護の実際

❶ 処置前の手順

❶ 患者の名前を確認する．
❷ 患者に膀胱留置カテーテル挿入の必要性を十分説明し，プライバシーを守り，保温に努める．
❸ 物品を準備して，専有の場所を確認する．
❹ 防水シーツを敷き，下着を脱いでもらう．

看護上の注意点
- 下半身を露出するため，室温に配慮する．必要時，タオルケットなどで大腿部を巻き保温に努める．

❺ 仰臥位で両膝を立て，必要時は枕で支えたり腰枕を当てる（男性の場合は必ずしも膝を立てる必要はないが，この姿勢は腹筋を緩め，緊張感を解く効果がある）．

看護上の注意点
- 蒸留水をシリンジに注入し，膀胱留置カテーテルに接続する．
- 物品を準備をするとき，不潔な部位に接触しないよう留意する．

患者への声かけ：これから膀胱内にカテーテルを挿入して持続で尿を排出させます．痛みを感じることがあります．無理に体を動かさないで，すぐに教えてください．

患者への声かけ：寒くないですか？ 寒い場合は声をかけてくださいね．

❻ 深呼吸をしてもらい，全身の力を抜くように説明する．

患者への声かけ：ゆっくり口で息をしてくださいね．リラックスして，全身の力を抜くようにしてください．

❷ 処置中の手順

❶ 陰部を消毒する．
- 男性は，陰茎を臍の方向に引き上げるように持ち，外尿道口，亀頭部を消毒する．
- 女性は膝を立て，消毒時，母指と示指で外尿道口を露出させる．中央，左，右と綿球を変えて尿道口から腟口に向かって拭く．

看護上の注意点
- 陰部や尿道口に触れた手は不潔なため，滅菌部分に触れないよう区別し，左右の手を使い分けるとよい．

泌尿器科的処置と看護

●挿入部の消毒方法

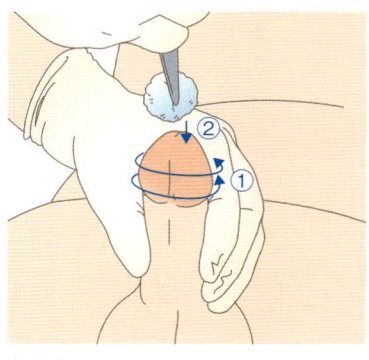

〈男性〉
陰茎を持ち，亀頭周囲を円を描くように拭き，尿道口を下に向かって消毒する

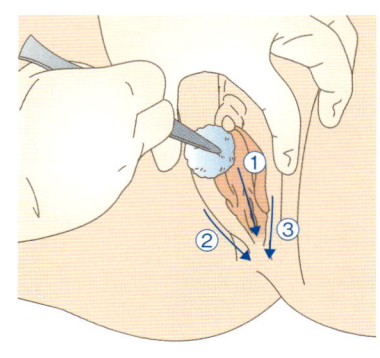

〈女性〉
一方の手で小陰唇を開き，尿道口の中央→左右両側の順に，前から肛門部に向かって一方向に消毒する．消毒に使用する綿球は消毒のたびに新しいものに交換する

●カテーテルの挿入部位

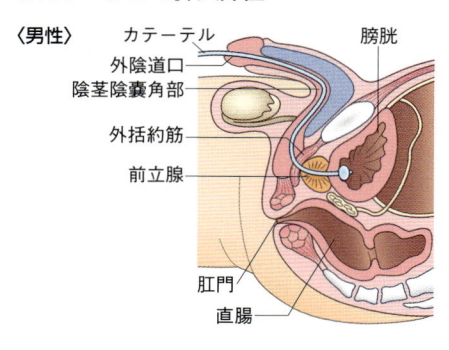

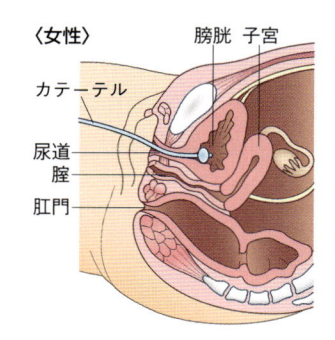

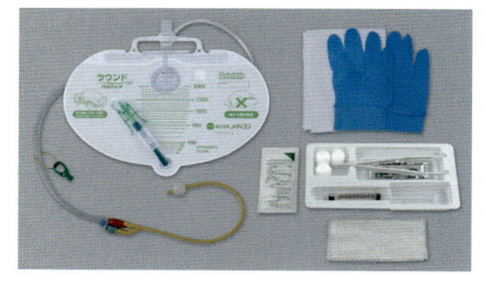

〈男性〉カテーテル／外陰道口／陰茎陰嚢角部／外括約筋／前立腺／膀胱／肛門／直腸

〈女性〉膀胱　子宮／カテーテル／尿道／腟／肛門

急性期医療施設においては，膀胱留置カテーテルと採尿バッグが一体化された「閉鎖式導尿システム」を用いてカテーテルを挿入する
（写真提供：メディコン）

❷膀胱留置カテーテルを挿入する．
- カテーテルの先端に十分潤滑剤をつけ，ゆっくり挿入していく．
- 男性は約20cm（尿道16〜18cm）
- 女性は約4〜6cm（尿道3〜4cm）
- 男性の場合は，陰茎を90°の角度にして引き上げるように持ち，カテーテルを15cmほど挿入する．陰茎を60°の角度に戻してさらに5cm程度挿入して完了．

❸尿の流出を確認する．カテーテル末端付近まで挿入し，カテーテルに蒸留水を注入する．カテーテルを抵抗のあるまで引き戻し，その位置から1cmほど挿入した位置で固定する．

❹カテーテルを固定する．
- 男性は左右どちらかの腹壁に45°で固定する（カテーテルの圧迫による，陰茎や陰嚢角部のびらん，尿道瘻の形成などを防止するため）．
- 女性は左右どちらかの大腿内側に固定する．

●カテーテルの固定方法

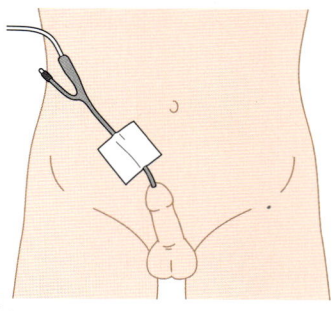

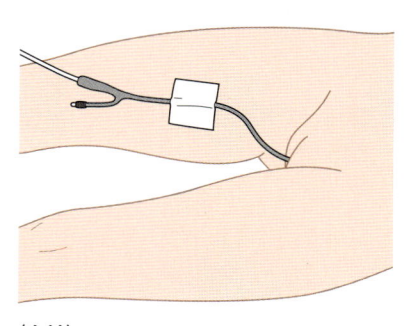

陰茎を下部の方向に向けて固定すると，陰嚢角部を圧迫し，びらん，尿道瘻の形成をきたすことがある

〈男性〉　〈女性〉

❸処置後の手順

❶尿の流出と性状を確認し、固定を確認して終了する。温タオルで陰部周囲の消毒薬を拭きとる。

看護上の注意点
● 同一部位に長時間固定し、亀頭部に潰瘍形成することがあるため、固定時は圧がかからないよう緩めに固定する。また、テープは毎日貼りかえる。

患者への声かけ
これで処置は終わりです。お疲れさまでした。
痛みはありませんか？持続する痛みがあるようであればすぐに教えてください。

トラブル対応

❶尿路からの出血

カテーテルを無理に引っ張ったり、バルンを尿道で膨らませてしまった場合、膀胱炎患者などは凝血塊でカテーテルが閉塞してしまうことがあるので早期に医師へ報告する。

❷発熱

尿路感染の疑いがあるので、尿の性状・量をチェックするとともに、全身状態を観察して医師へ報告する。

❸尿漏れ

固定水を確認し、カテーテルが自然抜去していないか、カテーテルの屈曲などがないかを確認する。

また、カテーテルのサイズを確認する。とくに女性の場合、サイズが小さいと尿道括約筋のはたらきが悪くなり尿道口の弛緩が起こる。1サイズ大きいカテーテルに変更する。

膀胱炎により膀胱収縮が起こっている場合もあるため、尿の性状の観察を行い医師へ報告する。

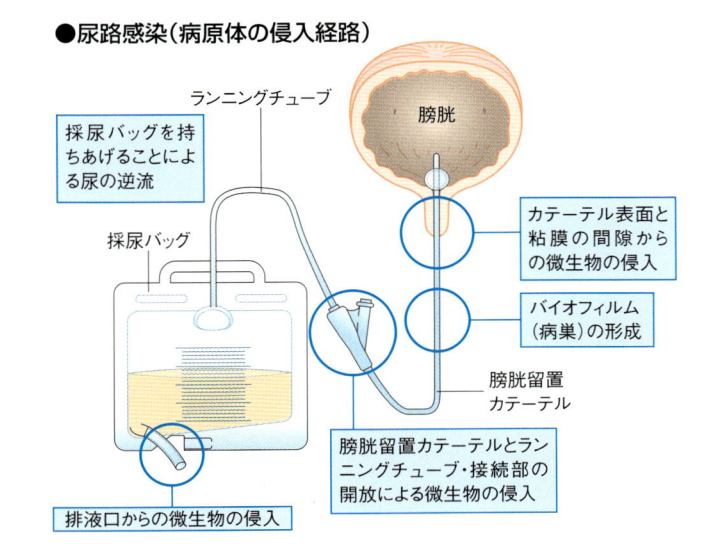

● 尿路感染（病原体の侵入経路）

ランニングチューブ
膀胱
採尿バッグを持ちあげることによる尿の逆流
採尿バッグ
カテーテル表面と粘膜の間隙からの微生物の侵入
バイオフィルム（病巣）の形成
膀胱留置カテーテル
膀胱留置カテーテルとランニングチューブ・接続部の開放による微生物の侵入
排液口からの微生物の侵入

❹カテーテルの閉塞

尿路内の浮遊物などによる閉塞はないか、尿量や水分出納チェックや腹部膨満感を観察しカテーテルをミルキングする。改善しない場合は医師へ報告する。

❺外尿道口の損傷、びらん、膿の排出

尿道炎、尿道狭窄、尿道周囲膿瘍など、尿道合併症が原因である。医師へ報告し、局部の清潔を保持する。処方された軟膏などを塗布する。

❻カテーテルの抜去

破損や自己（事故）抜去によるカテーテルの抜去に注意する。抜去された場合は医師へ報告し、必要があれば新しいものを挿入する。出血が見られる場合があるので、尿の性状の観察、疼痛の有無のチェックも行う。

処置後の指導

● カテーテルの事故抜去を防止するため、歩行時などに引っ張らないよう説明する。
● カテーテル閉塞がないように、入眠時などはカテーテルを潰してしまわないよう説明する。

交換の目安

長期留置すると、尿に含まれる塩基類などを温床にして細菌が繁殖し、カテーテルの接続部からの尿路感染を起こしやすい。当院では3～4週間を目安に交換している。

（和田麻由，泉谷菜穂，斉藤愛）

導尿

外尿道口より膀胱内にカテーテルを挿入し，尿を体外に排出させる方法．一時的導尿と持続的導尿がある．

目的
- 排尿障害などにより自排尿ができないとき，尿を体外へ排出させる．
- 滅菌尿の採取．

適応
- 排尿障害，尿路閉鎖，尿道狭窄のある場合．
- 神経因性膀胱の場合．

禁忌
- 尿道に病変があり，カテーテルの挿入が困難な場合．

必要物品
① 滅菌ネラトンカテーテル（12～15Fr）
② 滅菌手袋または鑷子
③ 滅菌ガーゼ，綿球，消毒薬（ポビドンヨード，ベンザルコニウム）
④ 膿盆，防水シーツ
⑤ 尿器
⑥ 潤滑剤（リドカインゼリー2％）
⑦ 温タオル

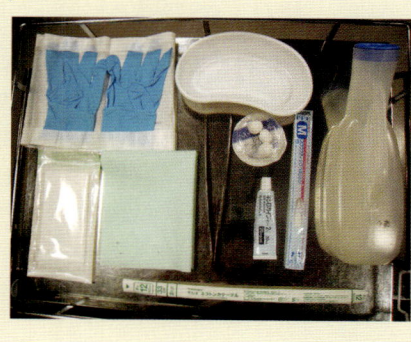

神経因性膀胱とは

神経疾患などによって，尿の排出障害（尿閉，排尿困難，残尿感），または蓄尿障害（頻尿，尿意切迫，尿失禁）をきたした状態である．

●神経因性膀胱の主な原因疾患
- **脳疾患**：脳梗塞，脳出血，脳腫瘍，脳外傷などによる大脳の障害．
- **神経変性疾患**：パーキンソン病，多発性硬化症（MS）などによる排尿中枢神経の障害．
- **脊髄疾患**：脊髄損傷，脊髄疾患などによる排尿中枢神経の障害．
- **末梢神経疾患**：糖尿病に起因する代謝性疾患，骨盤内手術による神経損傷などの末梢神経の障害．
- **その他**：薬物（向精神薬）の使用や心因性（Hinman症候群）によるものなどが原因となることがある．

●処置の流れと看護の実際

❶処置前の手順

❶患者に導尿の必要性を十分説明する．
❷物品を準備して，専有空間を確認する．
❸防水シーツを敷き，下着を脱いでもらう．
❹仰臥位で両膝を立て，必要時は枕で支えたり，腰枕を当てたりする（男性の場合は必ずしも膝を立てる必要はないが，この姿勢は腹筋を緩め，緊張感を解く効果がある）．
❺膿盆は足の間に置き，尿器はその端のほうに置く．不潔な部位に接触しないよう留意する．
❻口呼吸を促し，全身の力を抜くよう指導する．

看護上の注意点 ●プライバシーを守り，保温に努める．

看護上の注意点 ●下半身を露出するため，室温に配慮する．必要時には，タオルケットなどで大腿部を巻き保温に努める．

患者への声かけ：これから膀胱内に管を挿入し，たまった尿を排出させます．痛みを伴うことがあります．痛みがある場合は体を無理に動かさず，声をかけてくださいね．

患者への声かけ：寒くないですか？寒い場合は声かけてくださいね．

患者への声かけ：ゆっくり深呼吸してリラックスしてください．

❷処置中の手順

男性の導尿

❶陰茎を臍の方向に引き上げるように持ち，外尿道口，亀頭部を消毒する．

❷カテーテルの先端に十分潤滑剤をつけ，約20cm（尿道は16〜18cm）ゆっくり挿入し，カテーテルの後端を尿器の口に当てる．

患者への声かけ：消毒しますね．冷たくなりますよ．

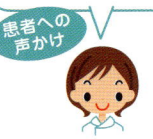

患者への声かけ：管を入れますよ．痛い場合は声をかけてくださいね．ゆっくり口で息をしてリラックスしてください．

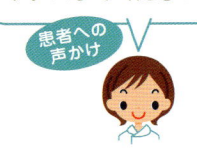

●挿入部の消毒方法〈男性〉

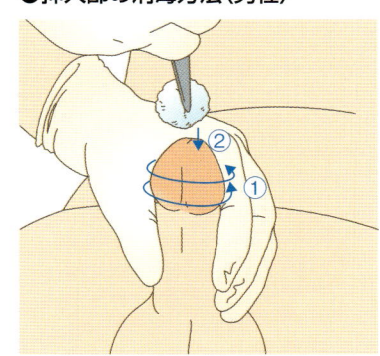

陰茎を持ち，亀頭周囲を円を描くように拭き，尿道口を下に向かって消毒する

泌尿器科的処置と看護

❸ 尿流出を確認する．カテーテルを保持し，尿が出なくなるまで待つ．下腹部を軽く圧迫して残尿の有無を確かめ，ゆっくりカテーテルを抜く．

> 患者への声かけ：少しお腹を押しますね．ゆっくりと息を吐いてください．管を抜きますね．はい，終わりました．お疲れさまでした．

女性の導尿

❶ 仰臥位にし，股関節を外転・外旋し，膝関節を屈曲，外陰部を大きく開く．
❷ 母指と示指で外尿道口を露出させ，中央，左，右と綿球を変えて尿道口から腟口に向かって消毒する．
❸ 潤滑剤をつけたカテーテルを約4〜6cm（尿道は3〜4cm）挿入する．その後は男性と同様に導尿する．

看護上の注意点
● カテーテル挿入が終わるまで，小陰唇を開いた指は離さない．

> 患者への声かけ：管を入れますよ．痛い場合は声をかけてくださいね．ゆっくり口で息をしてリラックスしてください．

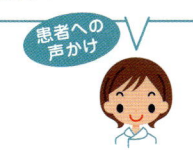

● 挿入部の消毒方法〈女性〉

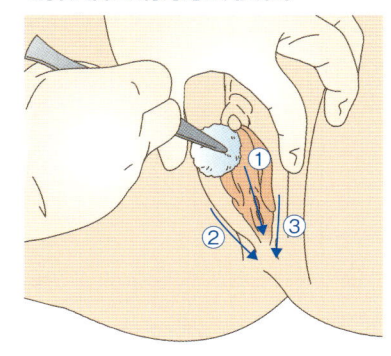

一方の手で小陰唇を開き，尿道口の中央→左右両側の順に，前から肛門部に向かって一方向に消毒する．消毒に使用する綿球は消毒のたびに新しいものに交換する

❸ 処置後の手順

❶ 安楽を保つ．
❷ 温タオルで陰部周囲を拭く．衣服を整え，掛け物をかける．

看護上の注意点
● 下腹部の不快感，尿道口の違和感や疼痛などの有無を確認する．
● 患者の状態に注意し，バイタルサインを確認する．

> お疲れさまでした．痛みはないですか？気分は悪くないですか？

> 患者への声かけ：持続する痛みがあるときは教えてくださいね．

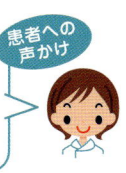

トラブル対応

❶ 感染
感染予防のため，無菌操作を徹底する．

❷ 尿道・膀胱粘膜の損傷
尿道や膀胱粘膜の損傷を防止するため，カテーテル挿入の長さに注意する．

❸ 血尿など
尿の流出状況，量，性状，尿臭，肉眼的血尿の有無，尿混濁・浮遊物の有無を確認する．

（和田麻由，泉谷菜穂，甲斐ちづる）

尿道ブジー

外傷による尿道損傷，尿道炎，先天性，手術後などで尿道が狭くなった状態を尿道狭窄という．
尿道狭窄により排尿障害を生じてしまうため，尿道を拡張する必要がある．尿道を拡張する方法を尿道ブジーという．

目的

- 尿管狭窄の拡張．

適応

- 先天性の尿道狭窄．
- 後天性の尿道狭窄．
- 外傷性の尿道狭窄．
- 炎症性の尿道狭窄．
- 内視鏡手術後に再度，尿道が狭窄する難治性の場合は，尿道ブジーが定期的に実施される．

禁忌

- 尿道の変形が著しく，ブジーが正しい位置に挿入できない場合．
- 治療時に，十分な体位や静止ができない場合．

必要物品

① 直ブジー（コルマンブジー），曲ブジー（ジッテルブジー）
　＊ブジーの種類は医師に確認
② リドカインゼリー
③ 膀胱内注入用シリンジ
④ ペニスクレンメ
⑤ 滅菌穴あきシーツ
⑥ 塩化ベンザルコニウム
　＊アレルギーがある場合はポビドンヨード・クロルヘキシジンなど
⑦ 鑷子
⑧ 温タオル

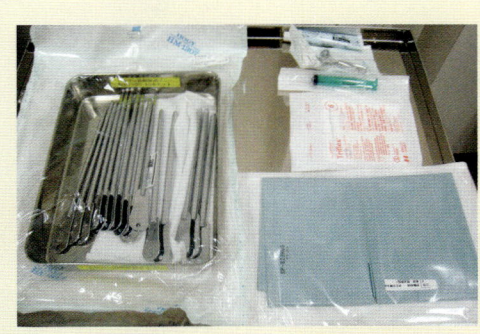

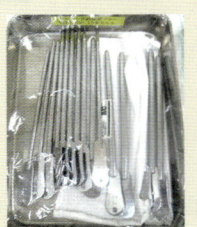

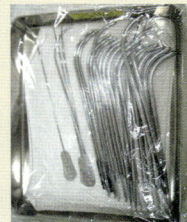

コルマンブジー　　ジッテルブジー

●治療の流れと看護の実際

❶治療前の手順

❶ 医師より，治療の目的や必要性およびリスクについて説明されていることを確認する．
❷ 患者に排尿をすませてもらい，ベッドに仰臥位になる．
❸ ズボン・下着を脱いでもらう．

看護上の注意点
● 処置を待つ間，下半身をタオルなどで覆い，不必要な露出を避ける．

患者への声かけ
処置をする前に，排尿をすませていただきます．排尿後はベッドに上向きになって寝てください．寒くないですか？

❷治療中の手順

❶ 陰部を消毒後，注射器にリドカインゼリーを入れ（10mL程度）尿道に注入し，亀頭部をペニスクレンメで把持し，滅菌穴あきシーツで覆う．
❷ リドカインゼリー投与後10分程度時間をおき，尿道ブジーを開始する．
❸ ブジーを，細いものから太いものに順番に尿道に挿入する（最大30Fr）．

観察のポイント
● 金属の器具を挿入するため，疼痛や出血がないか観察する．

❹ 時間になったら，医師がブジーを抜去する．

患者への声かけ
痛みを和らげるために，麻酔をします．尿道に直接薬を流し，10分ほどおいてから行います．

看護上の注意点
● 医師の指示により，適切なサイズのブジーを数分から数10分留置するため，タイマーをセットする．

患者への声かけ
金属の棒を挿入し，尿道をひろげていきます．細いものから徐々に太いものへひろげていくため，痛みが出てくる可能性があります．口でゆっくり呼吸してくださいね．痛みがある場合はお知らせください．

看護上の注意点
● 曲ブジーは先端が曲がっているため，抜去時の尿道損傷に注意する．

患者への声かけ
いまから器具を抜きます．口でゆっくり深呼吸をしていてください．痛みがある場合は，がまんせず教えてください．

❸治療後の手順

❶陰部についたリドカインゼリーや出血を拭きとり，身支度を手伝う．

> これで終わりです．気分は悪くないですか？

> 温かいタオルでゼリーを拭きとりますね．

> ズボンを履いて身支度を整えてください．

患者への声かけ

トラブル対応

❶出血

尿道損傷による出血に注意する．水分制限がある患者でなければ，1日1.5〜2Lの水分摂取を促し，血尿を軽減させるように説明する．

❷尿閉

器具の刺激により，前立腺などの浮腫が生じて尿閉を起こす．尿閉となった場合は，すみやかに外来を受診ように説明する．

❸感染症

治療後，細菌感染により，発熱，排尿痛などが生じる場合がある．必要に応じて，抗菌薬が投与される．

●膀胱・尿道損傷の部位

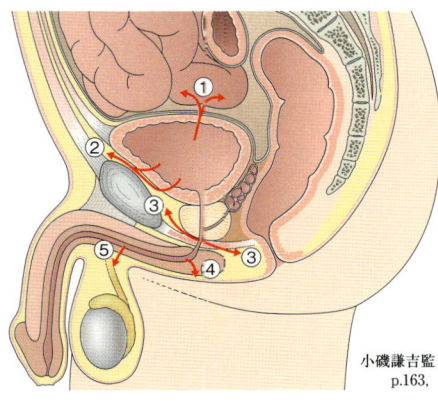

①膀胱損傷（腹膜内）
②膀胱損傷（腹膜外）
③尿道損傷（膜様部）
④尿道損傷（球部）
⑤尿道損傷（振子部）

小磯謙吉監：標準泌尿器科学．第6版，p.163，医学書院，2001．より改変

（高橋葉月，佐藤香織，五反田宏美）

腎ろう造設

腎臓でつくられた尿は，尿管を通過して膀胱へ運ばれる．これが何らかの原因（腫瘍，がんによる転移，結石，炎症など）で尿管が圧迫されると，尿の流出が不良となり，腎臓が腫れ，「水腎症」という状態になるケースがある．尿管につらなる腎盂に直接カテーテルを挿入して体外へ尿を排泄させ，水腎症を改善させる目的で行う．

目的

- 種々の原因によって起こる，尿管の通過障害による腎後性腎不全に対しての尿路変更．

適応

- 腎盂以下の尿の通過障害が高度なとき（尿管腫瘍，尿管結石，尿管狭窄，尿管奇形）．
- 腎機能を保持し，また二次的処置を待つとき（水腎，腎外傷）．
- 手術時の腎・尿管の安静・保護をするとき（腎盂形成術）．

禁忌

- 出血傾向，凝固異常．

必要物品

① 造影セット
② 局所麻酔セット
③ 腎ろうカテーテル挿入時セット
④ 生食20mL
⑤ 膿盆
⑥ 縫合セット
⑦ 1号絹糸
⑧ 排液バッグ

腎ろうカテーテル挿入時セット

水腎症とは

尿管通過障害の結果，その上方の腎盂・腎杯尿管の拡張が起こる．
腎盂・腎杯が拡張するものを水腎症，さらに尿管の拡張が著しいものを水尿管症という．

● 腎盂尿管移行部狭窄症による水腎症

- 腎臓
- 腎盂の拡張
- 腎盂尿管移行部狭窄
- 膀胱

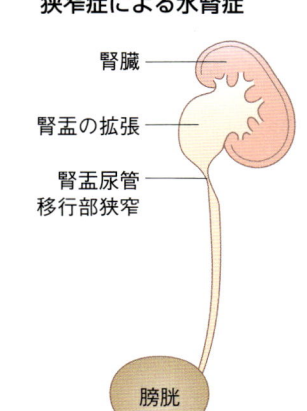

● 水腎症の主な原因

部位	先天性	後天性
腎盂尿管移行部	腎盂尿管移行部狭窄症	腎結石 腎盂腫瘍
尿管	尿管狭窄 下大静脈後尿管	尿管結石 尿管腫瘍 後腹膜腫瘍 医原性尿管損傷 腹部動脈瘤 後腹膜線維化症
尿管膀胱移行部	尿管膀胱移行部狭窄 尿管異所開口 尿管瘤 膀胱尿管逆流	尿管結石
下部尿路	神経因性膀胱	神経因性膀胱 前立腺肥大症 前立腺がん 尿道狭窄

菱田明, 槇野博史編：標準腎臓病学, p.308, 医学書院, 2002. より

●治療の流れと看護の実際

❶ 治療前の手順

① 医師より治療目的や必要性およびリスクについて説明されていることを確認し，同意書を回収する．

看護上の注意点
- 抗凝固薬の内服の有無について，中止期間を確認する．

患者への声かけ
抗凝固薬を内服していると，カテーテルを入れる際に出血が起こります．そのため，約1週間前より内服は中止となります．抗凝固薬の種類により日数は変わります．

❷ 治療中の手順

① 透視室や手術室で透視下に行う．
② 腎盂を穿刺するため，腹臥位となり両上肢は頭上に置く．

看護上の注意点
- 衣服の指定はないが，前開きパジャマや浴衣のほうが処置時スムーズに着脱しやすい．

患者への声かけ
これから腎臓に管を入れますので，台にうつ伏せになってください．治療時間は30〜60分程度です．

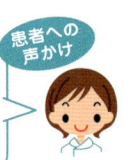

③ 超音波を使用し，医師が穿刺部を確認・マーキングをする．
④ 指示に合わせ呼吸を止めてもらい，医師が安定した時点で穿刺する．穿刺針が腎盂内であることを確認し，ガイドワイヤーを使用してカテーテルを挿入する．

看護上の注意点
- 疼痛により，血圧上昇や不整脈を起こすことがあるので注意する．
- 疼痛をがまんすることで，迷走神経反射を引き起こすことがあるため，患者の症状や訴え・表情に注意する．

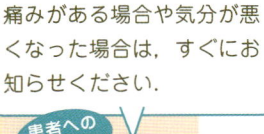

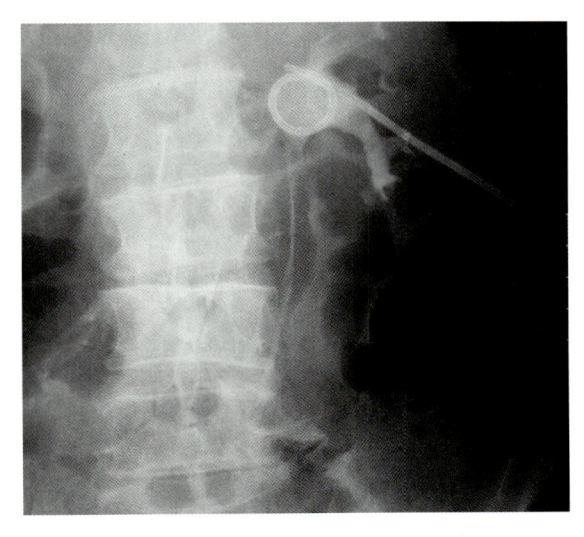

患者への声かけ
痛みがある場合や気分が悪くなった場合は，すぐにお知らせください．

腎ろう造設のX線画像

泌尿器科的処置と看護

87

❺ 尿流出を確認後，カテーテルを固定する．
❻ 挿入部にYガーゼを挿入し，その上からガーゼで保護する．
❼ カテーテルが誤って抜けないようにテープで固定する．

❸ 治療後の手順

❶ バイタルサインを測定し，異常がないか観察する．

患者への声かけ
皮膚から直接，腎臓にカテーテルを挿入しているため，血液が混じった尿が排泄されます．痛みや気分が悪くなったらすぐに教えてください．1時間程度ベッドの上で安静に過ごしてください．

看護上の注意点
- 腎ろう挿入後，急激に尿流出することで，脱水を引き起こす．尿流出をみながら，医師の指示にて水分負荷を行っていく．
- 高齢患者の場合，細胞外液を多量投与することで心負荷がかかってしまうため，循環動態変動に注意する．
- 腎盂に直接カテーテルを挿入するため，出血はほぼみられるが，多量の出血の場合は輸血や追加治療が必要となる．

❷ カテーテル挿入部を消毒する．

看護上の注意点
- カテーテル挿入部からの感染を予防するため，1週間は消毒を行う（1週間後からは消毒不要）．
- 消毒後は，Yガーゼをカテーテル挿入部に挟み込み，その上からガーゼで保護する．
- 1週間後から，シャワー浴可（短時間であれば入浴も可）となる．入浴時は感染を予防するために保護フィルムを装着する．

患者への声かけ
感染を予防するため，1週間は消毒が必要になります．消毒は，真ん中から外側に円を描くように消毒してください．消毒後は皮膚が乾燥してから，ガーゼで保護してください．

患者への声かけ
シャワー浴は1週間後から可能となります．シャワー浴の際は，必ずガーゼをはずした状態で入ってください．短時間であれば湯船も可能ですが，入浴後は必ず清潔なタオルで刺入部の水分を拭きとり，皮膚を乾燥させてください．湯船に入るときは一番風呂とし，挿入部が直接表に出ないように保護用テープでカバーしてください．

● カテーテルの消毒とガーゼ交換

① 石けんを使って流水で手を洗う
② 清浄綿，Yガーゼ，ガーゼ，固定テープを用意する
③ テープとガーゼをはがす 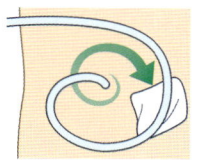
④ 清浄綿でカテーテル挿入部から外側に向かって消毒する
⑤ Yガーゼをカテーテル挿入部にあてる 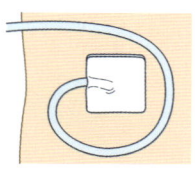
⑥ 別のガーゼを折り，Yガーゼの上にかぶせる 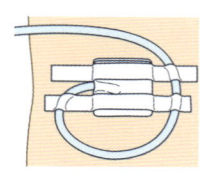
⑦ テープでガーゼを覆うように固定する

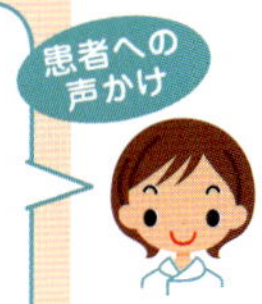

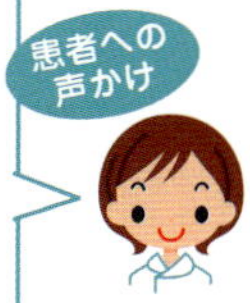

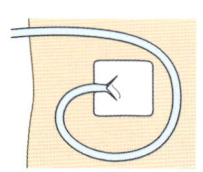

❸ 腎ろうカテーテルの固定を確認する．
❹ 身支度を整え，病室へ戻ってもらう．

看護上の注意点
- 腎ろうカテーテルが引っ張られたり，何らかの刺激で抜去しないように，カテーテルをテープで固定する．
- 逆行性感染を予防するため，挿入部より下に排液バッグを配置する．

トラブル対応

❶ 出血
肉眼的血尿を認めるため，サラサラした血尿は経過観察してよいが，凝血塊が多いときや血尿が強い場合は，後出血や尿閉となるため，早期に医師へ報告する．

❷ 疼痛
直接カテーテルが皮膚に挿入されているため，疼痛を伴いやすく，疼痛時は鎮痛薬を投与する．

❸ 感染
カテーテル挿入による感染，逆行性感染を起こす可能性がある．発熱・疼痛の有無，尿の量と性状，カテーテル挿入部の発赤・腫脹などを観察する．必要時は抗菌薬を投与する．

❹ カテーテル自然抜去，挿入部漏れ
固定水不足や蒸発により，固定が不十分のために起こる．固定水だけでなく，カテーテル部分をしっかりテープで固定する．カテーテルが抜けてしまった場合は，早期に医師へ報告し対応を確認する．

カテーテル挿入部から尿が脇漏れする場合，カテーテルが抜けかけていること，浮遊物によって詰まっていることが考えられるため，医師へすみやかに報告する．

治療後の指導

- カテーテル挿入部のガーゼ交換は，週2回行うことが望ましい．背部に挿入されているので患者自身が行うことは難しいため，家族の協力が得られる場合は家族に実施してもらう．カテーテル挿入1週間が経過すれば消毒は不要．浸出がなければガーゼでなく保護フィルムでもよい．カテーテルが自然抜去されないよう，テープ固定方法についても説明を行う．
- 逆行性感染を予防するため，排液バッグは身体より低い位置に置く．また，水分制限がある患者でなければ，1日1.5～2Lの水分摂取を行うように説明する．
- 排液バッグを身体に装着できるウロバッグについて説明する．外出や旅行などの必要時には，ウロバッグの購入方法や管理方法についても説明する．

カテーテルが抜けないように固定する

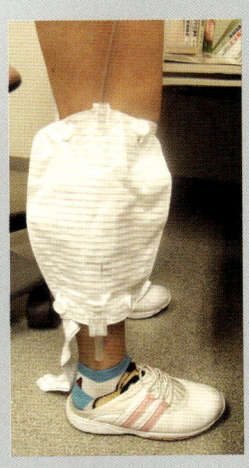

外出時に足に装着できる排液バッグ

（高橋葉月，佐藤香織，畑中麻希）

引用・参考文献

●膀胱留置カテーテル挿入
1）川村佐和子, 志自岐康子, 松尾ミヨ子編：基礎看護技術. メディカ出版, 2006.
2）高橋章子：最新・基本手技マニュアル. 照林社, 2001.
3）磯﨑泰介, 工藤真哉編：腎・泌尿器看護ポケットナビ. 中山書店, 2009.
4）阿部信一：腎・泌尿器疾患患者の看護. 系統看護学講座──成人看護学, 医学書院, 2006.

●導尿
1）川村佐和子, 志自岐康子, 松尾ミヨ子編：基礎看護技術. メディカ出版, 2006.
2）磯﨑泰介, 工藤真哉編：腎・泌尿器看護ポケットナビ. 中山書店, 2009.
3）高橋章子：最新・基本手技マニュアル. 照林社, 2001.
4）阿部信一：腎・泌尿器疾患患者の看護. 系統看護学講座──成人看護学, 医学書院, 2006.

●尿道ブジー
1）阿部信一：腎・泌尿器疾患患者の看護. 系統看護学講座──成人看護学, 医学書院, 2006.

●腎ろう造設
1）阿部信一：腎・泌尿器疾患患者の看護. 系統看護学講座──成人看護学, 医学書院, 2006.
2）野本剛史：尿路ストーマを要する疾患・術式・合併症. 第26回神奈川ストーマリハビリテーション講習会テキスト, 2009.
3）落合慈之監, 渋谷祐子, 亀山周二編：腎・泌尿器疾患ビジュアルブック. 学研メディカル秀潤社, 2010.

体外衝撃波結石破砕術（ESWL）

体外衝撃波結石破砕術（ESWL）は，衝撃波を体の外から結石に向けて照射し，筋肉や他の臓器の損傷が少なく，結石を細かく破砕する治療法．砂状に破砕された結石は，尿とともに自然に体外に排出される．副作用や後遺症も少なく，現在では結石治療の第一選択肢となっている．

目的

- 保存的治療にて自排石が困難な尿路結石（腎結石，尿管結石）を治療する．

適応

- 腎結石．
- 尿管結石．

禁忌

- 妊娠．
- 出血傾向．

〈注意〉
- 血管の石灰化が認められる場合．
- ペースメーカーを装着している場合．

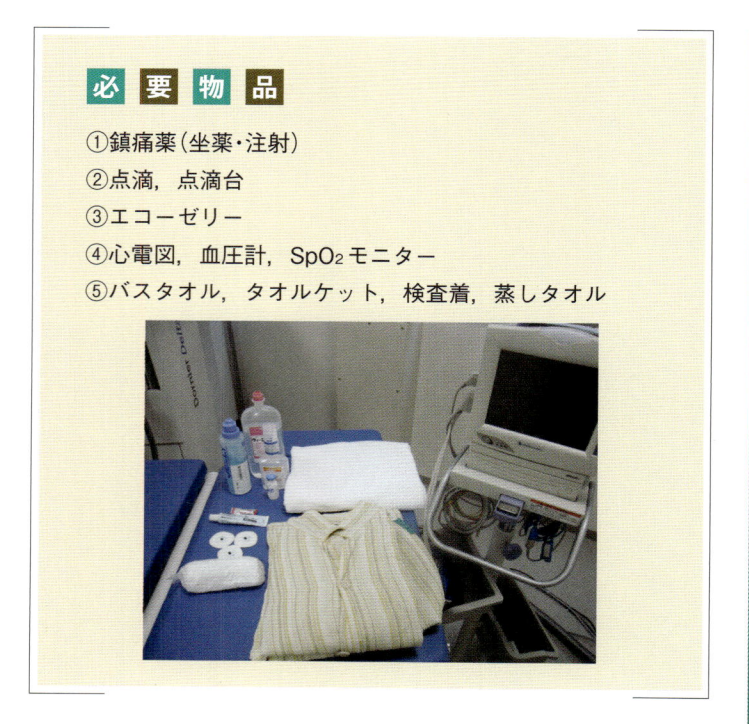

必要物品

① 鎮痛薬（坐薬・注射）
② 点滴，点滴台
③ エコーゼリー
④ 心電図，血圧計，SpO₂モニター
⑤ バスタオル，タオルケット，検査着，蒸しタオル

尿路結石とは

　尿路疾患のなかで最も多くみられるものの1つで，尿路（腎，尿管，膀胱，尿道）に結石のあるものをいう．腎・尿管結石を上部尿路結石，膀胱・尿道結石を下部尿路結石とよぶ．

　かつては下部尿路結石が多くみられたが，現在では上部尿路結石が大部分を占める．結石は腎から尿管以下に流れると，尿路の閉塞や激痛を引き起こす．

　結石は再発することが多い．

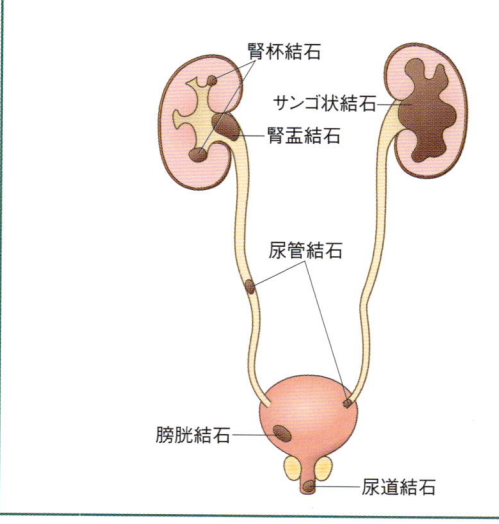

ESWL：extracorporeal shock-wave lithotripsy，体外衝撃波結石破砕術

●ESWLの仕組み

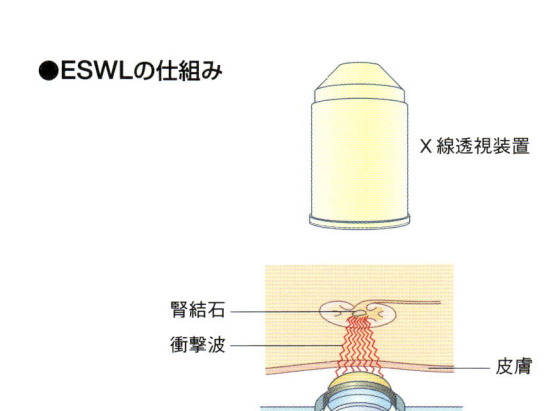

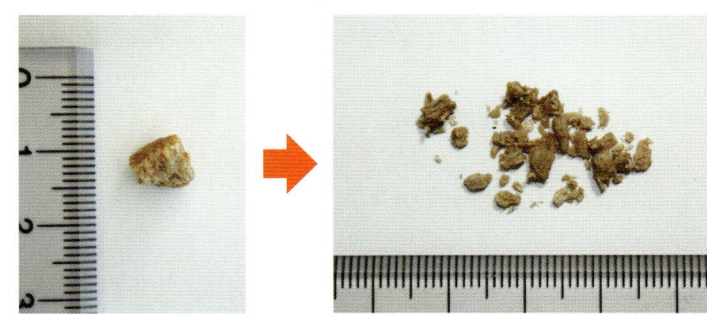

X線透視装置
腎結石
衝撃波
皮膚
砕石装置

体外で発生させた衝撃波をX線透視やエコーを用いて
体内の結石に焦点を合わせて誘導し，結石を破砕する

●治療の流れと看護の実際

❶治療前の手順

❶患者の名前を確認し，医師より治療目的や必要性およびリスクについて説明されていることを確認して同意書を回収する．

看護上の注意点

- 治療後に疼痛や気分不快を生じる可能性もある．疼痛により鎮痛薬を追加する可能性があるため，日帰りで手術をする場合は車で来院していないか確認する．
- あらかじめ食事を摂取せず来院するよう説明しているため，再度，確認する．
- 抗凝固薬内服の有無について，中止期間を確認する．
- 処置前に，外来で既往歴の確認を行う．

患者への声かけ
お名前を教えてください．
○○さんですね．
ありがとうございました．

食事は召し上がっていませんね？

お車で来院されていませんか？

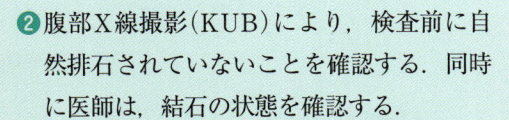

❷腹部X線撮影（KUB）により，検査前に自然排石されていないことを確認する．同時に医師は，結石の状態を確認する．
❸医師の指示にて，必要な鎮痛薬（ボルタレン坐薬など）の投与を行う．
❹患者に着替えをしてもらうよう説明する．
❺点滴・抗菌薬の投与を開始する．

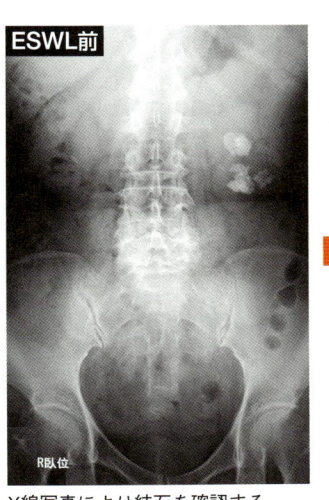

ESWL前　ESWL後

X線写真により結石を確認する

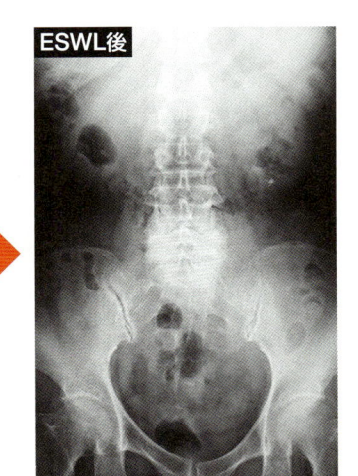

ESWLと看護

❷治療中の手順

❶患者を処置室に誘導後，処置台に臥床してもらい，モニター類の装着をする．問題がなければ10分ごとのバイタルサインを測定する．

> 〈バイタルサインの測定と観察〉
> ・体温（開始前のみ測定）
> ・血圧
> ・脈拍
> ・症状

看護上の注意点
● 疼痛により，血圧上昇や不整脈を起こすことがある．疼痛をがまんすることにより迷走神経反射を引き起こすことがあるため，モニターを注意し観察する．患者の症状や訴えにも注意する．

患者への声かけ
体勢は大丈夫ですか？ 10分ごとに血圧を測ります．痛みや気分不快がある場合は，声をかけてください．痛みがある場合には痛み止めを追加します．

体を動かすと焦点がずれてしまいますので，なるべく体を動かさないようにしてください．

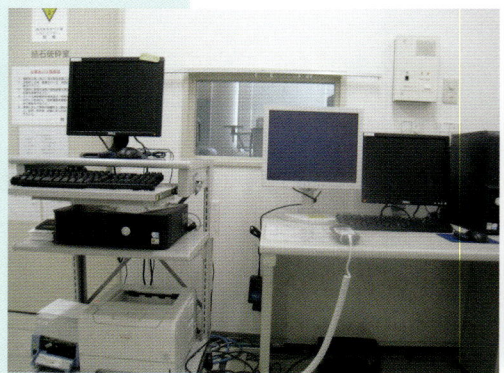

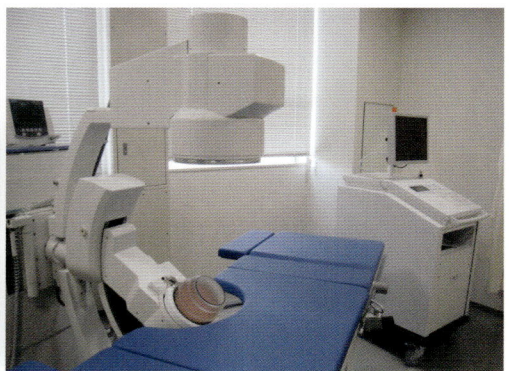

操作室と結石破砕装置

❷医師によりX線透視下にて結石部位を同定し，同部位に焦点を合わせる．

看護上の注意点
● 肌を露出するため，室温に配慮する．必要時はタオルケットなどを使用し保温に努める．

患者への声かけ
寒くないですか？ 寒い場合は声をかけてくださいね．

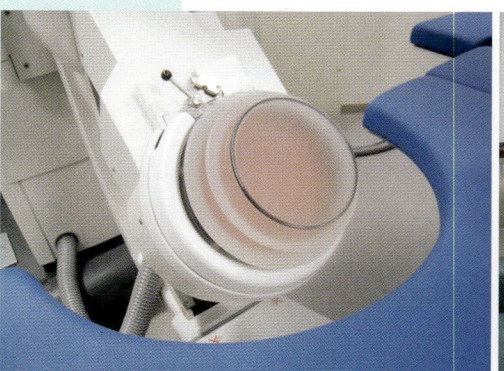

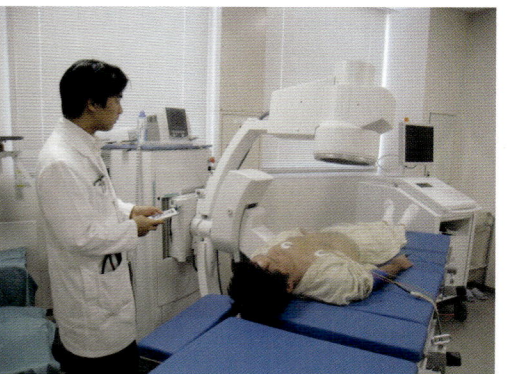

結石破砕装置の位置を決定する

❸ 体位を整える．腎結石および上部尿管結石は仰臥位，中部尿管結石・下部尿管結石は腹臥位とする．
❹ 焦点があったら治療が開始される（治療時間は45〜90分程度）．

患者への声かけ
> カチカチと音がしますが，器械の音ですので心配ありません．
> 45分から90分ほどかかります．

〈開始後〉
> 痛みはないですか？
> 気分は悪くないですか？

❸ 治療後の手順

❶ バイタルサイン測定し，状態に異常がないか観察する．
❷ 疼痛の有無，皮膚状態を確認する．
❸ 蒸しタオルで肌に付着したゼリーを拭きとる．
❹ 異常がないことを確認し，患者にゆっくりと起き上がってもらい，処置台より降りてもらう．

看護上の注意点
- 一般的には，衝撃波を中止した段階で疼痛は消失する．術直後の疼痛は，腎被膜下血腫形成の可能性もあるので注意する．
- 衝撃波により腰背部の皮膚の皮下出血をきたす可能性があるため，十分に皮膚の観察を行う．
- 処置台より降りる際は，転倒・転落に十分注意し見守る．

> お疲れさまでした．
> 痛みはないですか？
> 気分は悪くないでしょうか？

患者への声かけ
> ゼリーを温かいタオルで拭きとります．痛み止めの影響でふらついたり，転ぶ危険があるので，最初に歩くときはご一緒しますね．

> 回復室にて30分ほど休んでいただき，そのあと問題がなければ点滴を抜いて帰宅していただきます．

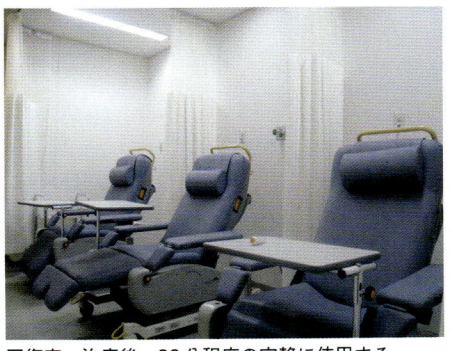

回復室．治療後，30分程度の安静に使用する

❺30分ほど安静を促し，点滴を抜針する．

看護上の注意点

- バイタルサインと症状に問題がなければ，治療後の注意事項の説明を行い帰宅してもらう．
- 疼痛や気分不快が持続する場合は継続して安静を促し，医師に確認し対応する．
- 抗凝固薬を内服している場合は，医師に再開時期を確認し説明する．
- 状況により抗菌薬が処方されるため，内服方法を説明する．

患者への声かけ

- 痛みはないですか？気分は悪くないでしょうか？
- 今後，血尿がみられると思いますが，出血量が多くなければ問題ありません．石が出るまで，水分を1日2L程度とるようにお願いします（飲水制限がない場合）．
- 発熱や強い痛み，吐き気などがあった場合は受診してください．
- 結石が出たら検査に出しますので，何か容器に入れて持参してください．
- これで終わりです．お疲れさまでした．

トラブル対応

❶血尿

一過性に肉眼的血尿を認めるが，特別な処置を必要とするものは少ない．結石の排出を促すために，心不全などによる飲水制限のある患者でなければ，1日2Lほどの飲水を促す．

❷疼痛

衝撃波による疼痛出現に対し，事前に鎮痛薬を使用する．また，必要時には追加投与を行う．

❸皮下出血

術前より出血斑が出現する可能性を説明しておき，術後には十分に観察する．

❹腎被膜下血腫

衝撃波による腎損傷により発生することがある．術後の疼痛や発熱の観察を行う．

❺感染

結石の破砕により，尿路感染を引き起こすことがある．抗菌薬を投与し，疼痛や発熱の観察を行う．

治療後の指導

- 血尿が数日みられるが，増強がなければ問題はないことを説明し，飲水制限がなければ1日2L程度の飲水を促す．
- 排石がみられたら，可能であれば外来に持参するように説明する（結石分析に提出する）．
- 発熱や疼痛，悪心などがあった場合は，外来を受診するよう説明する．

引用・参考文献
1) 落合慈之監，渋谷祐子，亀山周二編：腎・泌尿器疾患ビジュアルブック．学研メディカル秀潤社，2010．
2) 磯崎泰介ほか：腎・泌尿器看護ポケットナビ．中山書店，2009．
3) 金山博臣監：術式別泌尿器科の術前・術後ケア．泌尿器ケア夏季増刊，メディカ出版，2011．

（佐藤香織，泉谷菜穂）

性腺機能検査／性機能検査

性腺機能障害（精巣での精子形成，卵巣での排卵と性ステロイドホルモン産生の障害），性機能障害（性欲，勃起，性交，射精，オーガズムの障害など）などに対して，その原因を調べるためのさまざまな検査である．広範囲にわたるため，ここでは不妊症の検査に焦点を当てる．

目的

- 不妊の原因検索．
- 二次性徴発現の検査・身体所見，およびホルモン分泌異常の有無の検索．
- 性機能にまつわる一連の行為障害の原因検索．

適応

- 通常の夫婦生活を続けていても妊娠に至らないカップル．
- 性的興奮による勃起，射精に至る一連の行為が不可能な患者．

不妊の原因と検査

男性

無精子症，乏精子症，精子無力症などがあげられ，ホルモン異常，糖尿病，性腺機能不全，染色体異常など，さまざまな疾患によるものがある．

主な検査として，精液検査，血中ホルモン検査，視診・触診，勃起機能検査，染色体検査などがある．

女性

内分泌・排卵因子（視床下部・下垂体障害，高プロラクチン血症，黄体機能不全，多嚢胞性卵巣症候群など），子宮因子（子宮筋腫，子宮腺筋症，子宮内膜ポリープ，子宮奇形など），卵管因子（卵管通過障害，卵管周囲癒着，子宮内膜症），頸管因子（頸管粘液産生不全，抗精子抗体）など，さまざまな疾患によるものがある．

主な検査としては，基礎体温測定，血中ホルモン採血，経腟超音波検査，子宮卵管造影検査，フーナーテスト，クラミジア検査，子宮内膜組織診などがある．

無精子症	精液中に精子が存在しない状態．
乏精子症	精子濃度が1,500万/mL未満の状態．
精子無力症	前進運動精子が32％未満の状態．
性機能障害	性交または射精ができない状態．
造精機能障害	精子の形成や成熟ができない状態．男性不妊のなかでは造精機能障害が最も多く，全体の70〜80％を占める．主な原因は特発性，染色体異常（クラインフェルター症候群），精索静脈瘤，停留精巣，精巣炎．

「ヒト精液検査と手技」（WHO，2010）より

➡男性不妊症の一般診察

男性不妊においては精液検査が重要であるが，その詳細は「精液検査」(p.123)を参照されたい．
ここでは，男性不妊症の一般診察の手順について述べる．

●診察の流れと看護の実際

❶診察前の手順

❶患者の体位を整える．

看護上の注意点
- 室温に留意し，不必要な露出を避けるようにタオルなどで覆い隠せるように準備する．
- 患者は不安と羞恥心をいだいて受診していることを十分理解し，患者のプライバシーを尊重し，患者がくつろいで診療を受けられるような環境づくりが大切である．

患者への声かけ
これから診察を始めます．力を抜いて，できるだけ楽な姿勢をとってリラックスしてください．

❷診察中の手順

❶診察室(個室)にて，医師による問診後，全身を視診・触診する．

看護上の注意点
- 状況に応じ，患者と医師のみで行う．
- 不安・疑問を解決できるように，実施内容と手順を随時説明する．

〈視診による観察項目〉
- 身長
- 骨格，筋肉
- 乳房
- 髭，体毛の程度

〈触診による診察項目〉
- 陰嚢内容
- 精巣容積(必要に応じて，「オーキドメーター」とよばれる専用計器を用いて測定)
- 陰毛の程度，陰茎，前立腺

❸ 診察後の手順

❶ 終了後，次回外来の予定を説明する．
❷ 室内の後片づけを行う．

> **メモ　男性のその他の不妊検査**
>
> **① 勃起機能検査**
>
> 勃起障害などがある場合は，状態に応じて勃起機能検査などを専用のマンシェットを用いて行うことがある．
> 　性生活や性機能障害については話しにくい内容である．訴えを傾聴し，不安や疑問を恥ずかしがらずに表出できるような雰囲気づくりも大切である．
> 　また，性生活は精神的な要因も大きいため，パートナーも交えて相談にのり，治療やカウンセリングがスムーズに受けられるように，患者，パートナー，医師，カウンセラー間の調整をすることも看護師の役割である．
>
> **② 血中ホルモン検査**
>
> 性腺機能および性機能は，視床下部，下垂体，精巣より分泌されるホルモン群により複雑に調節される．
> 　血中ホルモンとして，①下垂体前葉ホルモンである卵巣刺激ホルモン（FSH），②黄体形成ホルモン（LH），③プロラクチン，④精巣で造成される男性ホルモンであるテストステロンの4種類が測定される．

⇒ 子宮卵管造影検査

子宮卵管造影検査は，卵管の通過障害のみならず，卵管周囲の癒着状況，子宮内腔占拠病変（子宮筋腫や子宮内膜ポリープ）の評価をするうえできわめて有益な検査である．
また，診断に用いられるだけでなく，検査後に妊娠率が向上するといった治療的側面も認められている．

検査予約時

- 事前に検査日を指定され実施することが多い．
- 造影剤を使用するため，事前に説明し，同意が得られてから実施する．
- 月経終了後から排卵までの間に実施する．
- クラミジア抗原検査が陰性であることを確認しておく必要がある．

ケアのポイント

- 検査時に月経血が残っていると，検査が中止となる可能性があることを説明しておく．
- 検査時は痛みを伴うことが多いため，事前に鎮痛薬を投与することもある．しかし，痛みについてあまり強調すると，不安をまねき，検査時に力が入ってしまうため注意する．

●造影剤の種類

- 造影剤は油性と水性の2種類があり，それぞれにメリットとデメリットがある．
- 油性の場合は，2日間にわたって検査が実施される（1日目は造影剤を使用しての撮影となり，2日目はレスト撮影である）．
- 水性は，1日のうちにレスト撮影される．

●検査の流れと看護の実際

❶検査前の手順

❶患者の名前を確認し，診察・検査の内容を告げ，事前に排尿をすませておくように説明する．

看護上の注意点
- 質問があるようなら事前に対応し，できるだけ不安が少ない状態で検査を受けられるようにする．

❷体調，出血の有無（月経血の残存），基礎体温の確認を行う．

❸検査着に着替えて，待機するよう説明する．

看護上の注意点
- 待ち時間が長いと緊張感が増すため，更衣後はできるだけ待たせず行えるよう配慮する．

❹必要物品を準備する．滅菌物は台の上に開いて置き，造影剤およびカテーテル固定用の蒸留水はシリンジに吸っておく．

必要物品
①ヒステロセット（クスコ，粘膜鉗子，鑷子，膿盆）
②ヒスキャス
③消毒薬
④造影剤
⑤蒸留水
⑥シリンジ

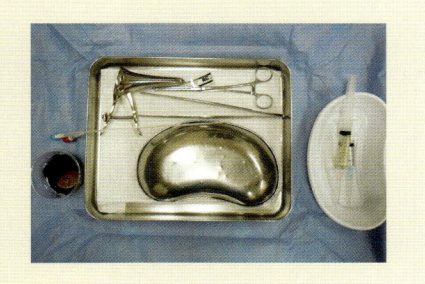

❺撮影台に，仰臥位で砕石位となるよう，患者の体勢を整える．

看護上の注意点
- 上腹部をタオルなどで覆い，下半身の目隠しとなるように配慮する．
- 羞恥心にできるだけ配慮する．

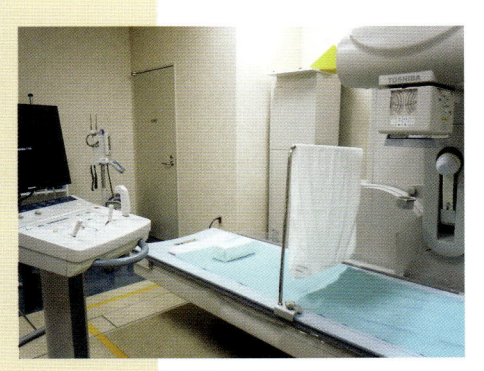

子宮卵管造影検査が行われる撮影室

患者への声かけ
つらい体勢で申し訳ありませんが，しばらくのあいだ頑張ってください．お腹に力が入るとよけいに痛みが増す可能性があり，検査に時間がかかってしまうこともあるので，できるだけ力を抜いてください．

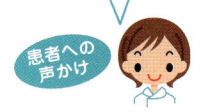

不妊症検査と看護

❷ 検査中の手順

❶ クスコをかけ，子宮口周辺を消毒する．

> **看護上の注意点**
> ● 羞恥心も強く，行われていることが見えないことによる不安も大きいので，1つの処置ごとに説明することが大切である．

> **患者への声かけ**
> まず膣の中（子宮の入り口）の消毒をします．

❷ ヒスキャス（カテーテル）を子宮内に挿入し，バルンを蒸留水で膨らませて固定する．

> **患者への声かけ**
> 子宮の中に細い管が入っていきますので，違和感があると思います．力を抜いていてください．

> 〈カテーテルが入ったら〉
> 管が抜けないように中で風船を膨らませて固定します．すこし圧迫感があると思いますが，痛みが強い場合は声をかけてください．

❸ カテーテルが抜けないことが確認できたら，クスコをはずし，撮影を開始する．

> **看護上の注意点**
> ● 放射線防護服を着用しているときはそばに付き添い，着用してないときは撮影室の外に出て待機する．
> ● 検査中，急激な痛みを耐えるために呼吸を止めたり，呼吸速拍になってしまうことがある．そばに付き添えるときは，手を握るなどして声かけをする．

> **患者への声かけ**
> 撮影が始まります．1～2分程度で終わります．できるだけ力を抜いて，ゆっくりと大きく呼吸を繰り返していてください．

❸ 検査後の手順

❶ 撮影が終了したら，消毒液などを拭きとる．

> **患者への声かけ**
> お疲れさまでした．消毒薬など拭きますね．ゆっくり呼吸していてください．

❷ 気分不快がなく，痛みが落ち着いているようであれば起き上がり，身支度をしてもらう．

> **看護上の注意点**
> ● 腹部の痛みの残存や，貧血症状が出現することがあるため，急に立ち上がらないように注意する．鈍い痛みは1時間程度残ることがある．

> **患者への声かけ**
> 痛みは大丈夫ですか？　ふらつきやめまい，気分不快がないようでしたら，ゆっくり起き上がってみましょう．

> 〈大丈夫そうなら〉
> 着替えてください．

❸状態を確認し，問題なければ注意事項を説明する．

看護上の注意点

●基本的には，検査後の食事などはふだんどおりの生活で構わないが，感染予防は確実に行う必要があるため，注意事項としてしっかりと説明しておく．

患者への声かけ

検査の影響で，腟から造影剤が出てくる可能性があります．また，子宮に管を通して検査を行っているので少量の出血があると思いますが，心配はいりません．

感染予防のため，抗菌薬の内服（2日間）をしてもらいます．本日は入浴を避け，シャワー浴にしてください．

帰宅後に，発熱（38℃以上），大量の出血，はげしい腹痛があるようならば，病院にご連絡ください．

メモ　クラミジア採血

クラミジア感染があると，子宮や卵管など腹腔内臓器癒着の原因となることがある．また，卵管内にクラミジア感染があると，検査により腹腔内に感染を拡大させてしまう危険性があるため，子宮卵管造影前には必ず確認しておく必要がある．

メモ　女性のその他の不妊検査

①基礎体温測定

朝起床時，動く前に婦人体温計で舌下にて毎日測定する．測定値を基礎体温表に記載しグラフにする．

〈ケアのポイント〉

●ホルモンの検査を行ううえで，基礎体温を合わせて評価することでさまざまな情報を得ることができる．また，正確な時期に検査を行うことができるようになる．
●ただ，毎日継続することは慣れるまで大変であり，場合によってはストレスともなりうる．患者の思いを傾聴しつつ，正しく行えるように，測定方法，基礎体温表の記入の仕方を指導する必要がある．
●患者に，「毎日完全に同じ時間に測定できなくても，ある程度まとまった時間（5〜6時間以上）の睡眠がとれたあとなら，体温の傾向がつかめます．まずは，大変ですが継続して測定してみてください」と声をかける．

②血中ホルモン検査（LH, FSH, PRL, E_2, P_4）

視床下部-脳下垂体-卵巣系の機能評価をするうえで重要な検査である．
月経周期のなかで，各時期に応じてホルモン採血検査が実施される．
●卵胞期（月経周期の3〜7日目に採血）：LH（黄体形成ホルモン），FSH（卵胞刺激ホルモン），PRL（プロラクチン），E_2（エストロゲン）
●黄体期（黄体中期，高温期7〜10日目に採血）：P_4（プロゲステロン），E_2

③経腟超音波検査

超音波により，卵胞，子宮内膜厚計測，黄体を確認する．その他，子宮内腔の占拠病変の有無（子宮筋腫，子宮内膜ポリープなど），子宮・卵巣の疾患の有無（子宮内膜症，子宮筋腫）など，不妊症スクリーニングとして行う．

〈ケアのポイント〉

●羞恥心を伴う検査であることを十分認識し，内診台では不必要な露出は避けるようにタオルなどを使用する．
●内診台より転落しないよう，安全面に配慮する．

不妊症検査と看護

フーナーテスト（性交後試験）

精子と子宮頸管粘液の適合性を評価する検査である．
検査当日（排卵日）に性交を行い，その2〜4時間以内に検査が行われる．

試験前の注意事項

- あらかじめ男性には3〜5日の禁欲をしてもらう．
- 経腟超音波検査にて排卵日を推定し，検査日を決定する．

性交後から検査までの注意事項の説明

- 性交後すぐに立ち上がらず，30分程度は横になって休んでから活動するように説明する．
- 軽くシャワーを浴びることは構わないが，腟内は洗浄しないように説明する．

●検査の流れと看護の実際

❶検査前の手順

① 患者の名前を確認し，診察・検査の内容を告げ，事前に排尿をすませておくように説明する．
② 内診台に誘導し，下着を脱いでもらう．
③ 内診台で砕石位をとってもらう．

看護上の注意点
- 排尿を事前にすませてもらい，下腹部の緊張を和らげ，内診などの診察が行いやすいように配慮する．

看護上の注意点
- 背部と殿部を内診台になるべく密着させるようにする．
- 患者がいったん内診台に上がったら，その場を離れないようにする．

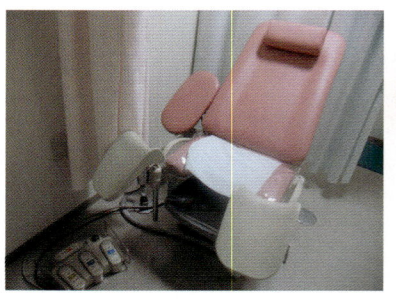

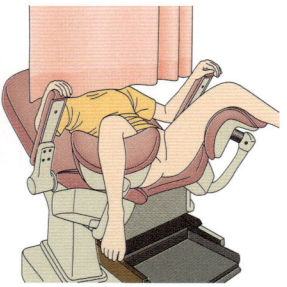

内診台に背部と殿部をなるべく密着させるように指導する

❹内診台の昇降時は，下肢をバスタオルなどで覆い，不必要な露出を避ける．上着は十分に背部に引き上げる．

> 看護上の注意点
> ●衣服は洗浄液などで汚染する可能性があるので，十分に引き上げておく．

❺検査中，痛みを感じたらすぐに教えるように伝える．また，診察・検査中に腰を浮かせたりしないように説明する．

> 看護上の注意点
> ●診察・検査中に腰部を動かすと，腟内に挿入されている器具で損傷を起こしたりする可能性があり危険なため，安静を保つよう説明する．

> 患者への声かけ
> これから診察の器械が入ります．痛みを感じたり気分がすぐれないことがあれば，無理に体を動かさないで，すぐに教えてください．

❻必要物品を準備する．

必要物品
① スライドグラス3枚
② カバーガラス3枚
③ 1mLシリンジ3本
④ 注入針
⑤ 顕微鏡
⑥ クスコ

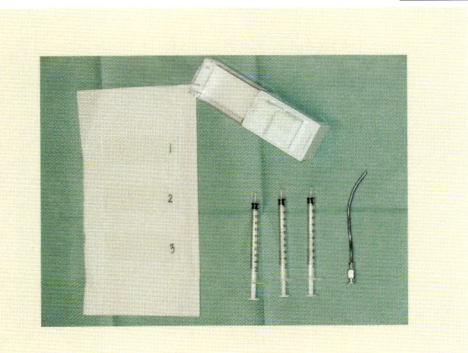

❷検査中の手順

❶内診台でクスコをかけ，後腟円蓋部，外子宮口，内子宮口近くの頸管粘液をシリンジで採取し，スライドグラスにそれぞれ滴下しカバーガラスをかける．

> 看護上の注意点
> ●スライドグラスにもそれぞれ採取部位を示す番号を記載しておくとよい．
> ●内子宮口近くの検体採取の際は，シリンジに注入針を接続する．

> 患者への声かけ
> すこしチクッと痛みがあるかもしれませんが，気分が悪い場合は声をかけてください．

❷顕微鏡にて，精子の数，運動性を検索する．

❸検査後の手順

❶付着した粘液などを拭きとる．

> 患者への声かけ
> お疲れさまでした．軽く拭きとります．楽にしていてください．

❷気分不快なく，痛みが落ち着いているようであれば，内診台を下げ，身支度をしてもらう．

> 患者への声かけ
> 痛みは大丈夫ですか？　ふらつきやめまい，気分不快がないようでしたらゆっくり着替えてください．

❸患者の状態を確認し，問題なければ注意事項を説明する．

> 患者への声かけ
> おりものに少量の出血が混じると思いますが，検査の影響ですので心配ありません．

（栗城かつみ）

検体検査の基礎知識とデータの見方

腎・泌尿器，生殖器領域では，尿検査をはじめ血液生化学検査，腫瘍マーカーなど検体検査を実施することも多い．
しかし，同じ検体の項目であっても，検査施設ごとに分析方法などに違いがあり，
基準値ならびに測定結果にばらつきが生じることもある．
また，自施設で検査できる項目や院外の検査機関に依頼する場合など，
検体検査にかかわる背景が多様化していることをふまえ，看護の役割を果たすことが重要となる．

◆尿検査

血液の異常が反映されることもあり，腎疾患だけではなく，全身性の疾患の診断にも重要な意義をもつ．
尿は簡単に採取できる検体だが，食事や飲水量などの外的要因による変動を受けやすいため，
繰り返し実施してその経過を観察することが重要である．

主な採尿方法

❶自然排尿

①全尿

排泄された尿すべてを採取する方法で，フェノールスルフォンフタレイン（PSP）検査や，蓄尿，クレアチニンクリアランス（Ccr）検査などで行われる．

②中間尿

全尿に対して，最初の尿を捨ててから採取するものを中間尿という．常在菌が混入する最初の尿を捨てることで，微生物学的検査を正確に行うことができる．培養検査のために用いられる．

③分杯法（トンプソン2杯分尿法）

1回の尿のうち，最初の尿と最後の尿を別々のコップに採取し，それぞれの尿の色調を観察して出血源を推定する．

❷導尿

尿道からカテーテルを挿入して採取する．患者が自然排尿の困難な場合や，無菌的に尿を採取する必要がある場合に行われる．

❸その他の採尿法

膀胱穿刺尿，回腸導管術後尿などがある．

採尿時間

❶早朝第1尿

起床後1回目の尿で，最も濃縮されているため，化学成分や細胞成分を検出することができ，尿検査に最も適している．

❷早朝第2尿

第1尿を排泄したあと，コップ1杯の水を飲用し，30分安静臥床のあとに排泄した尿．

❸随時尿

スクリーニング検査用であり，外来での採尿に用いられる．

❹蓄尿

起床時から翌日の起床時までの1日分の尿を溜めたもの．24時間で生成された尿であることから，各種の化学成分の定量測定が可能となる．

●自然排尿

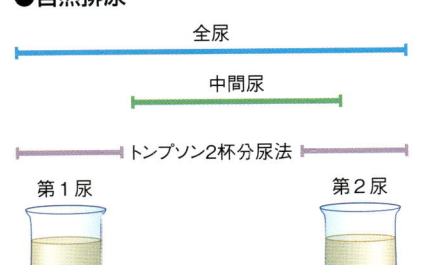

全尿
中間尿
トンプソン2杯分尿法
第1尿　　第2尿

尿量

術後や輸液管理中の患者は水分出納の管理が重要であり，尿量測定が必要となる．
正常量は健康成人で1,000〜1,500mL/日，6歳以下の小児では成人の約4分の1，7〜12歳で成人の約2分の1である．

異常をきたす病態
- **乏尿（500mL/日以下が持続）**：下痢，発熱，浮腫，急性腎炎，ネフローゼ，心不全，腎不全など
- **多尿（2,000mL/日以上が持続）**：尿崩症，腎盂炎，神経疾患，糖尿病など

尿の色

正常な尿は，麦わら様淡黄色〜琥珀色をしている．
これは，ウロクロームという色素が含まれているためである．

異常をきたす病態
- **無色尿**：尿崩症，萎縮腎，糖尿病，囊胞腎など
- **赤褐色尿**：熱性疾患，うっ血尿，肝疾患，横紋筋融解症など
- **暗赤褐色**：ビリルビン値↑，肝炎，溶血性貧血など

ポイント
- 疾患だけではなく，使用している薬剤によっても尿の色調が変化する．
  - L-ドーパ(暗赤褐色)
  - 大黄，センナ，サントニン(橙色)
  - アミノピリン，フェニトイン(鮮紅色)など

尿比重

尿中固形分の含有量を示すもので，
正常尿では，主に尿素と塩化ナトリウムの含有量に，
異常尿では，糖や蛋白質の含有量による影響を受ける．

基準値
- 1.006〜1.030

異常をきたす病態
- **尿比重↓かつ尿量↓**：腎疾患，尿崩症など
- **尿比重↓かつ尿量↑**：水分過剰摂取，利尿薬投与
- **尿比重↑かつ尿量↓**：熱性疾患，下痢
- **尿比重↑かつ尿量↑**：糖尿病

ポイント
- 疾患だけではなく，使用している薬剤によっても尿比重が変化する．
  - 利尿薬(比重↓)
  - 造影剤，マンニトール製剤，グリセリン(比重↑)

尿pH

動物性食品を摂取すると酸性になり，植物性食品を摂取するとアルカリ性に傾く．酸度の高い尿は色が濃く，低い尿は色が薄くなる．

基準値	● 4.5〜7.5
異常をきたす病態	● **尿pH↑**：代謝性アルカローシス，呼吸性アルカローシス ● **尿pH↓**：代謝性アシドーシス，呼吸性アシドーシス
ポイント	● 尿pHを変動させる薬剤として，アルカリ化剤（サイアザイド系利尿薬，アセタゾラミド，炭酸カルシウム，炭酸水素カルシウム，炭酸水素ナトリウムなど），酸性化剤（アスピリン，ウラリット，アスコルビン酸，塩化アンモニウム，塩酸アルギニン，サリチル酸など）があげられる．

尿糖（urine sugar：US）

尿糖は正常な尿にも微量に含まれている．さまざまな原因による糖質代謝異常によって血糖値が上昇した場合や，血糖値の上昇がなくても腎臓の糖排出能が低下した場合に増加する．

基準値	● 陰性
異常をきたす病態	● **高頻度で起こる**：糖尿病，甲状腺機能亢進症，胃切除術後 ● **起こる可能性がある**：尿細管障害，妊娠時
ポイント	● 尿糖は食後2時間の尿に最も出やすいため，採取する時間帯に注意する． ● 尿糖が陽性であれば，血糖値も調べたほうがよい．

尿潜血

腎・尿路系の出血や損傷の有無を調べるために用いる．

基準値	● 陰性
異常をきたす病態	● 尿路の炎症（急性糸球体腎炎，腎盂腎炎，膀胱炎，尿道炎など），結石性疾患，腫瘍，出血性素因がある場合（白血病，血友病など）

尿蛋白

腎・尿路系の障害の有無を調べるもので，最も異常が出現しやすい検査項目の1つである．蛋白尿は，生理的蛋白尿と病的蛋白尿に分類される．生理的蛋白尿は，機能性蛋白尿と体位性蛋白尿に分類され，病的蛋白尿は，糸球体蛋白尿，尿細管蛋白尿，overflow型蛋白尿に分類される．

基準値	● 1.5μg/分未満
異常をきたす病態	● 0.1g/日：腎硬化症，腎盂腎炎，急性腎炎の潜伏期，慢性腎炎固定期 ● 1.0〜3.5g/日：浮腫や低蛋白血症を示さない慢性腎炎 ● 3.5g/日以上：急性腎炎(小児)，ネフローゼ症候群

● 病的蛋白尿[1]

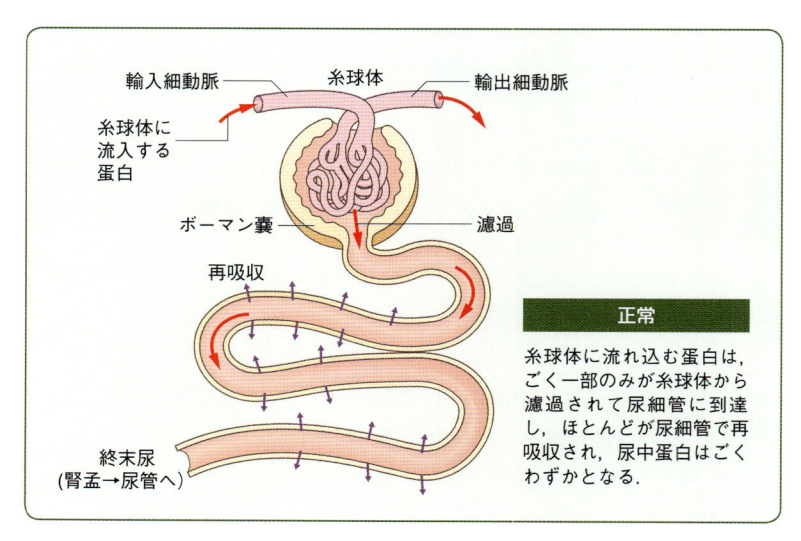

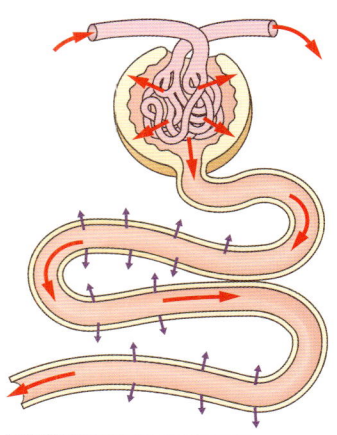

正常
糸球体に流れ込む蛋白は，ごく一部のみが糸球体から濾過されて尿細管に到達し，ほとんどが尿細管で再吸収され，尿中蛋白はごくわずかとなる．

糸球体性蛋白尿
糸球体に流れ込む蛋白のうち，糸球体で濾過される蛋白量が増加して尿細管での再吸収能を超え，尿中に蛋白が排泄される．

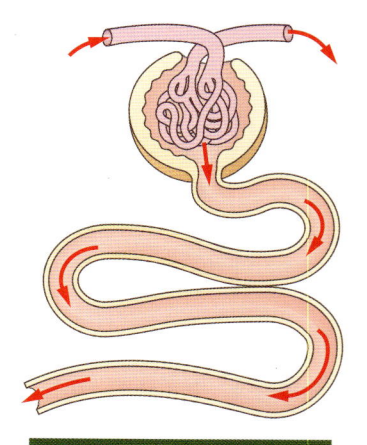

尿細管性蛋白尿
糸球体に流れ込む蛋白のごく一部のみが糸球体から濾過されるが，尿細管でまったく再吸収されずに尿中に蛋白が排泄される．

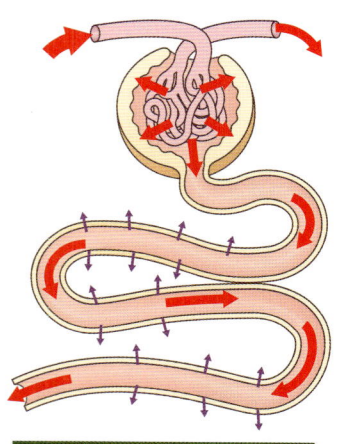

overflow型蛋白尿
糸球体に流れ込む蛋白自体が増加し，その結果，糸球体から大量の蛋白が濾過される．尿細管での再吸収能を超え，尿中に蛋白が排泄される．

尿沈渣

尿沈渣は尿を遠心して得られる沈殿物のことで，判別には顕微鏡検査などによる形態学的方法が用いられる．尿沈渣には赤血球，白血球，上皮細胞，円柱，結晶，塩類，細菌類などの成分が含まれており，これらの成分は腎・泌尿器疾患の鑑別と程度を知るために重要である．

異常をきたす病態

- **赤血球**：赤血球の有無やその形状により，尿路や糸球体からの出血の有無がわかる．
- **白血球**：いくつかの種類があるが，尿中に存在する白血球は好中球であり，尿路のどこかに炎症があると判断される．
  - リンパ球がみられる場合→腎炎，腎移植後の拒絶反応時
  - 単球がみられる場合→薬物性腎障害
  - 好酸球がみられる場合→間質性腎炎，アレルギー性膀胱炎
- **上皮細胞**
  - 扁平上皮細胞→細菌感染
  - 移行上皮細胞→結石，腫瘍
  - 腎尿管上皮細胞→糸球体腎炎，腎不全，薬物性腎障害，糖尿病性腎症
- **円柱**：尿細管で蛋白や細胞が沈殿して起こるもので，円柱はすべて尿細管由来である．顆粒円柱や，ろう様円柱がある場合は重篤な腎実質障害を示す．
- **結晶・塩類**：多くは摂取した食物や薬物に影響を受けるため，健常でも認められる場合がある．
  - シュウ酸カルシウム結晶→尿路結石症，痛風
  - シスチン結晶→シスチン尿症
- **細菌類**：大部分がグラム陰性桿菌で，膀胱炎でみられる．

●白血球の種類

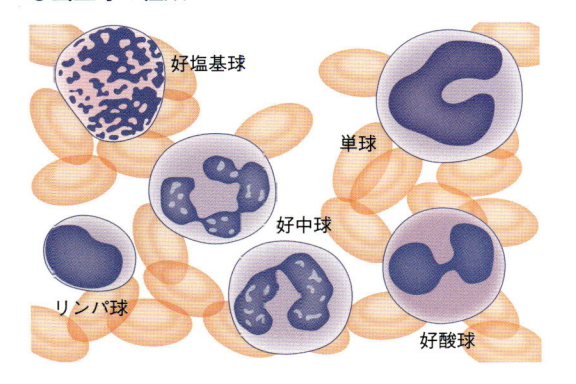

●シュウ酸結晶

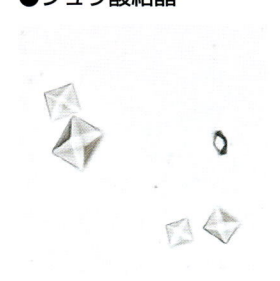

●トリコモナス原虫（ギムザ染色）

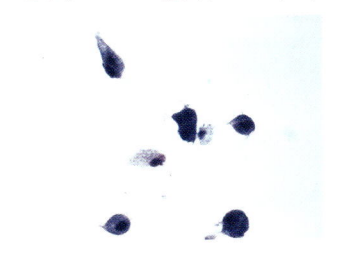

Sternheimer-Marbin染色×400
（米国疾病予防管理センター，1986）

◆血液生化学検査

血液生化学検査のなかで，腎・泌尿器科領域においてとくに重要となるのが
BUN（尿素窒素），Cr（クレアチニン），UA（尿酸），電解質である．
BUN，Cr，UAは，蛋白質の最終代謝物質で，主に肝臓で合成され，腎臓で排出される．
そのため，これらの血中濃度は腎機能の指標となる．

尿素窒素（BUN）

アンモニアから尿素サイクル（アンモニアを毒性の低い尿素にするための代謝サイクル）を経て合成される蛋白質の最終代謝物質．
肝臓で合成され，腎臓で排泄されるが，一部は尿細管で再吸収される．

検査の概要（目的）	● 腎機能障害のスクリーニング，重症度の判定など
基準値	● 8.0〜20.0mg/dL
異常をきたす病態	● 高値 　• 原料の増加：高蛋白食 　• 腎血流の減少：重症心不全，ショック，脱水 　• 排泄の障害：腎不全 　• 消化管出血（アンモニアの腸管からの吸収が増え，尿素の合成が亢進） ● 低値 　• 原料の減少：低蛋白食，経静脈栄養，吸収不良症候群 　• 合成の障害：肝不全

クレアチニン (Cr)

クレアチニンは筋肉内でエネルギーとして使用されたのちのクレアチンとクレアチンリン酸から合成される最終物質であり，産生量は筋肉量に比例する．血中から腎臓の糸球体で濾過されたのち，尿細管で再吸収されることなく尿中に排泄される．

検査の概要（目的）	● 腎機能障害のスクリーニング，重症度の判定など
基準値	● 男性　0.8～1.3mg/dL ● 女性　0.6～1.0mg/dL
異常をきたす病態	● 高値 　・排泄障害：腎疾患，腎不全，尿路閉塞 　・腎血流量の低下：脱水，ショック，心不全 ● 低値 　・大量輸液，尿崩症 　・筋疾患（筋萎縮を伴う疾患，状態）：筋ジストロフィー，長期臥床者
ポイント	● 腎機能がほぼ半分になるまで基準値を超えないことがあるため，より正確な腎機能評価にはクレアチニンクリアランス検査が必要である． ● 体内の筋肉量に影響を受けるため，一般的に男性では女性より軽度上昇を認め，男女ともに加齢に伴い低下がみられる．

豆知識　BUN/Cr比

BUNとCrの比は10：1の関係にある．腎実質の障害が進行すると，尿素の尿細管での再吸収が阻害されて相対的に尿素排泄量が増加し，BUNがさほど高くならないことから，BUN/Crの比率から以下のように判断できる．

- BUNの比率が10より高い場合：
  腎臓以外に障害がある腎外性の疾患
- BUNの比率が10より低い場合：
  腎臓に障害がある腎性の疾患

尿酸（UA）

尿酸はプリン体の最終代謝産物であり，肝臓の窒素代謝により体内で生産され，主に尿中へ排泄される．糸球体で濾過されるが，大部分（約90％）は尿細管で再吸収される．尿細管上皮からも分泌されることが明らかになっており，尿中の尿酸は尿細管からの分泌によるものが主である．

検査の概要（目的）	● 腎機能障害のスクリーニング，痛風の診断
基準値	● 男性　3.0～7.0mg/dL ● 女性　2.5～6.0mg/dL
異常をきたす病態	● 高値 　・尿酸過剰産生：高プリン体食，核酸代謝亢進（白血病，骨髄腫，多血症など） 　・尿酸排泄低下：腎機能低下，細胞外液量減少（脱水，尿崩症） 　・薬剤（サイアザイド系利尿薬，エタンブトール塩酸塩など） ● 低値 　・尿酸産生低下：重症肝機能障害 　・尿酸排泄増加：突発性腎性低尿酸血症など
ポイント	● 高尿酸血症ではプリン体の多い食事を控えるよう指導する．

〈プリン体を多く含む食品〉
鶏レバー，タン，あん肝，白子，いわし，かつお，えび，かに，干し椎茸，ほうれん草，アスパラガス，アルコール（とくにビール），鰹節，煮干し，納豆など

電解質

ナトリウム（Na），カリウム（K）などの電解質は，体内の酸・塩基平衡や浸透圧の維持に重要な役割を果たしている．電解質は，陽イオンと陰イオンとがバランスを取りながら存在し，細胞内液と外液では組成が異なる．臨床的には通常，細胞外液である血漿中の電解質を測定する．腎臓には排泄と再吸収により電解質の濃度を一定に保つ役割があり，腎臓に障害が生じると電解質バランスの変調がみられる．

ナトリウム（Na）

● 細胞外液に存在し，細胞外液の浸透圧の維持，神経・筋活動の調節，酸・塩基平衡の調節，水分排泄の調節を行っている．
● 食塩の摂取により腸管内で吸収された血中のナトリウムは腎糸球体で濾過され，尿細管で再吸収される．このとき不要なナトリウムは尿中に排泄される．

基準値	● 135～147mEq/L

異常をきたす病態	● 高値(高ナトリウム血症) 　・水分の喪失：脱水症や利尿薬の使用など 　・食塩の過剰摂取 　・内分泌疾患：アルドステロン症やクッシング症候群など ● 低値(低ナトリウム血症) 　・ナトリウムの喪失：下痢，嘔吐，熱傷など 　・ナトリウムの希釈：心不全，肝硬変，ネフローゼ症候群など
ポイント	● 高ナトリウム血症では痙攣，昏睡など，低ナトリウム血症では全身倦怠感，脱力，悪心などの症状がみられることがある． ● ナトリウムが高いと，細胞内外の浸透圧差で水分が細胞外に流出し，細胞が萎縮する．反対にナトリウムが低いと，水分が細胞内に流入して膨張する．そのため，体液バランス(体重，尿量，血圧，皮膚などの所見)の観察が重要となる．

カリウム(K)

● カリウムは細胞内液に最も多く存在する陽イオンで，浸透圧，酸・塩基平衡の維持のほか，筋肉の活動，とくに心臓の収縮に重要な役割を果たしている．
● カリウムは野菜や果物，肉などに含まれており，日ごろ経口的に摂取している．
● 90％以上は腎臓から尿中に排泄され，便や汗からも排泄される．

基準値	● 3.3〜4.8mEq/L
異常をきたす病態	● 高値(高カリウム血症) 　・排泄障害：腎不全，低アルドステロン症 　・アシドーシス：細胞内のカリウムイオンが細胞外へ移動する． 　・組織からのカリウムの放出：溶血，外傷，熱傷など ● 低値(低カリウム血症) 　・カリウムの喪失：下痢，嘔吐など 　・アルカローシス：細胞内に血中のカリウムイオンが移動する． 　・カリウムの排泄亢進：薬剤や内分泌疾患(アルドステロン症など)
ポイント	● 採血上の手技(採血に時間がかかった場合や長時間の放置など)により，溶血を起こしてカリウム値が上昇する場合がある． ● 高カリウム血症では心電図上テント状T波を認め，7mEq/L以上では心室細動などの致死的不整脈や心停止に至る場合がある．重炭酸ナトリウムの投与やGI療法，イオン交換樹脂の内服または注腸などの治療が行われる． ● 低カリウム血症では脱力による事故や呼吸筋麻痺による低換気，腸管麻痺による便秘やイレウスに注意する．

> **GI療法：グルコース・インスリン療法**
> 糖を細胞内に取り込む過程でカリウムが細胞内に取り込まれることを利用して，高濃度の糖分(インスリンを混注)を投与する方法である．

●健常人の電解質濃度

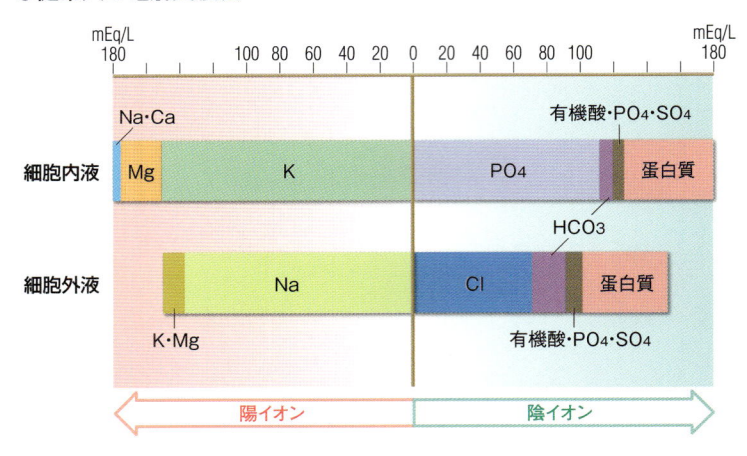

●カリウムによる心電図の変化（正常の波形）

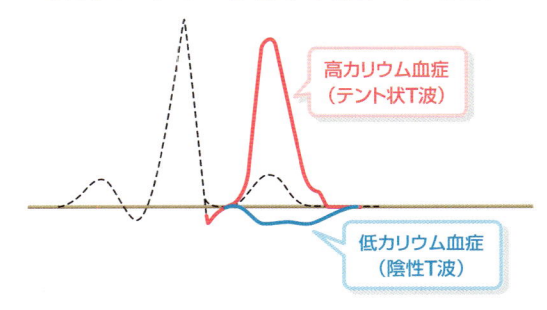

高カリウム血症（テント状T波）
低カリウム血症（陰性T波）

●その他の主な電解質

	基準値	高値を示す病態	低値を示す病態
クロール (Cl)	98〜108mEq/L	脱水，腎不全，呼吸性アシドーシス	下痢・嘔吐，急性腎不全，副腎皮質機能低下
カルシウム (Ca)	8.3〜10.2mg/dL	骨破壊，副甲状腺機能亢進症，ビタミンD中毒	副甲状腺機能低下症，慢性腎不全，ビタミンD欠乏症
マグネシウム (Mg)	1.3〜1.9mEq/L	腎不全，アジソン病，甲状腺機能低下症	慢性腎盂腎炎，アルドステロン症，甲状腺機能亢進症
リン (P)	2.5〜4.5mg/dL	ビタミンD過剰摂取，腎不全，低カルシウム血症	ビタミンD欠乏（クル病），慢性の下痢

◆腫瘍マーカー

がんの"目印"となる特定の物質を腫瘍マーカーといい，主にがんの診断や治療効果の判定を目的として測定される．基準範囲の設定は検査方法や施設により多少の違いがあるため，検査施設の基準や設定を確認することが必要である．

●腎・泌尿器科領域における主な腫瘍マーカーの種類

腫瘍	腫瘍マーカー名	省略名	臓器特異性
前立腺がん	前立腺特異抗原	PSA	◎
膀胱がん	尿中核マトリックスプロテイン22	NMP22	○
	尿中膀胱腫瘍抗原	BTA	○
精巣がん	乳酸脱水素酵素	LDH	△
	α-フェトプロテイン	AFP	△
	ヒト絨毛性性腺刺激ホルモン	hCG	○

前立腺がん

PSA（前立腺特異抗原）

- 健常男性の前立腺から分泌される蛋白質であり，前立腺にのみ局在する．本来は前立腺から精漿中に分泌され，精子の運動性を高める役割を果たしている．
- 前立腺がんでは，がん化した腺上皮細胞で産生されたPSAやその前駆体が基底細胞層や基底膜の破壊によって血液中に入り，血中PSAが高値となる．
- 前立腺に対する特異性が高く（臓器特異性），健康診断におけるスクリーニング検査に汎用される．

検査の概要（目的）
- 前立腺がんのスクリーニング，治療効果の判定

基準値
- 4.0ng/mL未満

ポイント
- 前立腺がん以外の前立腺の疾患（前立腺肥大症や前立腺炎など）や前立腺の機械的刺激（長時間のサイクリング，尿道カテーテル留置，射精後など）によっても血中PSA値が上昇することがある．

●血中PSA値と前立腺がん陽性率

PSA値（ng/mL）	がん陽性率	
4.0未満	数～10%前後	一般的に正常値とされるが年齢によって対応する
4.0～10.0	20～30%前後	グレーゾーン
10.0以上	50～80%前後	高値．ほぼ全員に生検がすすめられる

検体検査と看護

膀胱がん

尿中NMP22（尿中核マトリックスプロテイン22）

検査の概要（目的）	●尿路上皮がん（膀胱がん，腎盂尿管がん）のスクリーニング
基準値	●0〜12.0U/mL

尿中BTA（尿中膀胱腫瘍抗原）

検査の概要（目的）	●膀胱がん（とくに再発膀胱がん）のスクリーニング
基準値	●陰性（カットオフ値20μg/mL以上が陽性）

精巣がん

LDH（乳酸脱水素酵素）

●糖を分解する過程ではたらく酵素で，体のあらゆる組織に含まれている．
●臓器が障害を受けると，障害を受けた細胞のLDH産生が亢進し，血液中に逸脱する．

基準値	●106〜211U/L

AFP（α-フェトプロテイン）

●成人でAFPが上昇した場合は肝細胞がんや胚細胞由来の悪性腫瘍（卵黄嚢や奇形腫）が考えられる．

基準値	●7.0ng/mL以下

hCG（ヒト絨毛性性腺刺激ホルモン）

●糖蛋白の一種で，妊娠とともに上昇する．構造上αとβの分子から形成されているが，より特異的なマーカーとしてはβ-hCGが使用されることが多い．

検査の概要（目的）	●精巣腫瘍のスクリーニング，組織型の診断，治療効果の判定
基準値	●0.1ng/mL以下
ポイント	●精巣腫瘍のなかでも組織型によって産生されるマーカーに違いがあり，腫瘍マーカーの数値によってある程度病理組織（セミノーマか非セミノーマか）が推定できる． ●セミノーマではβ-hCGは軽度に上昇することがあっても，AFPの上昇はない． ●非セミノーマの胎児性がんや奇形腫ではAFPが上昇し，絨毛がんではβ-hCG上昇がみられる．

◆腎機能検査

両方の腎臓の機能を総合的に検査する総腎機能検査と，左右の腎臓を個別に検査する分腎機能検査があるが，ここでは総腎機能検査について述べる．

クレアチニンクリアランス(Ccr)

検査の概要(目的)	● クレアチニンクリアランスとは，体内で自然産生されるクレアチニンを利用して腎臓の機能を調べる検査であり，1分間につき糸球体が濾過できる血清の量を調べる． ● 蓄尿時間により1時間法と24時間法があるが，Crの排泄には日内変動があるため，より正確である24時間法が行われる場合が多い． ● 1時間法 　・排尿後に300〜500mLの水分を摂取し，1時間後に排尿(廃棄)してもらうと同時に時間を記録し，正確に30分後に採血して血清中クレアチニン値を測定する． 　・さらに30分後に採尿して尿量と尿中クレアチニン濃度を測定する． ● 24時間法 　・尿意がなくても一定時刻に排尿(破棄)し，以後翌日の同時刻までの尿を蓄尿する． 　・蓄尿終了時刻には尿意がなくても排尿してもらい，その尿は蓄尿する． 　・蓄尿終了後，尿全体を撹拌し，そのなかから尿を採取して24時間の正確な尿量，身長，体重を記載し，検体とともに提出する． 　・蓄尿期間内に採血を行い，血清中クレアチニン濃度を測定する． ●**クレアチニンクリアランスの計算方法** $$Ccr = \frac{尿中クレアチニン濃度(mg/dL) \times 毎分尿量(mL/分)}{血清中クレアチニン濃度(mg/dL)} \times \frac{1.73(m^2)}{体表面積(m^2)}$$
基準値	● 70〜130mL/分
異常をきたす病態	● 低値である場合は，腎不全，尿路閉塞，糸球体腎炎，ショックなどが疑われる．
ポイント	● 1時間法は300〜500mLの水分を負荷するため，心不全のある患者には禁忌である．
検体の採取・保管の注意点	● 蓄尿時，排便が混ざらないよう注意する．

フィッシュバーグ濃縮試験

検査の概要(目的)	●被験者を一時的に脱水状態にして尿の濃縮状態を調べることで，抗利尿ホルモン(ADH)の支配を受けて尿を濃縮する遠位尿細管の機能を調べる． ●検査前日夜，検査開始12時間前までに夕食をすませ，それ以降は絶飲食とする．翌早朝，1時間ごと計3回の尿を採取し，それぞれの比重を測定する．
基準値	●1検体1.022以上
異常をきたす病態	●濃縮力が低下している場合は，腎機能低下，腎不全，尿崩症，糖尿病などが疑われる．
ポイント	●利尿薬を内服している場合は正しい結果が出ないことがある．

フェノールスルフォンフタレイン(PSP)試験

検査の概要(目的)	●腎臓の異物を排泄する能力を利用し，色素(フェノールスルフォンフタレイン)を静注して尿中排泄量を測定することにより，腎機能を測定する． ●完全に排尿させた後，300～500mLの水分を摂取してもらい，以後，検査終了までは絶飲食とする． ●水分摂取後30分後にPSPを1mL静注し，正確に15分，30分，60分，120分後に全尿を採取し，尿中のPSP濃度を測定する．
基準値	●15分値：25～50%　　●60分値：50～75% ●30分値：40～60%　　●120分値：55～85%
異常をきたす病態	●糸球体腎炎，ネフローゼ症候群，腎不全，水腎症のほか，下痢や脱水，寒冷，過度の発汗などでも低値を示す．

◆排尿機能検査

前立腺肥大症の診断などのために行われる尿流量測定，排尿障害の診断などのために行われる残尿測定，神経因性膀胱を診断するうえで有効な膀胱内圧測定がある．

尿流量測定（ウロフローメトリー：UFM）

検査の概要（目的）
- 前立腺肥大症の診断，程度の評価のため行われることが多い．
- 尿流計を装着した便器に向かって排尿すると，機械が尿流を感知して自動的に記録される．
- 排尿時間，排尿量，最大尿流量率，平均尿流量率を測定して評価する．

基準値
- 排尿時間：20〜30秒
- 排尿量：250〜400mL
- 最大尿流量率：20mL/秒以上

異常をきたす病態
- 前立腺肥大症では，排尿時間の延長，最大尿流量率の低下がみられる．

ポイント
- 正常な尿流曲線は釣鐘型を描く．測定から得られる数値だけではなく，曲線の描き方も排尿障害の程度や原因の診断を知るうえで重要となる．

検体の採取・保管の注意点
- 尿流量は排尿量に比例するため，少なくとも150mL以上の排尿量が必要とされる．検査前は膀胱に尿をためておくよう説明する．
- 緊張や不安が強いとうまく排尿ができず，正確な排尿状態を測定できないことがある．できるだけいつもどおりに排尿ができるよう，声かけや環境調整を行う．

●正常な尿流曲線

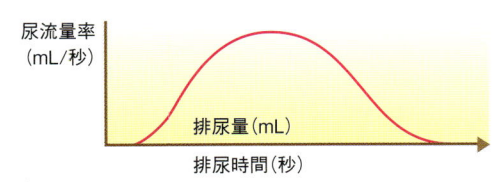

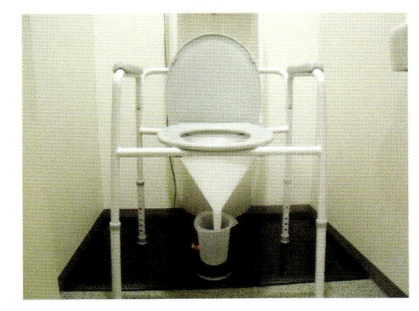

ウロフローメトリー用の便器

残尿測定

検査の概要（目的）	● 残尿量（PVR）とは，排尿後に膀胱内に残った尿のことをいう． ● 残尿量を知ることで，排尿障害の診断や程度を知るために行う． ● 残尿測定の方法には，超音波で膀胱サイズを測定して残尿量を測定する方法と，尿道カテーテルを用いて導尿する方法がある．より正確な値を得るには導尿が必要だが，感染のリスクや羞恥心を伴うことを理解する． ● 簡易的な検査方法として，携帯型の残尿測定器も活用されている．
基準値	● 10〜15mL以内
異常をきたす病態	● 残尿量が50mL以上であれば排尿障害が疑われる．
ポイント	● 残尿量にはばらつきがあるため，複数回の測定が望ましい． ● 腹水がある場合は，超音波測定で腹水も測定することがあるため注意する．
検体の採取・保管の注意点	● 残尿量の測定は排尿後ただちに行う必要があるため，測定者は患者を待たせることがないよう注意する．

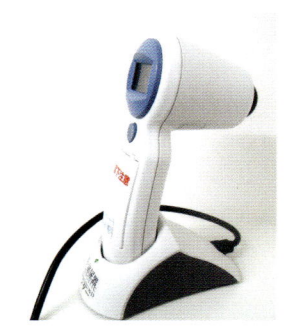

携帯型残尿測定器

膀胱内圧測定（シストメトリー）

検査の概要（目的）	● 膀胱の蓄尿機能と尿を出す力を調べる検査であり，神経因性膀胱を診断するうえで有用である． ● 尿の充満感による感覚（初発膀胱充満感，初発尿意，最大尿意），排尿筋の活動性，膀胱コンプライアンス（膀胱容量の変化と膀胱内圧の変化から算出）を測定する． ● 経尿道的に膀胱内にカテーテルを挿入し，カテーテルを介して膀胱内の尿を排出させたのち，炭酸ガスや生理食塩水などの液体を注入して膀胱を充満させながら，膀胱内圧の変化を経時的に測定し記録する．
異常をきたす病態	● 神経因性膀胱では，膀胱内圧の低下や尿意の低下，測定中の排尿筋の不随意収縮がみられる．
ポイント	● とくに基準値はなく，主治医により総合的に判断されている．

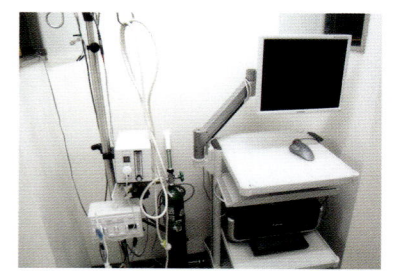

膀胱内圧測定で使用する器具

◆精液検査

男性不妊症の診断，治療において基本となる検査である．
なお，男性不妊症の視診・触診の手順はp.99を参照されたい．

検査の概要（目的）
- 精液検査には一般精液検査と，さらに詳しく調べる特殊な精液検査がある．
- 精液量，pH，精子濃度，精子運動率，精子正常形態率，抗精子抗体などを測定する．
- 1か月の期間に少なくとも2回以上行うことが望ましいとされている．

必要物品

① スライドグラス
② カバーグラス
③ スポイド計算機
④ マクラー精子分析カウントチェンバー
⑤ 顕微鏡

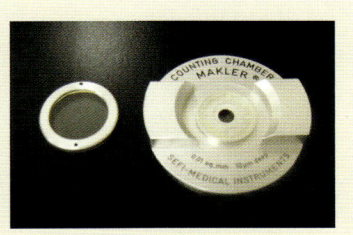

マクラー精子分析カウントチェンバー

基準値
- 精液量：2.0mL以上
- pH：7.2以上
- 精子濃度：1mL中に2,000万個以上
- 総精子数：4,000万個以上
- 精子運動率：50%以上
- 精子正常形態率：15%以上
- 精子生存率：75%以上
- 白血球数：1mL中に100万個以下

男性不妊症とは

不妊症において，男性因子の頻度は全体の40〜50%を占めている．男性不妊症の原因には，造精機能障害，精路通過障害，副性器障害，性機能障害，免疫性不妊症などがある．

診断には，精液検査のほかに精巣容積測定，精子機能検査，内分泌検査などが用いられる．

治療としては，造精機能回復の目的で薬物療法や手術療法が行われる．また，生殖補助医療として人工授精，体外受精，顕微授精などが行われる．

●精液所見と累積妊娠率

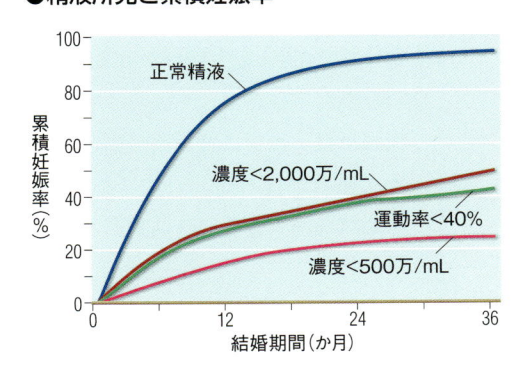

（正常精液、濃度<2,000万/mL、運動率<40%、濃度<500万/mL）
縦軸：累積妊娠率（%）　横軸：結婚期間（か月）

●不妊症の原因（%）

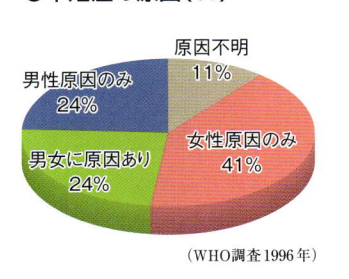

- 原因不明 11%
- 男性原因のみ 24%
- 女性原因のみ 41%
- 男女に原因あり 24%

（WHO調査1996年）

検体検査と看護

●検査の流れと看護の実際

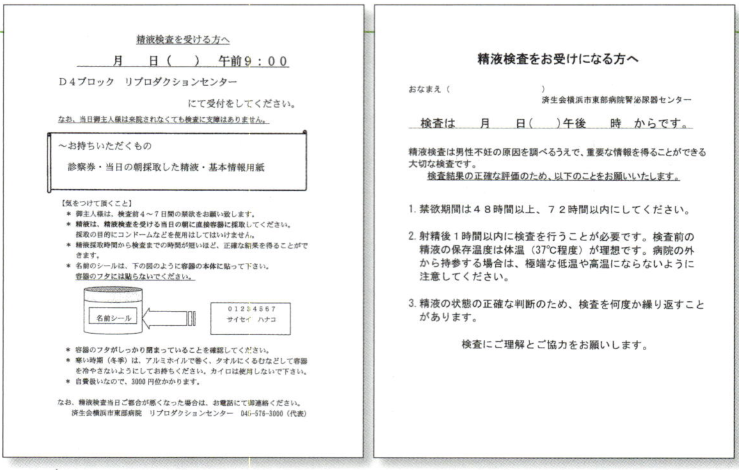

❶検査前の手順

①あらかじめ外来にて検査について説明する．

〈説明内容〉

- 精液の採取の前に，禁欲期間を3〜7日もつこと．
- 禁欲期間が短すぎると精液量が少なくなることがあり，長すぎると精子運動率の低下や精子濃度が高くなることがある．
- 病院外で採取する場合は，①衣服やカバンに入れるなどして，20℃以下の低温や40℃以上の高温にさらさないようにし，採取後1時間以内に持参すること．②性交中の採取は取りこぼしやすく，雑菌や女性の頸管粘液が混ざる可能性があるため望ましくないこと．
- 検査前に注意書きをよく読むこと．

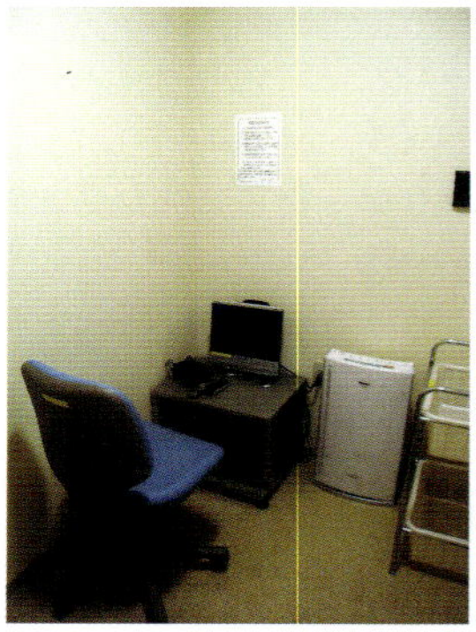

❷検査中の手順

①必要物品を準備する．
②3日間以上の禁欲を確認し，用手法（マスターベーション）で全量を精液採取容器へ直接採取する．一部こぼれたときは申し出てもらう．コンドームは潤滑剤が運動率に影響するため，採取には使用しない．
③精液提出時，患者名，採取時間を確認する．
④採取後は加温器保存し，精液が液化（およそ20〜30分）してから医師に伝える．

〈ケアのポイント〉

- マスターベーションを病院で行うことへの苦痛は大きい．患者の羞恥心を傷つけないよう，プライバシーが守れるように十分配慮する．
- 採取室の環境としては，防音個室であることが望ましい．
- 患者に，「リラックスしてください．困ったことがある際は遠慮なく声をかけてください」と声をかける．

〈検査項目〉

- **肉眼所見**：正常は黄白色〜白色である．血液が混入していれば血精液，白血球が混入していれば膿精液と診断される．
- **精液量**：重量法により測定する．
- **pH**：射精後1時間以内に，試験紙を用いて測定する．
- **精子運動率**：精液を400倍の顕微鏡下で観察し，精子の直進運動と速度を測定する．その速度により，動きのよい精子と悪い精子の割合を算出する．
- **精子濃度**：精子の動きを止め，計算板を用いて精子数を算出する．
- **精子正常形態率**：精子を染色し，krugerらのstrict criteriaに準じて精子形態を分類する．
- **精子生存率**：動いていない精子に対し，染色をして生存を確認する．
- **白血球数**：精液中の白血球を染色して算出する．

オリエンテーション用紙

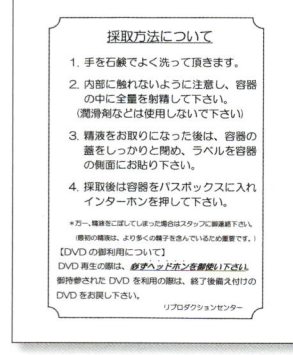

採取室　　　室内注意書き

〈精液所見による診断〉
- **正常精液**：全項目の基準値を満たす．
- **乏精子症**：精子濃度が 20×10^6/mL未満
- **精子無力症**：前進運動精子が50％未満，もしくは高速直進精子が25％未満
- **奇形精子症**：正常形態精子が15％未満
- **無精子症**：精液中に精子が存在しない．
- **無精液症**：精液が噴出されない．

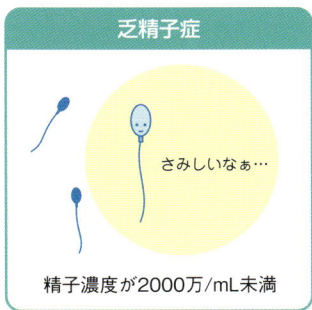

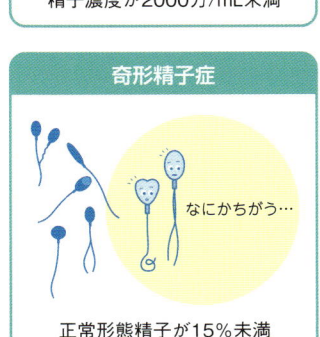

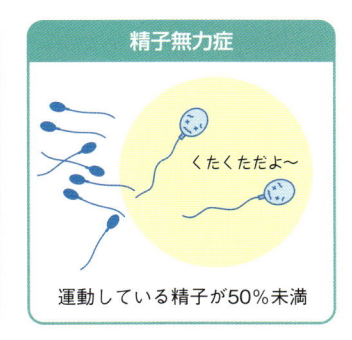

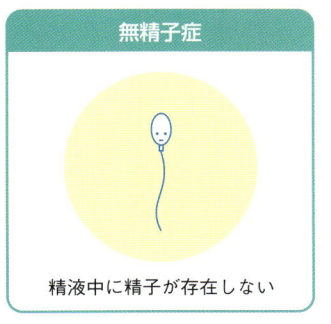

❸検査後の手順

① 後片づけする．
② 医師の検鏡終了後は，ただちにマクラー精子分析カウントチェンバーを中性洗剤で洗浄し乾燥させて保管する．

乏精子症
さみしいなぁ…
精子濃度が2000万/mL未満

精子無力症
くたくただよ～
運動している精子が50％未満

奇形精子症
なにかちがう…
正常形態精子が15％未満

無精子症
精液中に精子が存在しない

◆分泌物検査（前立腺，尿道）

慢性の前立腺炎を診断するための前立腺分泌物検査，性感染症を診断するための尿道分泌物検査がある．いずれも，採取した液を検査し，細菌や白血球の有無を調べる．

前立腺分泌物検査

検査の概要（目的）	● 慢性前立腺炎，慢性細菌性前立腺炎の診断のため，前立腺圧排液（EPS）の観察を行う方法である． ● 急性前立腺炎の急性期は，前立腺マッサージによる敗血症を起こすおそれがあるため，禁忌である．
慢性前立腺炎・ 慢性細菌性前立腺炎とは	● 前立腺炎は，細菌などを原因として引き起こされる前立腺の炎症である． ● 男性生殖器の炎症性疾患のなかでは最も頻度が高く，青壮年期に多い疾患である．経過により，急性前立腺炎と慢性前立腺炎に大別される． **【原因】** ● 慢性細菌性前立腺炎の起因菌は，大腸菌などの腸内細菌が大半を占める．そのほかに，ブドウ球菌，真菌，結核菌が検出されることもある． ● 慢性非細菌性前立腺炎の原因は，クラミジア・トラコマティスなどの病原微生物が関与している．

【症状】

- 全身症状として発熱や倦怠感などが現れるが，一般的に軽度である．
- また，採血データ上は炎症反応がほとんどみられないことが多く，この点で急性前立腺炎と異なる．プロスタトディニア（前立腺症）では，前立腺痛などの局所症状が出現する．ただし臨床所見はみとめられない．

> **豆知識　プロスタトディニア**
> 前立腺痛を主訴として，軽度の前立腺症状がみられる疾患群のことである．炎症所見がなく，原因が不明な点で細菌性前立腺炎とは区分されている．

●検査の流れと看護の実際

❶検査前の手順

①患者の体位を整える．
- **仰臥位の場合**：中指，薬指で尿道を圧迫し，上向きに前立腺をマッサージする．
- **膝肘位の場合**：下腿を広げ，下向きに前立腺をマッサージする．

〈患者への声かけ〉
- お腹の力を抜いて，リラックスしてください．
- ベッドに仰向けになってください．
- ベッドに四つん這いになってください．
- ベッドにうつぶせになって，膝を立ててください．

❷検査中の手順

①肛門より指先を挿入し，前立腺をマッサージして分泌物を外尿道口に圧出し採取する．

〈ケアのポイント〉
- 患者にとって陰部を露出して検査を受けることは，羞恥心が大きく精神的苦痛を伴う．患者の苦痛を理解し，自尊心を傷つけないような声かけや配慮が必要である．

〈患者への声かけ〉
- お尻から指を入れて検査をします．お腹の力を抜いてください．

❸検査後の手順

①採取した液を検査し，細菌や白血球の有無を調べる．正常は，乳白色で粘稠である．

●前立腺分泌物検査[1]

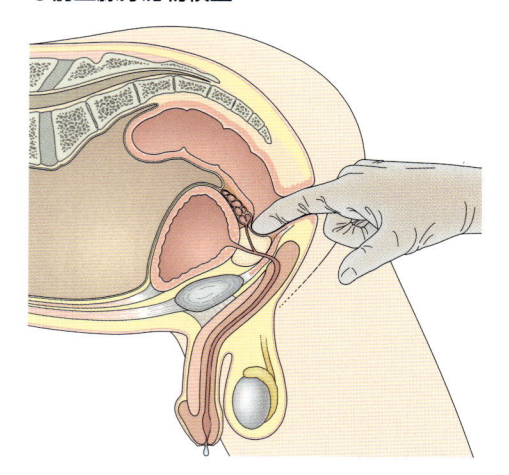

指先でマッサージ（最初は前立腺側方から中央部に向かい，最後に前立腺溝に沿って底部より尖部に向かって行う）し，分泌物を外尿道口に圧出し採取する

●前立腺のDrach分類

区分	細菌	白血球
急性細菌性前立腺炎	＋	＋
慢性細菌性前立腺炎	＋	＋
慢性非細菌性前立腺炎	－	＋
プロスタトディニア	－	－

尿道分泌物検査

検査の概要（目的）	●性感染症の症状として，外尿道口から膿性分泌物が出現することがあり，その診断のために行う検査である．
適応	●淋病（最も多く，感染して2～7日で排尿時痛を伴う膿性の分泌物を生じる） ●クラミジア ●カンジダ

●検査の流れと看護の実際

❶検査前の手順

①患者の体位を整え，陰部を露出させる．

〈ケアのポイント〉

- 患者にとって，陰部を露出して検査を受けることは，羞恥心が大きく精神的苦痛を伴う．患者の苦痛を理解し，自尊心を傷つけないような声かけや配慮が必要である．

〈患者への声かけ〉

- ベッドに横になってください．下着を下ろします．寒くないですか？

❷検査中の手順

①外尿道口より分泌物を採取する（滅菌綿棒での採取，またはスタンピング法を用いる）．

❸検査後の手順

①採取した液を検査し，細菌や白血球の有無を調べる．

引用・参考文献
1）落合慈之監，渋谷祐子，亀山周二編：腎・泌尿器疾患ビジュアルブック．学研メディカル秀潤社，2010．
2）林正健二編著：ナースのための泌尿器科臨床検査マニュアル——主要疾患別診断検査フローチャートつき．メディカ出版，2002．
3）野中廣志：看護に役立つ検査辞典——ポケット版．照林社，1997．

（村野弥生，名島渓，佐藤千夏）

フィジカルアセスメント

画像診断をはじめとする各種検査法の発達により，疾患の診断は容易になってきている．しかし，これらの検査は，患者に十分な診察を行ったうえで実施される．

まず問診から始まり，一般検査である視診，触診，打診，聴診，神経学的検査が行われる．これらに加え，泌尿器科では直腸診も行われる．

泌尿器および生殖器の診察は，非常にデリケートな部分であり，患者は羞恥心や恐怖心を伴いやすく，実施中の態度や手技はもとより，環境調整や体位の選択，説明の仕方などにも十分な配慮が必要である．

不安を軽減しながら，診察が安全に行われるように援助していくことにも十分留意する．

●問診のチェックポイント

①**腎臓**：排尿時痛，多尿または頻尿，乏尿，夜間頻尿，血尿，浮腫，結石の既往

②**泌尿器**：排尿障害，尿漏れ，失禁，鼠径部のヘルニア，前立腺肥大，結石の有無

③**直腸・肛門**：便通の状態（頻度，パターン），便の性状，分泌物の有無と性状，排便に伴う随伴症状の有無（出血，疼痛，瘙痒感，違和感），緩下剤や浣腸などの使用状況，食事や水分摂取の状況と生活パターン，排尿障害の有無

④**生殖器**：性器の異常，性器出血，性病の既往，疼痛，瘙痒感，分泌物異常，月経異常，手術や検査の既往

⑤**外性器**：尿道や腟の灼熱感，瘙痒感の有無，排尿痛・排尿障害などの有無，性病の既往の有無，性生活の状況，妊娠・分娩の有無と経過

⑥**鼠径部**：鼠径リンパ節の腫脹の有無，鼠径部のヘルニアの有無

●腎臓のフィジカルアセスメント

❶**視診**
- 腎腫大による腹部膨隆があれば，成人では水腎症や腎がん，嚢胞腎などの疾患が考えられる．小児では先天性水腎症，ウィルムス腫瘍などが考えられる．

❷**触診**
- 腎表面の性状や硬さ，腫脹や呼吸性移動の有無，圧痛の有無に注意する．
- 正常腎は成人では通常触れることはできないが，小児ややせた女性では右腎下端を触れることができる．左腎は通常触れない．
- 肋骨脊柱角領域では，自発痛（疝痛発作や鈍痛）や叩打痛（軽く叩いたときの痛み）を訴えることがある．
- 疝痛発作は，尿管が急激に閉塞し（結石や凝血塊など），尿管平滑筋が痙攣することによって自覚する疼痛である．ひどいときには悪心・嘔吐をきたし，顔面蒼白になることもある．

- 鈍痛は，慢性の尿路閉塞による水腎症や炎症による浮腫，腫瘍による周囲の圧迫や体外衝撃波結石破砕術後の腎被膜下出血，馬蹄腎による周囲神経叢の刺激によることが多い．
- 肋骨脊柱角領域の叩打痛は腎盂腎炎のときに著明で，腎結核や腎周囲炎などでもみられる．

● 触診法（ギヨン法）[2]

① 患者を仰臥位にする．腹壁の緊張をとるため，膝を軽く曲げた状態にする
② 肋骨脊柱角に片方の手を置いて背側から腎を持ち上げるようにし，もう片方の手を肋骨弓下，前腹壁に当てる
③ 患者に大きく息を吸わせ，吸気時に腎が下降したときに，両手の指の間に挟み込むようにして腎を触知する．呼気時には，両手の指の間から抜けるように肋骨弓に入り込む

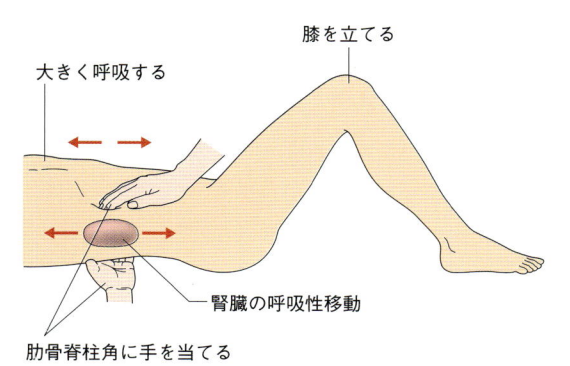

膝を立てる
大きく呼吸する
腎臓の呼吸性移動
肋骨脊柱角に手を当てる

● 叩打痛の検査[2]

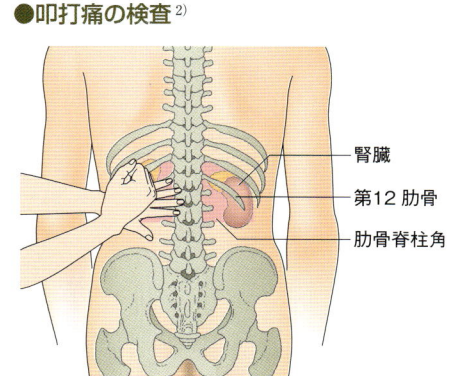

腎臓
第12肋骨
肋骨脊柱角

● 尿管のフィジカルアセスメント

❶ 肋骨脊柱角の叩打痛
- 尿管は解剖学的に視診も触診も行うことができない．ただし，尿路結石などが存在するときには，肋骨脊柱角の叩打痛が知られている．また，尿管の走行に一致した圧痛を認めることもある．

● 膀胱のフィジカルアセスメント

❶ 視診
- 下腹部正中に膨隆所見があれば，尿閉などによる膀胱の尿貯留が考えられる．

❷ 触診
- 膀胱は尿が貯留していないときは触知できないが，尿閉などで500mL以上の尿貯留がある場合には，下腹部正中に腫瘤を触知することができる．
- 恥骨上部の圧迫によって圧痛や尿意を訴える場合は，膀胱の炎症疾患が考えられる．
- 双手診は，膀胱に腫瘍がある場合の基本手技である．腫瘍の大きさや性状，可動性の有無などを触診する（現在では超音波検査が一般的である）．

● 双手法[2]

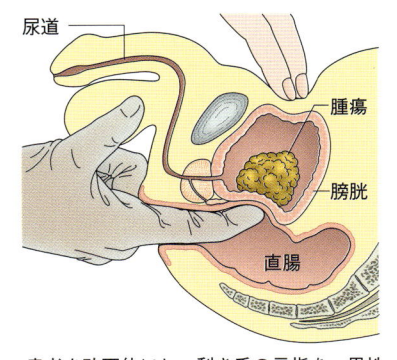

尿道
腫瘍
膀胱
直腸

患者を砕石位にし，利き手の示指を，男性では直腸に，女性では腟に挿入する．下腹部に当てたもう片方の手とのあいだで触診する

フィジカルアセスメント

●前立腺のフィジカルアセスメント

①触診

- 前立腺は恥骨と直腸の間にあるので、腹部からは診察できない。したがって、直腸診が行われる。
- 尿検査を行う場合には、前立腺分泌物が尿中に混ざってしまうのを防ぐため、必ず直腸診の前に実施する。
- 前立腺の大きさ、形、左右対称性、表面の状態、硬度と弾力性、可動性、中央溝の状態、圧痛の有無などを観察し、肥大や腫瘤の有無を確認する。
- 直腸がんや直腸ポリープの有無にも留意する。
- 健常成人男性の前立腺はクルミ大で、表面は平滑、弾性硬で中央溝を触知することができ、圧痛はない。
- 精嚢は前立腺の上方左右に位置するが、健常者では触知しない。

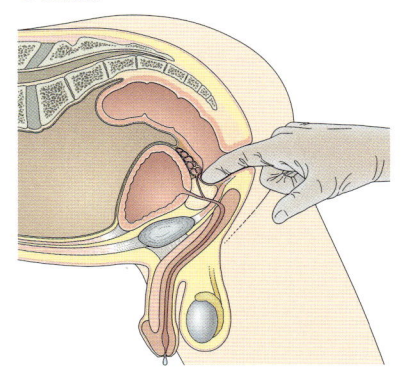

●直腸診[2]

①体位を確保する。左側臥位でのシムス位（検者が右利きの場合）、立位前屈位、膝胸位、砕石位など
②視診により痔核、脱肛、コンジローマの有無などを観察する
③ゴム手袋の上から潤滑剤（ゼリー、グリセリンなど）を示指に十分つける
④患者に大きく口呼吸をして力を抜いてもらってからゆっくりと肛門に挿入する
⑤示指を2～3cm挿入すると、直腸前壁に前立腺を触知する

●陰茎のフィジカルアセスメント

①視診

- 陰茎や亀頭を観察し、腫瘍、感染、炎症疾患（陰茎がん、尖圭コンジローマ、亀頭包皮炎など）の有無を確認する。
- 外尿道口の位置や大きさなどを確認し、尿道の上裂・下裂、外尿道口狭窄の有無をみる。

●外尿道口の観察[2]

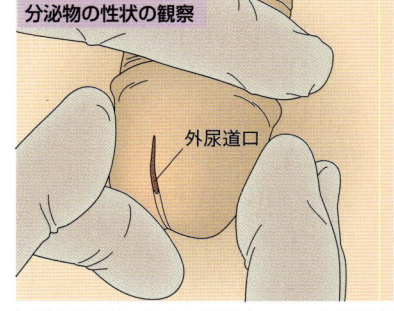

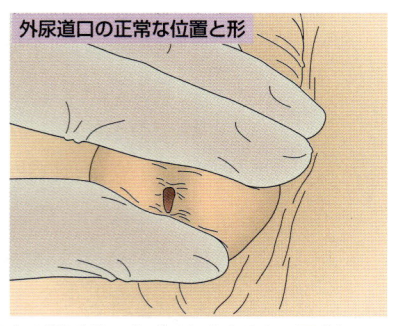

| 分泌物の性状の観察 | 外尿道口の正常な位置と形 |

外尿道口

包茎の場合は、包皮を翻転させてから亀頭を観察する（診察後は必ず、包皮をもとに戻す）

❷触診
- 不要な刺激は避け，できるだけ手早く陰茎および亀頭部の全周を診察する．
- 亀頭部を軽く押して外尿道口を開き，形，分泌物の性状，圧痛などを観察する．また，尿道の炎症，尿道に沿って圧痛の有無を確認する．
- ペイロニー病にみられる線維性の硬結の有無を確認する．

※ペイロニー病：陰茎海綿体白膜，周囲膜に硬結形成と線維化が起こり，勃起時の疼痛，勃起不全，陰茎の彎曲を呈する疾患．原因は不明．

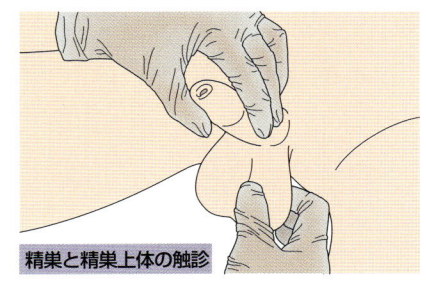

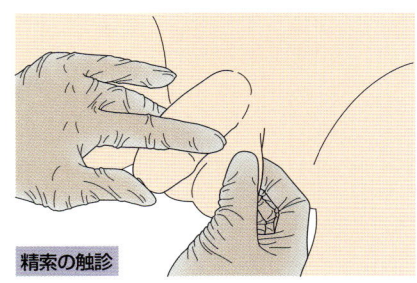

●陰嚢のフィジカルアセスメント

❶視診
- 陰嚢の皮膚病変，浮腫，陰嚢内腫瘤の有無，色素沈着の状態を確認する（陰茎を持ち上げ，陰嚢の裏側まで観察する）．
- 光源を用いた視診で，透光性があれば陰嚢水腫や精液瘤などが，透光性がなければ精巣腫瘍，鼠径ヘルニアなどが疑われる．

●陰嚢の視診[2]

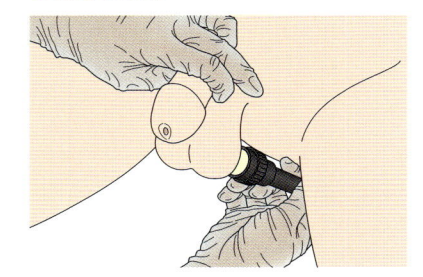

陰嚢に腫瘤や結節を認める場合には，光源を用いて透光性を確認する

❷触診
- 陰嚢全体の大きさ，形，左右対称性，重量などを確認する．
- 陰嚢のなかには，精巣，精巣上体，精索（精管，精巣動静脈）がある．それぞれが固有の形，硬度をしているため，個々に観察する．
  ①**精巣**：大きさには多少の左右差はあるが，大きさは性腺機能障害，男性不妊症と関係する．精巣測定器（オーキドメーター）を用いて診察を行う．精巣を触知しない場合は停留精巣が疑われ，同側の鼠径部が探索される．大きさのほかに，形，硬度，圧痛の有無なども観察する．
  ②**精巣上体**：頭部，体部，尾部と区別して触診する．
  ③**精索**：精巣動静脈とともに，コリッとした硬さの精管を触れる．精索静脈瘤の有無は立位で触診する．

●陰嚢の触診[2]

精巣と精巣上体の触診

精索の触診

●女性外陰部のフィジカルアセスメント

❶視診

- 内診台で，砕石位で行われる．
- 陰毛の分布と外性器の発達状態を観察する．
- 大陰唇の表面を観察し，発赤，腫脹，浮腫の有無を確認する．
- 軽く患者の内股に触れて反射的な緊張を除いてから，小陰唇を開き，陰核，尿道口，前庭部，腟口などのびらん，潰瘍，疣贅（ゆうぜい）の有無を確認する．
- 小児では，陰核の肥大や前庭部からの尿排出の有無を確認する．陰核の肥大は副腎性器症候群，前庭部からの尿排出は尿管異所開口を疑う．
- 成人では，腹圧を加えさせることで膀胱脱や直腸脱の有無を診察することができる．
- 利き手を触診指として，病変の疑われる部分を触診する．

●女性外陰部の視診[2]

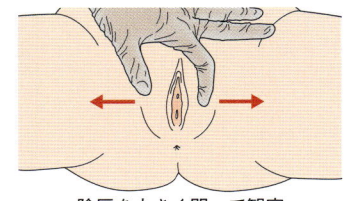

陰唇を大きく開いて観察

❷触診

- 大陰唇を指で挟むように触診する．圧痛や腫脹がある場合は，バルトリン腺の腫脹や圧痛，分泌物の有無を確認する．
- 尿道の触診は腟前壁から行い，硬結や炎症所見，腫瘤性病変の有無を確認する．
- 腟口から尿道を圧するようにしごくとスキーン腺から分泌物が出るような場合は，クラミジア感染などによる尿道炎を疑う．
- 腟やバルトリン腺は，尿道炎を引き起こすトリコモナス原虫などが生息しやすい場所であり，小陰唇はがんや肉芽腫の好発部位である．
- 腟から尿漏れがある場合は，尿管腟瘻，尿管異所開口などを疑う．その場合は腟鏡を用いて観察する．

●女性外陰部の触診[2]

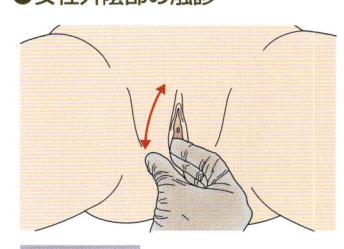

大陰唇の触診
正常ではバルトリン腺は触れない

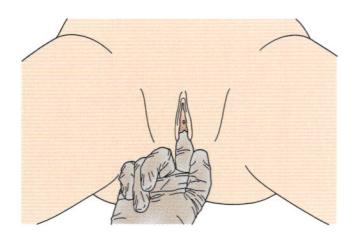

スキーン腺の触診
尿道を指の腹でこすり上げるように外に向かってしごく．分泌物があれば，尿道炎を疑う

●鼠径部のフィジカルアセスメント

❶視診
- 鼠径リンパ節が腫脹している場合は，陰嚢，外陰部の炎症，悪性腫瘍を疑う．
- 精巣腫瘍は腰リンパ節に転移するため，鼠径部での所見はみとめにくい．

❷触診
- 鼠径部ではリンパ節とヘルニアの触診を行う．
- 浅鼠径リンパ節の水平索と垂直索をていねいに触診し，それぞれの領域のリンパ節の腫脹の有無を観察する．
- 鼠径リンパ節腫脹を触知する場合は，個数，硬度，圧痛や周囲との癒着の有無を確認する．

●浅鼠径リンパ節の水平索と垂直索

水平索
垂直索

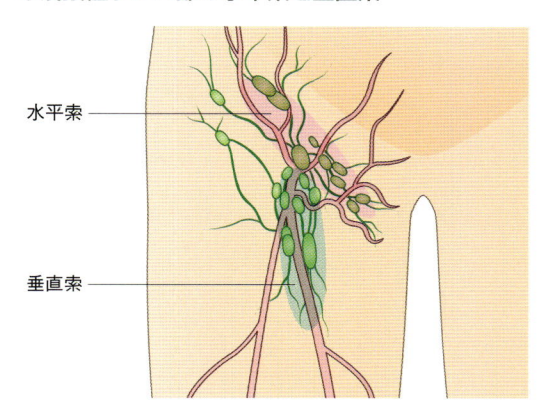

メモ
神経学的検査

泌尿器科特有の神経反射として，直腸診での外肛門括約筋の緊張度のほかに，①挙睾筋反射，②球海綿体筋反射があげられる．

①**挙睾筋反射**：大腿上部内面をこすると，同側の陰嚢内で精巣が挙上する反射．
②**球海綿体筋反射**：男性では亀頭を，女性では陰核を刺激すると，外肛門括約筋が収縮する反射．あらかじめ，肛門に示指を挿入した状態で刺激を行い，反射の有無を診察する．

引用・参考文献
1) 佐藤芳子ほか：腎・泌尿器疾患患者の看護．系統看護学講座──成人看護学7，第9版，医学書院，1995．
2) 落合慈之監，渋谷祐子，亀山周二編：腎・泌尿器疾患ビジュアルブック．学研メディカル秀潤社，2010．
3) 野村和弘監，藤元博行編：前立腺がん・膀胱がん．がん看護実践シリーズ10，メヂカルフレンド社，2007．
4) 藤崎郁：フィジカルアセスメント完全ガイド．学習研究社，2001．

(寺島智子，仲根真理)

腎・泌尿器の構造と機能

腎臓の構造

●尿路の構成（尿路を構成する器官）[2]

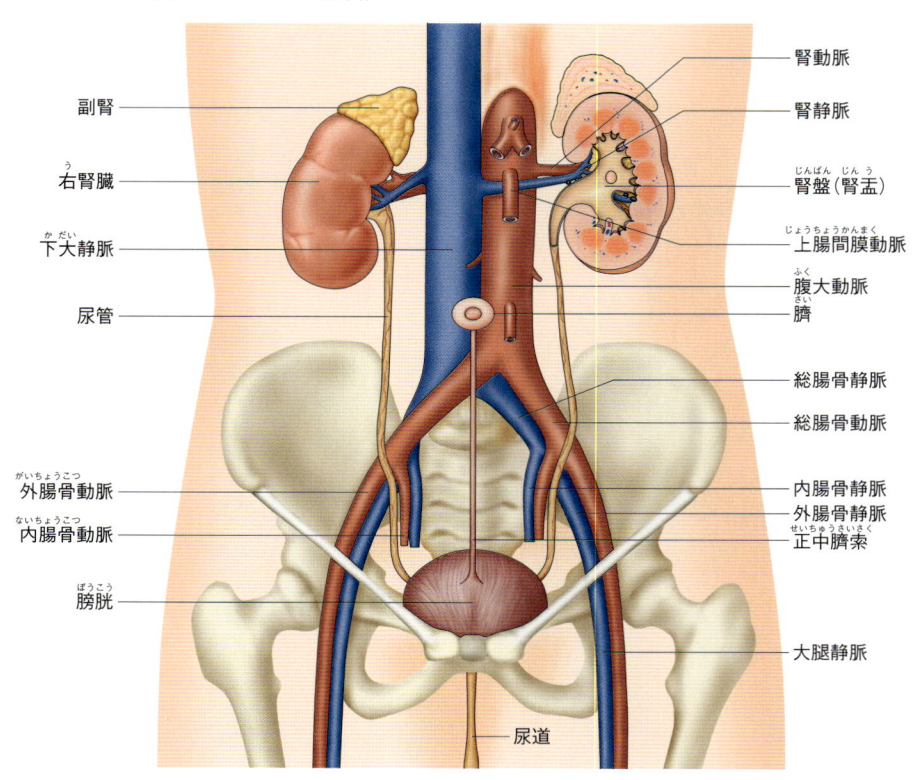

図中のラベル：
- 副腎
- 右腎臓
- 下大静脈
- 尿管
- 外腸骨動脈
- 内腸骨動脈
- 膀胱
- 腎動脈
- 腎静脈
- 腎盤（腎盂）
- 上腸間膜動脈
- 腹大動脈
- 臍
- 総腸骨静脈
- 総腸骨動脈
- 内腸骨静脈
- 外腸骨静脈
- 正中臍索
- 大腿静脈
- 尿道

腎臓で生成された尿を輸送する経路を尿路という．
尿路は腎臓，尿管，膀胱，尿道の4つの器官で構成されている．

❶腎臓の位置と形態

腎臓は，後腹膜腔内の第11胸椎から第3腰椎の高さの位置に，脊柱をはさんで左右に1つずつある．右の腎臓は肝臓によって上から圧迫されているため，左の腎臓より5cmくらい下方にある．

そら豆状の形をしており，長さは縦が約10cmで横が約5cm，厚さは約

●腎臓および腎臓の位置（後面より）[2]

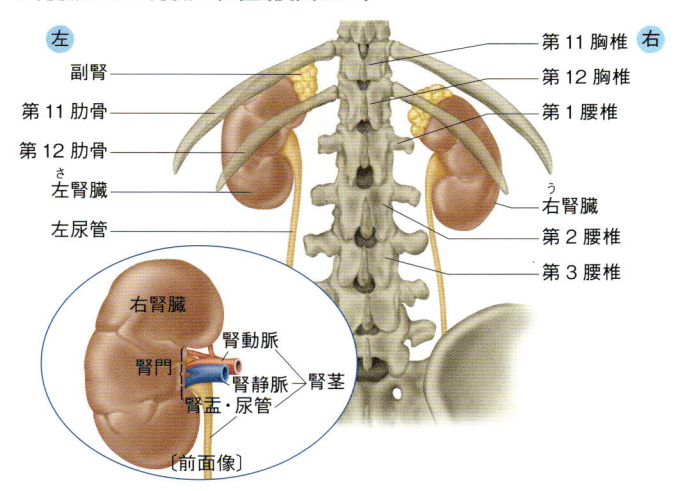

左 / 右
- 副腎
- 第11肋骨
- 第12肋骨
- 左腎臓
- 左尿管
- 第11胸椎
- 第12胸椎
- 第1腰椎
- 右腎臓
- 第2腰椎
- 第3腰椎

右腎臓
- 腎門
- 腎動脈
- 腎静脈
- 腎盂・尿管
- 腎茎

〔前面像〕

4cm，重さは120～150gほどである．

脊柱側（内側）のそら豆のくぼみの部分を腎門といい，腎動脈，腎静脈，尿管，神経，リンパ管などが出入している．

腎臓を縦断面でみると，外側は線維性の被膜で覆われており，腎実質は外層の腎皮質と内層の腎髄質に分けられる．腎髄質は放射線状の腎錐体を呈し，その先端（腎乳頭）は腎杯で囲まれ，この腎杯が集まって，腎盂（腎盤）を形成する．

❷腎臓の微細構造

腎臓は機能的単位であるネフロン（腎単位）が集まったものあり，1つの腎臓におよそ100万個のネフロンが存在している．ネフロンは，1つの腎小体とそれにつながる1本の尿細管から形成されている．

腎臓の組織には，毛細血管である糸球体（毛細血管が糸くずを丸めたような球状になっており，尿細管の入り口であるボーマン嚢〈糸球体嚢〉という袋にある）と，腎臓の一部である尿細管が存在している．糸球体と尿細管の

●腎臓の縦断面[2]

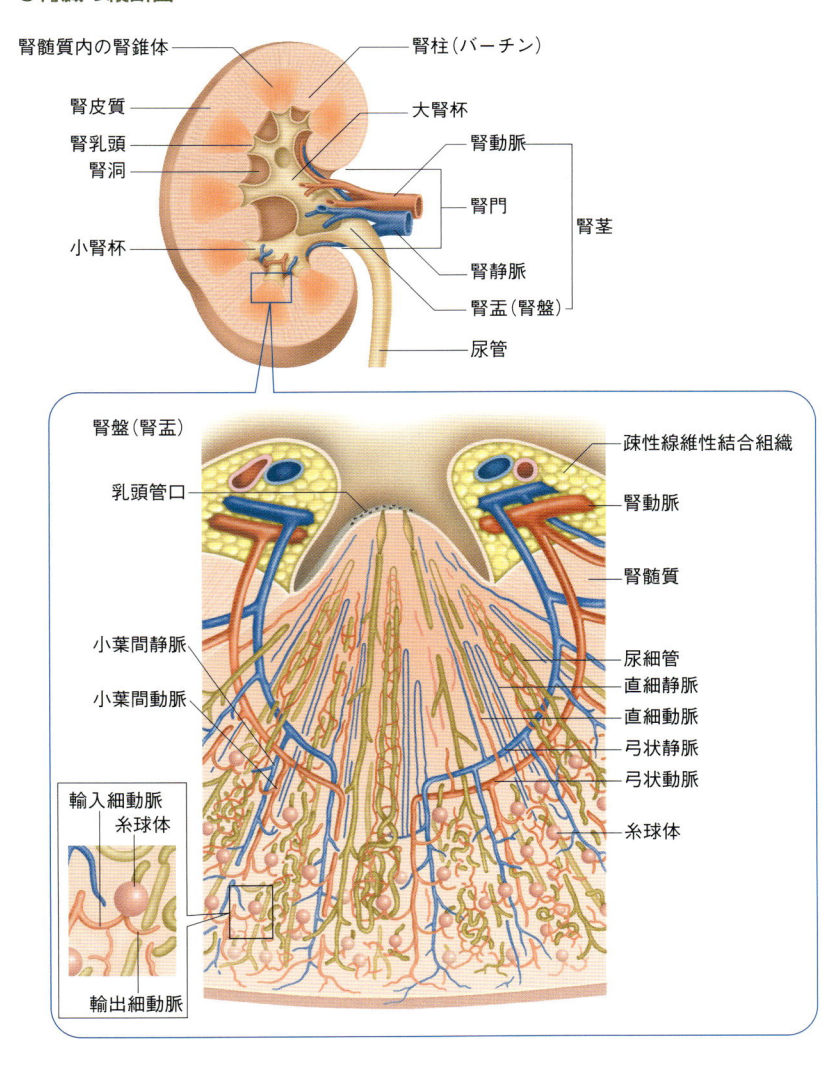

- 腎髄質内の腎錐体
- 腎皮質
- 腎乳頭
- 腎洞
- 小腎杯
- 腎柱（バーチン）
- 大腎杯
- 腎動脈
- 腎門
- 腎静脈
- 腎盂（腎盤）
- 尿管
- 腎茎

- 腎盤（腎盂）
- 乳頭管口
- 小葉間静脈
- 小葉間動脈
- 輸入細動脈
- 糸球体
- 輸出細動脈
- 疎性線維性結合組織
- 腎動脈
- 腎髄質
- 尿細管
- 直細静脈
- 直細動脈
- 弓状静脈
- 弓状動脈
- 糸球体

フィジカルアセスメント

2つをあわせて，腎小体という．

血液は輸入管から入り，糸球体を通って輸出管から出ていく．この間に毛細管壁から血管成分が濾過され，この糸球体濾液は，ボーマン嚢から尿細管へ流れ込む．尿細管での流れは，屈曲した近位尿細管，髄質深く腎盂に向かって走るヘンレ係蹄（「ヘンレのわな」とよばれる）の下行脚，ヘアピン様に彎曲して皮質へ向かうヘンレ係蹄上行脚，さらに遠位尿細管へと続く．遠位尿細管は皮質内にあり，集合管に集まって，再び髄質を通り，乳頭部で腎盂に注ぐ．

❸腎臓の血管

腎動脈は腹部大動脈から直接分岐しており，腎門から腎内に入る直前で3〜4本に分かれている．腎実質内から葉間動脈となって，皮質に向かって髄質を走り，皮質・髄質移行部で弓状に屈曲する弓状動脈となる．さらに弓状動脈から皮質周辺に向かって，多数の小葉間動脈が分かれている．

この小葉間動脈からは数本の輸入管が出て，糸球体に入る．糸球体から出た輸出管は，その糸球体につながる尿細管の周囲を取り巻く毛細血管網（小葉間静脈，弓状静脈，葉間静脈，腎静脈）を経て下大静脈に流れる．

● ネフロンの構造[2]

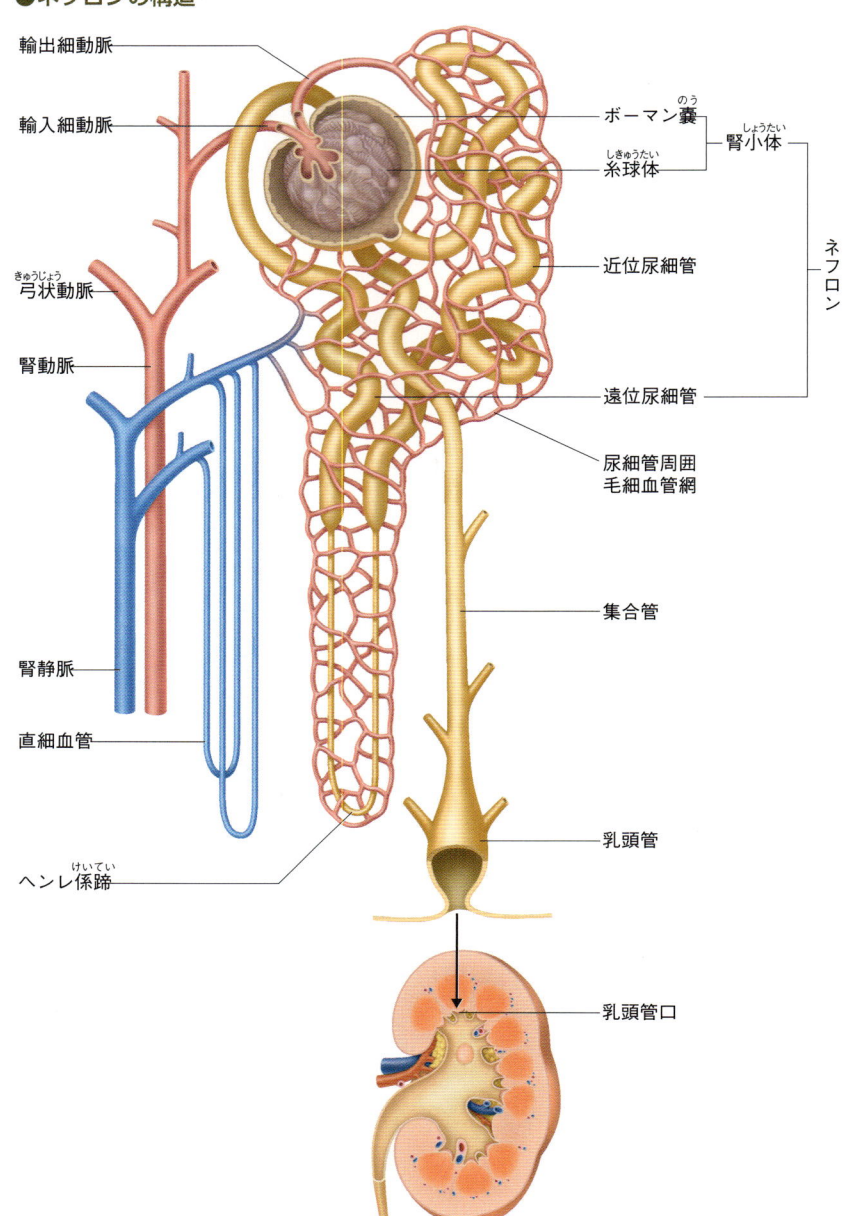

図：輸出細動脈，輸入細動脈，弓状動脈，腎動脈，腎静脈，直細血管，ヘンレ係蹄，ボーマン嚢，糸球体，近位尿細管，遠位尿細管，尿細管周囲毛細血管網，集合管，乳頭管，乳頭管口／腎小体，ネフロン

メモ

ネフロンには，糸球体が皮質表層にあって尿細管の短い皮質ネフロンと糸球体が皮質深部にあり，尿細管も髄質深く入り込んでいる傍髄質ネフロンがあり，そのはたらきも異なっている．

皮質ネフロンは水やナトリウム（Na）を排泄するようにはたらき，逆に傍髄質ネフロンは水やNaをより多く再吸収することにより，貯留するようにはたらく．したがって，循環血液量が減少するような状態では皮質ネフロンへの血液が減って，傍髄質ネフロンの血液量が増えるので，尿量および尿中Na排泄量は減少する．

● 腎小体の構造[2]

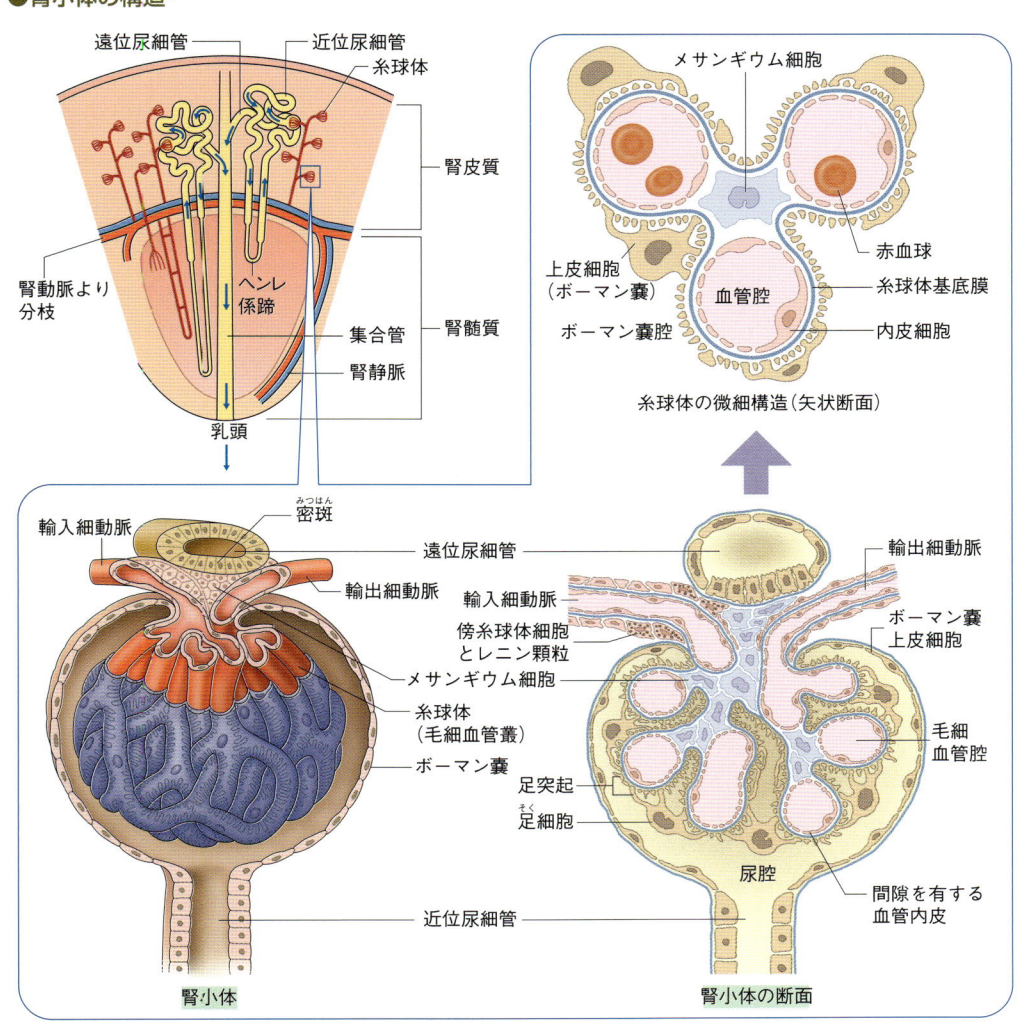

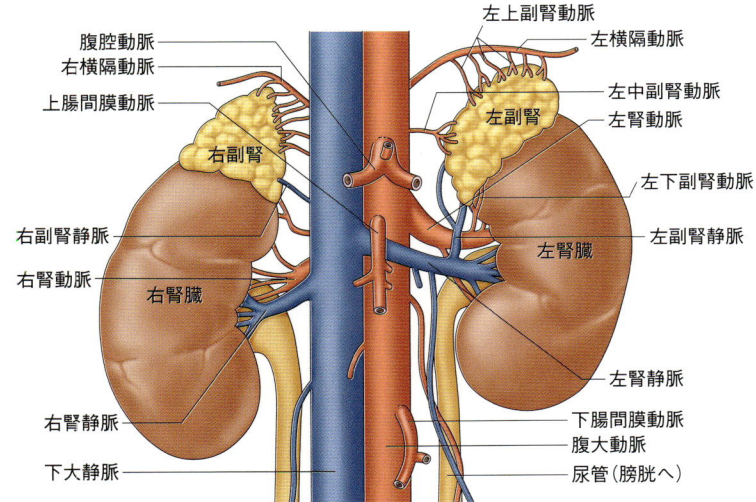

腎臓の機能

腎臓の機能は，身体の恒常性を保つため，尿生成と排出，尿成分の調節，血液濾過，糸球体濾過値の調節，体液量や血圧の調節，造血と骨代謝などである．

❶血液濾過と尿生成

腎臓のはたらきのなかで最も重要なのは，排泄臓器としての機能である．

腎臓は代謝によって生じた代謝産物や異物の排泄，水・電解質のバランス，体液の量・浸透圧，酸・塩基平衡の調節を行い，細胞の内部環境を常に一定の状態に維持している．その結果，尿が生成され排泄されるのである．

尿の生成はネフロンで行われる．血液が濾過される経路は，腎動脈が腎小体に入り，輸入細動脈から糸球体毛細血管叢を経て，輸出細動脈へ移行するという流れである．糸球体を流れる血液から血球成分と蛋白質を除いた液がボーマン嚢に濾過されて出てくる（糸球体では毛細血管の血圧を原動力としている）．ここで濾過されものを糸球体濾過液（原尿）というが，尿として排泄されるのは糸球体濾過液のおよそ1/100で，毎分約120mL（1日量170〜180L）が濾過されている（糸球体濾過値：GFRで表される）．

糸球体が血液を濾過する際，血液中の蛋白質はほとんど通さず，濾過されたものはほぼ血漿から蛋白質を除いたものに等しい．原尿中にはブドウ糖，アミノ酸，わずかな低分子量の蛋白質が含まれているが，これらの栄養分は近位尿細管の機能によって血液中に回収されるため，ほとんど尿中には含まれない．

❷再吸収と分泌

最終尿が生成されるまでには，糸球体での濾過，近位尿細管での再吸収と分泌，集合管における尿濃縮の4つの過程を経て完成する．

1分間に120mLが濾過される原尿は，尿細管を通過する間に90％以上が再吸収される．この再吸収によって，体液量の調整，重炭酸ナトリウムの再吸収，アンモニアの分泌，滴定酸の形成が行われる．これによって，酸の排泄と酸・塩基平衡を調整している．

❸内分泌臓器としての機能

①レニン

レニンは，腎臓の傍糸球体細胞から分泌される．

肝臓でつくられたレニンは，血中に分泌されたアンジオテンシノーゲンに作用して，アンジオテンシンⅠを生成する．アンジオテンシンⅠは，肺毛細管内皮細胞の転換酵素（ACE）作用によってアンジオテンシンⅡとなる．

アンジオテンシンⅡは動脈壁の平滑

●腎臓の生理機能

	基準値
腎血流量	1,000〜1,200mL/分
腎血漿流量	500〜600mL/分
糸球体濾過値	約120mL/分（170〜180L/日）
1日尿量	1.0〜1.5L

> **メモ**
>
> 腎臓の重量は体重の1/200程度にすぎないが，そこには心拍出量（4〜5L/分）の20〜25％という大量の血液（腎血流量1,000〜1,200mL/分）が流れている．これは体液成分を一定に保つためであり，体液の異常は細胞機能の低下・消失をきたす危険がある．腎臓には自己調節機能があり，血圧が80〜180mmHgの間で変化しても腎機能はほとんど変化しないが，血圧が60mmHg以下に低下すると尿はつくれなくなる．

> **メモ**
>
> ### 水の再吸収を増加させる因子
>
> 尿細管での糸球体濾液の受ける変化をみると，近位尿細管では濾過された水，ナトリウム（Na），塩素（Cl）などの2/3，およびカリウム（K），ブドウ糖，アミノ酸，蛋白質などの全量が再吸収される．ヘンレ係蹄は髄質のなかに深く入り込んでおり，下行脚では浸透圧差によって，水が再吸収される．
>
> 一方，上行脚ではNaとClが共輸送によって再吸収されるが，水は非透過性となって再吸収されない．ここでは糸球体で濾過されたNaClの約25％，水の15％が再吸収されている．遠位尿細管ではNaの再吸収と交換にK^+，H^+が分泌され，この交換を促進するホルモンがアルドステロンである．Naの欠乏によって，循環血液量が減少すると，副腎皮質からアルドステロンの分泌が亢進し，遠位尿細管でのNaの再吸収を増加させるのでNa欠乏と循環血液量の減少は回復に向かう．
>
> また，水の再吸収を増加させる因子として，抗利尿ホルモン（ADH）がある．水分の欠乏によって体液の浸透圧が上昇したり，循環血液量が減少したりすると，視床下部の神経核で産生され下垂体後葉に蓄えられていたADHが分泌され，主として腎臓の集合管に作用して水の再吸収を増加させる．
>
> 反対に水の摂取が過剰なときは，体液浸透圧の低下のためにADHの分泌は止まり，集合管での水の再吸収が減少するので尿量は多くなる．なお，ADHは水の再吸収を増加させるばかりでなく，Naの再吸収も増加させる．
>
> 一方，多くの有機酸，水素イオン（H^+），投与された薬剤などが近位尿細管で分泌され，尿細管腔に出てくる．とくにH^+の分泌は酸・塩基平衡の調節という意味から重要である．
>
> また，近位尿細管の細胞内ではアミノ酸，とくにグルタミンが分解されてアンモニア（NH_3）が産出される．NH_3は細胞膜を自由に通過して尿細管腔内に拡散され，管腔内で分泌されたH^+と結合してNH_4^+となり，尿中に排泄される．なお，NH_3は腎髄質内を通過して集合管に移行し，集合管で効率よくNH_4^+として排泄される．
>
> 尿の生成により，細胞外液の量とその成分が正常に保たれ，浸透圧やpHが調整され，内部環境が恒常的に保持され，また体内の老廃物や毒素を排除する．

筋を収縮させて血圧を上昇させ，副腎皮質のアルドステロン分泌を増加させる．アルドステロンはNa再吸収を増加することよって循環血液量を増加させ，血圧を上昇させる．このはたらきは血圧や体液の維持因子として重要であり，レニン-アンジオテンシン-アルドステロン（RAA）系といわれる．

②プロスタグランジン

プロスタグランジンは全身の諸臓器に存在している．腎臓では，糸球体，腎髄質の間質細胞，集合管で産生されている．腎臓ではNaの排泄を増加させたり，血管を拡張させて血圧を低下させる作用がある．プロスタグランジンの産生は，アンジオテンシンⅡやブラジキニンなどにより亢進する．

●尿成分の調節

調節か所	再吸収と分泌
近位尿細管	・尿細管と細胞間の電解質濃度（Naポンプの能動輸送の役割が大きい），静止膜電位の勾配差によって電解質（Na^+，Cl^-，HCO_3^-，K^+，Ca^{2+}など）の再吸収が行われる（濾過量の70％）． ・ブドウ糖，アミノ酸，水などの再吸収 ・代謝物（アンモニア，クレアチニン，H^+など）の分泌
ヘンレ係蹄	・Na^+，K^+，Cl^-，Ca^{2+}，水の再吸収 ・K^+，尿素の分泌
遠位尿細管	・アルドステロンの作用により，Na^+の再吸収とK^+の分泌が行われる． ・そのほか，Cl^-，水の再吸収，H^+，アンモニアの分泌が行われる．
集合管	・Na^+，尿素，水の再吸収（抗利尿ホルモンは水の吸収を促進し，尿を濃縮する） ・K^+，H^+，アンモニアの分泌

③カリクレイン-キニン系

腎カリクレインは遠位尿細管細胞で産生され，キニノーゲンにはたらいて，血管拡張作用のあるブラジキニンを生成する．その結果，血管を拡張することにより腎血流を増加させ，Na再吸収を抑制するとともにプロスタグランジンの産生による水利尿作用なども考えられている．プロスタグランジンとカリクレイン-キニン系は，腎性降圧因子とよばれている．

これらはまったく独立しているのではなく，互いに密接な関係をもっているといわれている．

④エリスロポエチン（EPO）

EPOは，骨髄での赤血球の産生を亢進させる機能をもっている．腎臓で産生され，赤芽球系前駆細胞に作用して，腎臓が貧血や腎虚血などの低酸素状態になると産生が増加する．

⑤ビタミンDの活性化

腎臓はビタミンDの活性化に必要な臓器である．尿毒症の際にみられるビタミンD抵抗性のカルシウム代謝障害はその原因のひとつであり，腎実質細胞の減少によって，活性型ビタミンDへの転換が低下することが大きな要因として考えられている．

⑥その他のホルモン

以上のように腎臓でつくられるホルモンのほかに，腎臓に作用するホルモンとして，アルドステロン，抗利尿ホルモン（ADH），副甲状腺ホルモン（PTH）の代謝などを行う．

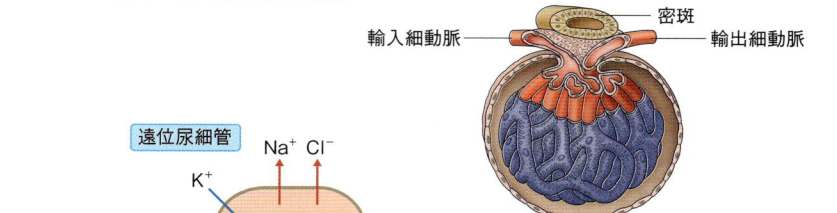

●尿細管の再吸収・分泌機能[2]

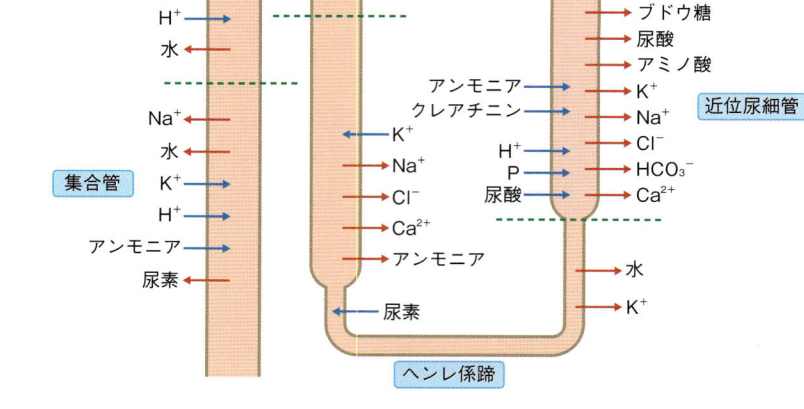

●腎臓におけるレニン-アンジオテンシン-アルドステロン系[2]

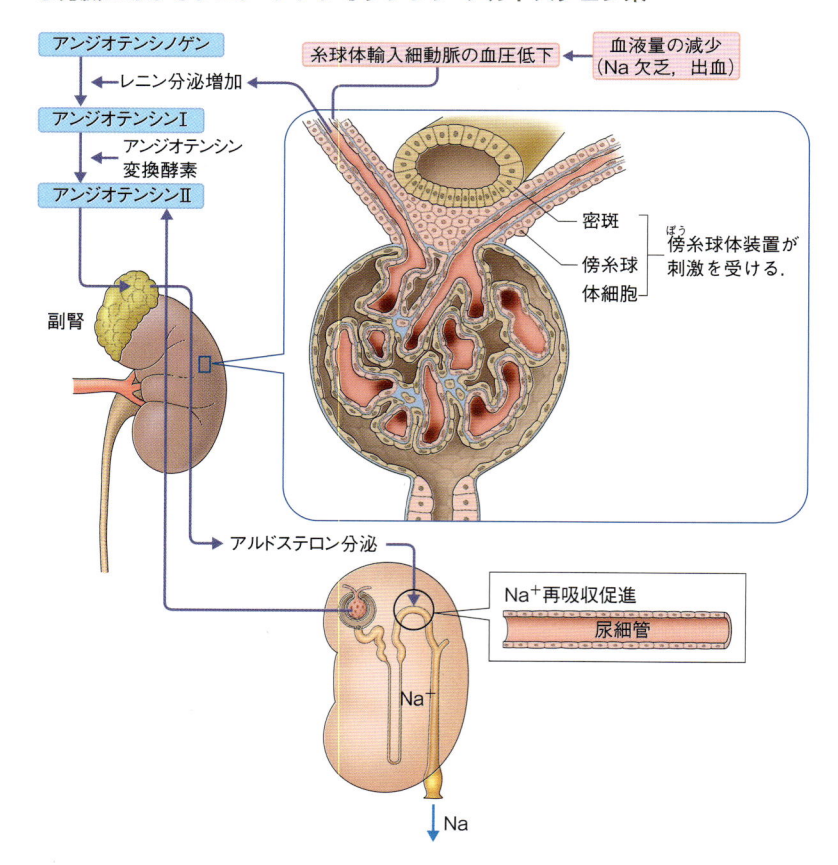

尿管の構造と機能

尿管は，腎盂と膀胱をつなぐ管腔臓器で，長さが25〜30cm，直径は4〜7mmである．

腎実質で生成された尿は，腎杯から腎盂に達し，尿管に注がれている．

尿管には，3か所の生理的な狭窄部位(上から，腎盂尿管移行部，総腸骨動脈交差部，膀胱壁筋層部位)がある．

尿管壁は平滑筋からなっており，上から下に向かって，絶えず蠕動運動を行っている．したがって，腎盂に集まった尿はただちに腎盂尿管移行部を通って下方に流れ，断続的に膀胱に排泄されている．膀胱と尿管の移行部には，膀胱にたまった尿が尿管に逆流しないための防止機能がある．

尿管は，腎盂を出たあと腸腰筋の前面を下降して総腸骨動脈と交差し，その前をまたいで小骨盤腔に入る．膀胱に接続する直前で，男性では精管，女性では子宮円靱帯の後方を迂回している．

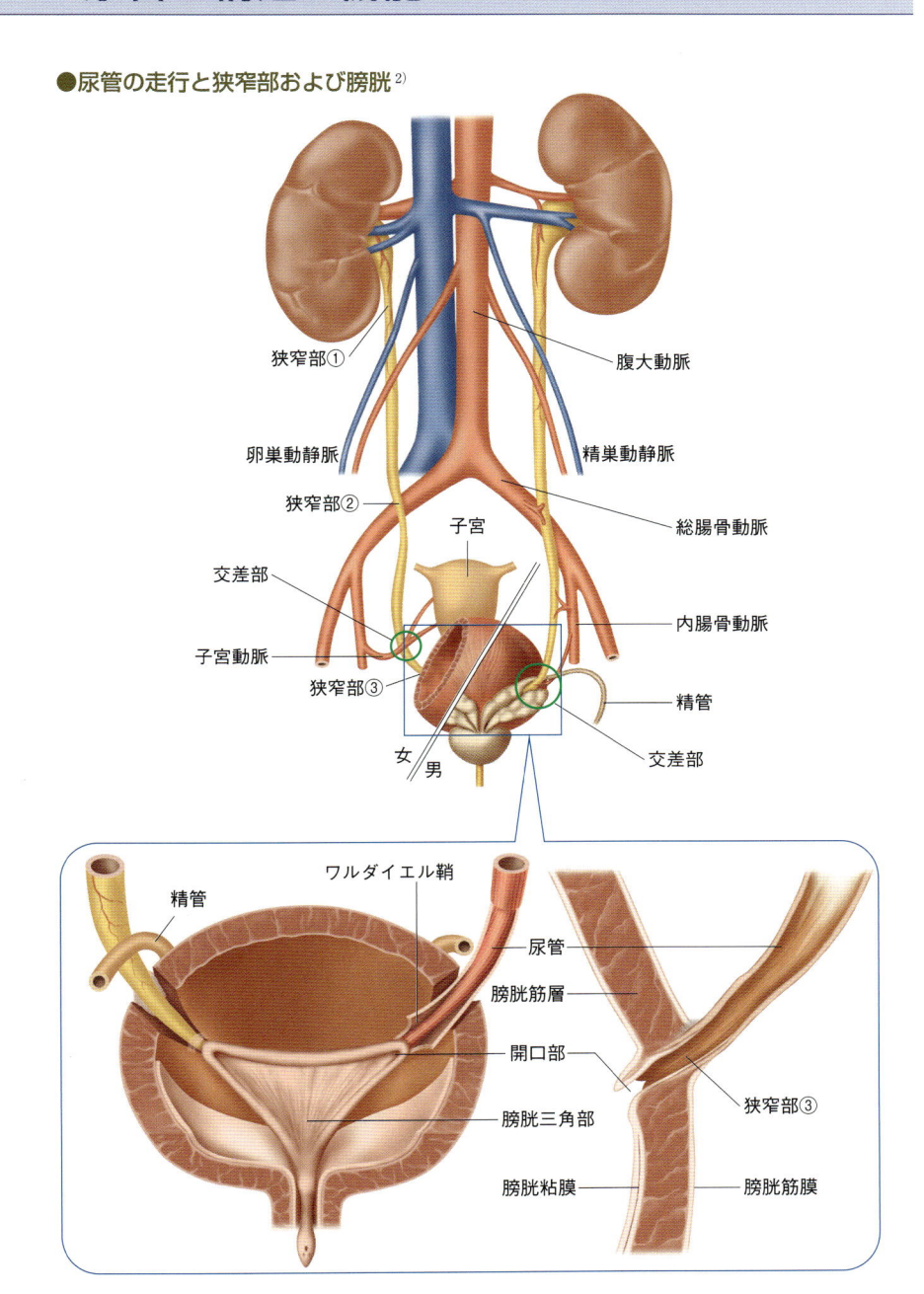

●尿管の走行と狭窄部および膀胱[2]

フィジカルアセスメント

膀胱の構造と機能

●膀胱の逆流防止のメカニズム[2]

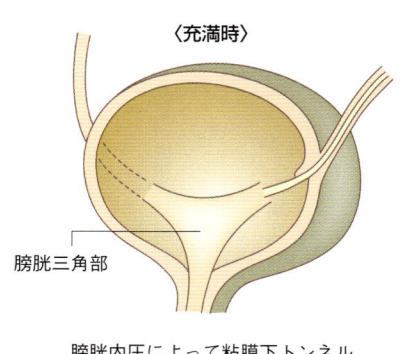

〈充満時〉
膀胱三角部
膀胱内圧によって粘膜下トンネルが閉じる

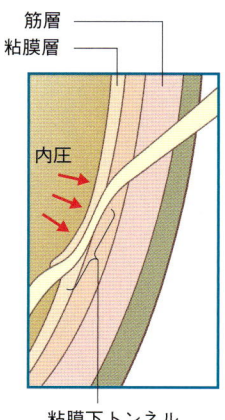

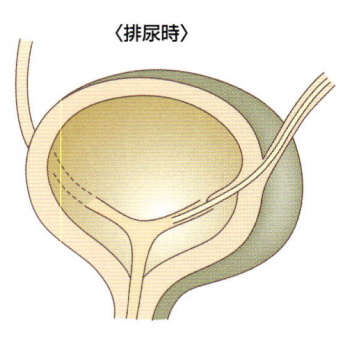

筋層
粘膜層
内圧
粘膜下トンネル

〈排尿時〉
膀胱三角部が手前に強く引きしぼられ，粘膜下トンネルが細長く伸びることで閉じやすくなる

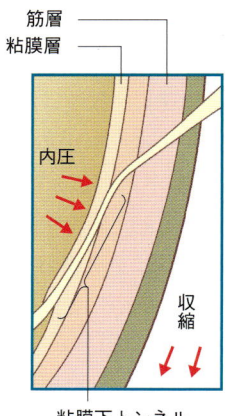

筋層
粘膜層
内圧
収縮
粘膜下トンネル

❶膀胱の位置と形態

　膀胱は袋状の臓器で，骨盤腔内で恥骨の背側に位置し，男性では直腸の前面，女性では子宮の前面にある．上面は腹膜に覆われており，膀胱壁は，粘膜，筋膜，外層の3層に区分される．

　膀胱の内面は移行上皮に覆われた粘膜で，頂部，側壁・後壁，三角部，膀胱頸部に区別されている．膀胱頸部は尿の出口であり，内尿道口に移行する．膀胱頸部と左右の尿管口を結ぶ部分である三角部では，ハンモック状のつり手の部分に尿管の出口（尿道口）が開口している．尿管は通常，膀胱の壁を斜めに貫いて尿道口に開口している．そのため，膀胱が尿で充満して膀胱内圧が上昇しても，尿管に逆流しないようなメカニズムになっている．

　膀胱頸部の周囲には筋繊維が豊富に存在しており，内括約筋を形成している．男性ではこの部分は前立腺に移行し，その遠位端に外括約筋がある．

❷膀胱の機能

　膀胱の機能は，貯留した尿を尿管に逆流させないこと，一定の内圧に達すると尿意を感じて尿を完全に排泄することである．膀胱の筋層と括約筋は自律神経が支配しており，膀胱の拡張による尿意は交感神経を介して伝えられている．

　副交感神経が排尿に関与しており，副交感神経は膀胱壁の収縮と括約筋の弛緩を支配している．一方，交感神経も，膀胱壁の弛緩と括約筋の収縮に血管運動を介して関与している．

　尿道括約筋を直接支配しているのは陰部神経で，仙髄（S2，3，4）に中枢がある．この中枢はさらに上位中枢，大脳の支配を受けており，これらが複雑に作用して排尿が行われる．

尿道の構造と機能

●男性の尿道[2)]

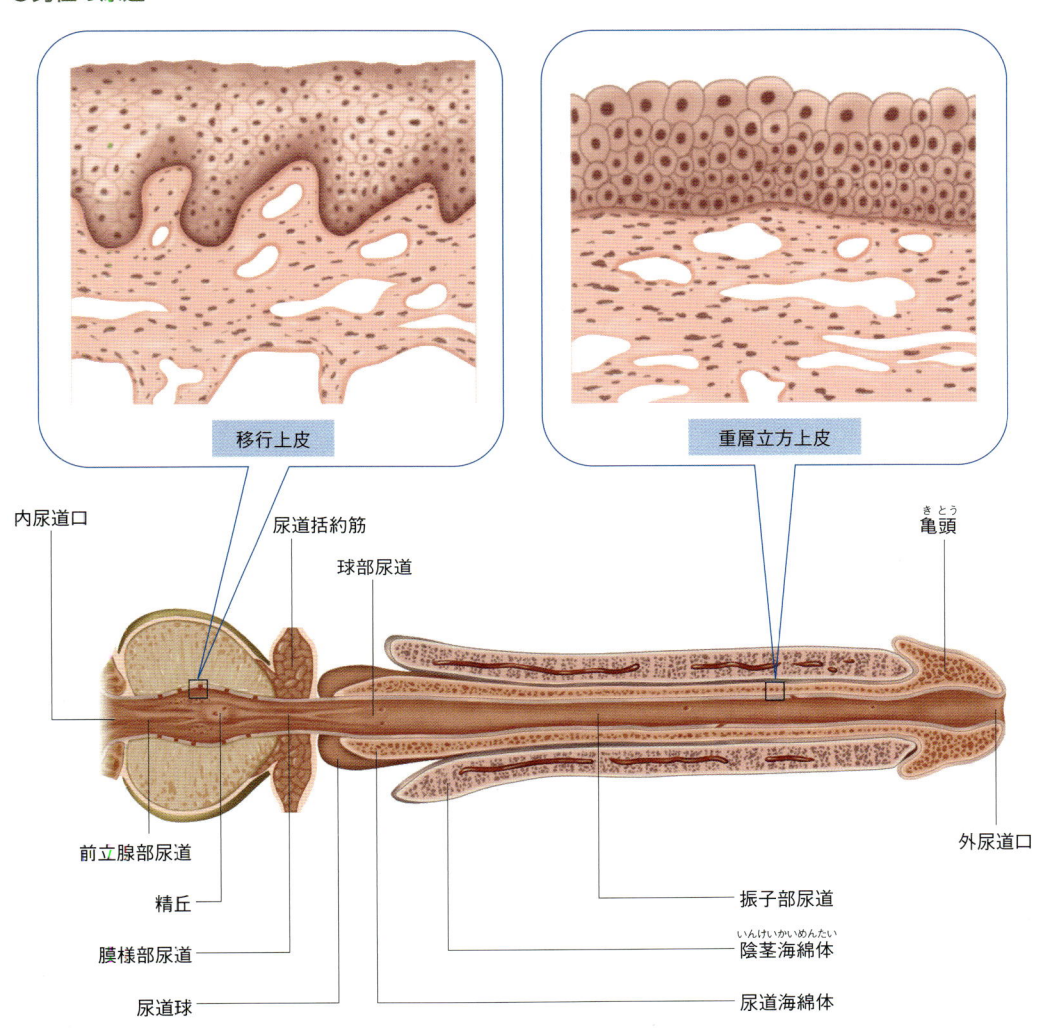

移行上皮

重層立方上皮

内尿道口／尿道括約筋／球部尿道／亀頭／前立腺部尿道／精丘／膜様部尿道／尿道球／振子部尿道／陰茎海綿体（いんけいかいめんたい）／尿道海綿体／外尿道口

　尿道は直径10mm以下の管で，長さは女性では30〜40mm，男性では160〜200mmである．膀胱の尿道口から外尿道口に通じている．

　男性尿道は，内尿道口から前立腺部尿道，膜様部，振子部に区別される．前立腺部尿道は後部尿道ともいわれ，尿道を取り囲むように前立腺が存在している．前立腺の外側には尿生殖隔膜があり，ここに外括約筋がある．また，尿道の内腔には3か所の狭窄部位（内尿道口，外括約筋部，外尿道口）が存在している．

　前立腺部尿道の後面には精阜という隆起があり，前立腺を貫いた射精管が開口している．前部尿道には多数の尿道側管が開いており，尿道球部には小指頭大の尿道腺であるカウパー腺の開口部がある．

副腎の構造と機能

　副腎は左右それぞれの腎臓の上内側に，腎筋膜（ジェロタ筋膜）で包まれる内分泌臓器である．後腹膜腔に存在し，三角形または半月状の器官である．成人で重量約7g，長さ約5cm，幅約3cm，厚さ約0.5cmである．皮質は，球状帯，束状帯，網状体の3層に区別される．

　副腎動脈は上・中・下に区分され，被膜下で動脈叢を形成しながら内部に流入する．副腎静脈は，左側は左腎静脈に，右側は下大静脈に直接流入する．

　副腎皮質からはステロイドホルモンが，副腎髄質からはカテコールアミンが分泌されている．

●副腎の縦断面と組織[2]

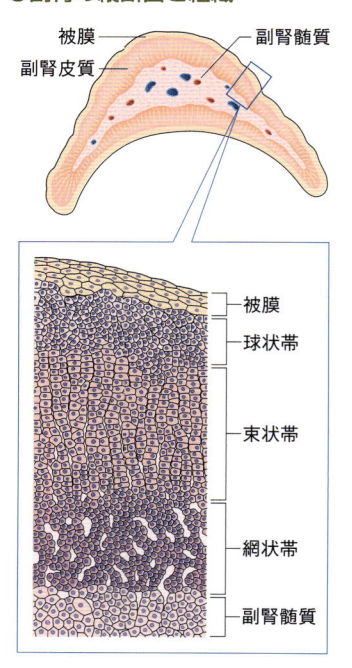

●副腎から分泌されるホルモン[2]

副腎ホルモンの種類	産生か所		ホルモンと作用	
ステロイドホルモン	副腎皮質	球状帯	●電解質コルチコイドで，アルドステロンがその代表 ●電解質（Na，Kなど），血圧，血液量の調節を行っている．	アルドステロン
		束状帯	●糖質コルチコイドで，85〜90％はコルチゾール ●糖代謝（肝臓での糖新生促進）に影響を与える．	コルチゾール
		網状帯	●（副腎性）性ホルモンで，主にアンドロゲン ●男性ホルモンである．	アンドロゲンの1つ テストステロン
カテコールアミン	副腎髄質		●アドレナリン，ノルアドレナリン，ドパミン ●血管の収縮や拡張，血圧上昇などに作用する．	アドレナリン

引用・参考文献
1) 佐藤芳子ほか：腎・泌尿器疾患患者の看護．系統看護学講座──成人看護学7，第9版，医学書院，1995．
2) 落合慈之監，渋谷祐子，亀山周二編：腎・泌尿器疾患ビジュアルブック．学研メディカル秀潤社，2010．
3) 野村和弘監，藤元博行編：前立腺がん・膀胱がん．がん看護実践シリーズ10，メヂカルフレンド社，2007．
4) 藤崎郁：フィジカルアセスメント完全ガイド．学習研究社，2001．

（寺島智子，仲根真理）

男性生殖器の構造と機能

●男性生殖器の位置および精巣の構造[2]

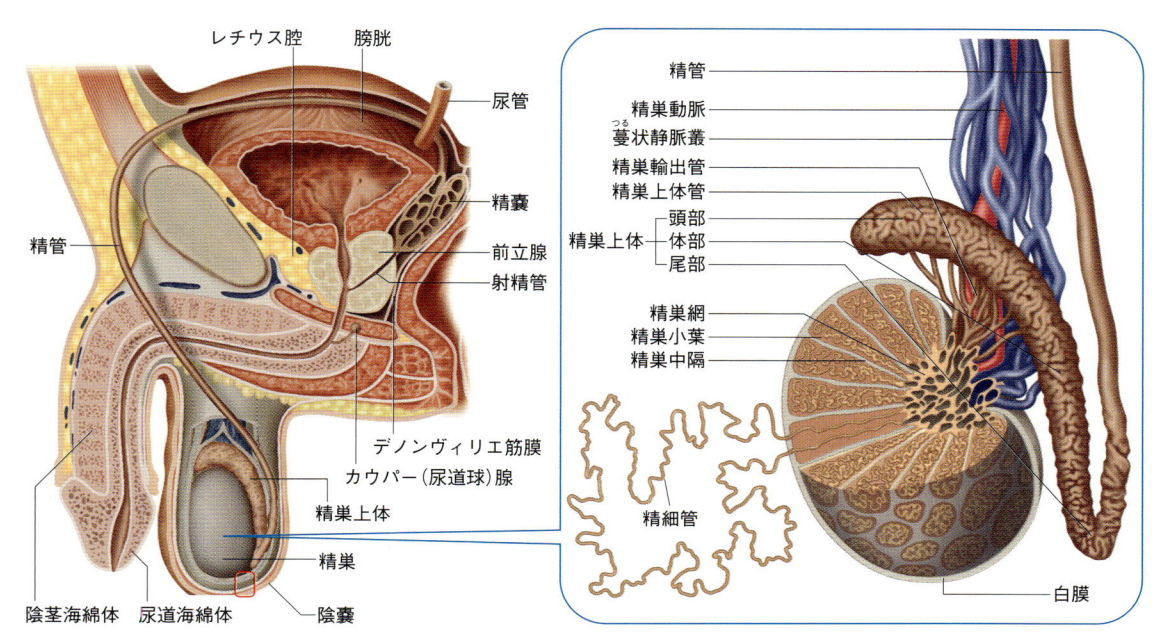

男性生殖器は，精子の生成から射精までの経路にあたる，精巣，精巣上体，精管，精嚢，射精管，前立腺，陰茎から構成される

●精巣動静脈の走行と所属リンパ節[2]

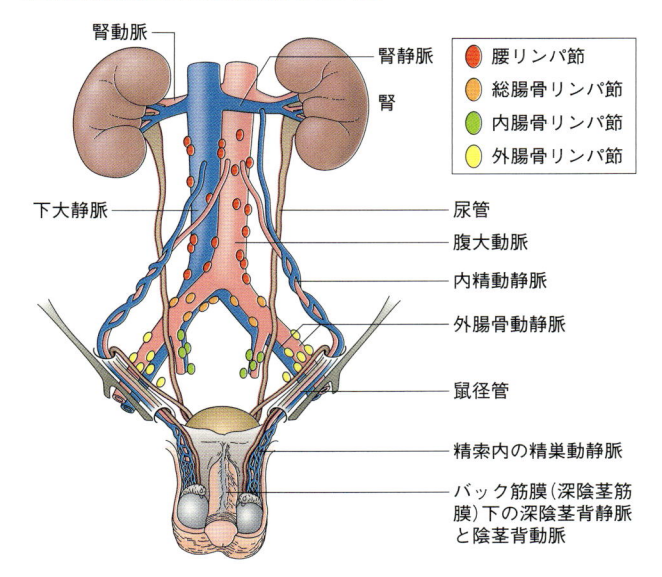

フィジカルアセスメント

陰嚢の構造と機能

陰嚢は隔壁によって左右に分けられ，その接合部には中央縫線が走っている．収縮性に富む皮膚は柔らかく，皺襞が多く，色素や汗腺に富む．皮下には挙睾筋があり，挙睾筋は内腹斜筋に連結している．

陰嚢の内部には，精巣（睾丸），精巣上体（副睾丸），精索が存在する．

精巣は陰嚢皮膚を含め，6～7枚の膜によって防護されている．陰嚢に存在する多くの皺襞は，精巣で盛んに進行する精細胞の減数分裂のために，その放熱作用を受け持っているといわれている．

精巣（睾丸）の構造と機能

精巣（睾丸）は，陰嚢内にある精巣上体とともに数層の皮膜に包まれている．左右一対の生殖腺で，約10g，長径約4cm，短径約3cm，幅約3cmほどの楕円体をしている．

①男性生殖器としての機能（精子の造成），②内分泌臓器としての機能（男性ホルモンの分泌）が精巣のはたらきである．

精巣上体（副睾丸）の構造と機能

精巣上体（副睾丸）は，精巣の表面に付着している西洋なし状の細長い臓器である．

①精巣においてつくられた精子の吸収・分泌，②精子の貯蔵庫としての機能が精巣上体のはたらきである．

精管の構造と機能

精管は，精巣上体尾部に始まり，鼠径管を通って精嚢腺の後方から前立腺を貫き，尿道に開口している管である．全長30～35cm，直径2～3mmくらいである．

精巣において産生された精子を蠕動運動によって運搬する役割を担っている．

前立腺の構造と機能

前立腺は，尿道を取り囲むように恥骨後面に存在する．青年期の大きさは約15～20gでクルミ大の臓器であり，思春期以降に急激に増大する．

前立腺の機能は，前立腺分泌液（乳白色の液）の産生と分泌である．前立腺分泌液は射精の際に精巣からきた精子を薄めるとともに，精子の運動を活発にする役割を担っている．腺液に存在する豊富な果糖は，精子の栄養源となっている．

● 前立腺の位置[2]

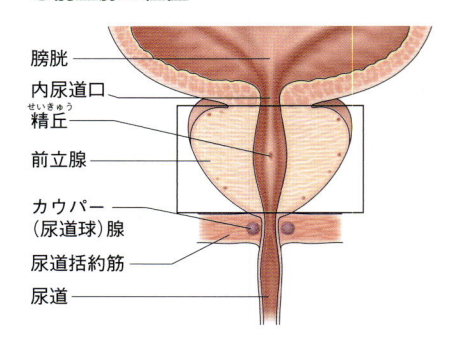

膀胱
内尿道口
精丘
前立腺
カウパー（尿道球）腺
尿道括約筋
尿道

陰茎の構造と機能

陰茎の皮膚は薄くて弾力性に富み，その先端は包皮を形成する．左右一対の陰茎海綿体と尿道周囲の尿道海綿体からなり，その先端部は亀頭といわれる．

陰茎全体が硬化・膨張することを勃起という．性的に興奮することで海綿体に存在するきわめて豊富な血管のなかの血液が急激に増加することで，陰茎全体が硬化・膨張する．

勃起した陰茎からの刺激は腰髄（L1～2）の射精中枢に伝えられ，性感極期に達すると交感神経を介し，精巣上体，精管，精嚢，前立腺，会陰筋の平滑筋収縮が起こる．これらの律動的な収縮により，精液は尿道を経て体外に射精される．

> **メモ**
>
> 前立腺の構造はマクニール（McNeal）の分類法によって規定され，この分類上，前立腺がんは辺縁領域（PZ：peripheral zone）に発生しやすく，前立腺肥大症の発生部位は移行領域（TZ：transition zone）である．

精子の形成とテストステロンの合成

　精子は，下垂体前葉から分泌される卵胞刺激ホルモン（FSH）により促進され，精細管内で形成される．精細管の基底膜に接する精祖細胞は分裂し精母細胞となり，さらに分裂して精子細胞となる．

　ライディッヒ細胞内でコレステロールからテストステロンが合成される．テストステロンは下垂体からの黄体形成ホルモン（LH）により合成促進され，生殖器の分化と発育，二次性徴や性行動の出現，精子形成などに関与する．

●精子の形成，テストステロンの合成[2]

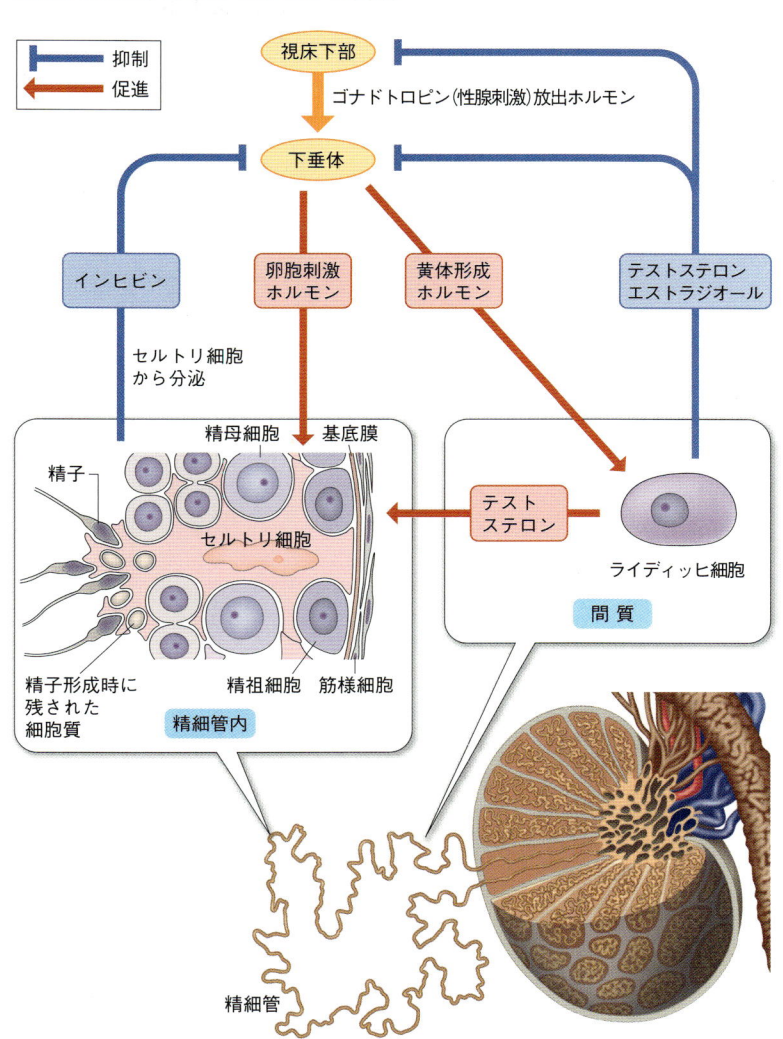

骨盤内臓器の男女差

●女性の膀胱の位置と周辺臓器[2]

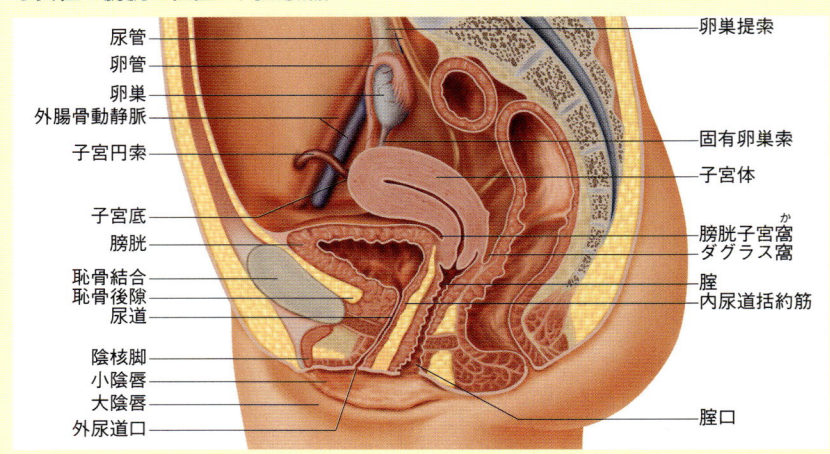

尿管
卵管
卵巣
外腸骨動静脈
子宮円索
子宮底
膀胱
恥骨結合
恥骨後隙
尿道
陰核脚
小陰唇
大陰唇
外尿道口

卵巣提索
固有卵巣索
子宮体
膀胱子宮窩
ダグラス窩
腟
内尿道括約筋
腟口

●内骨盤筋膜[2]

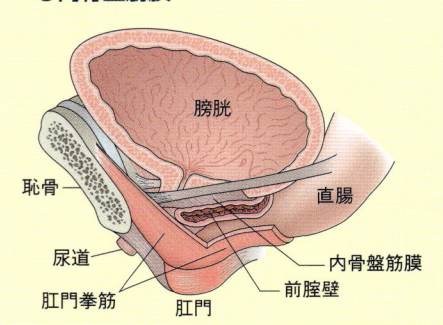

膀胱
恥骨
尿道
肛門挙筋
直腸
内骨盤筋膜
前腟壁
肛門

●男性の膀胱の位置と周辺臓器[2]

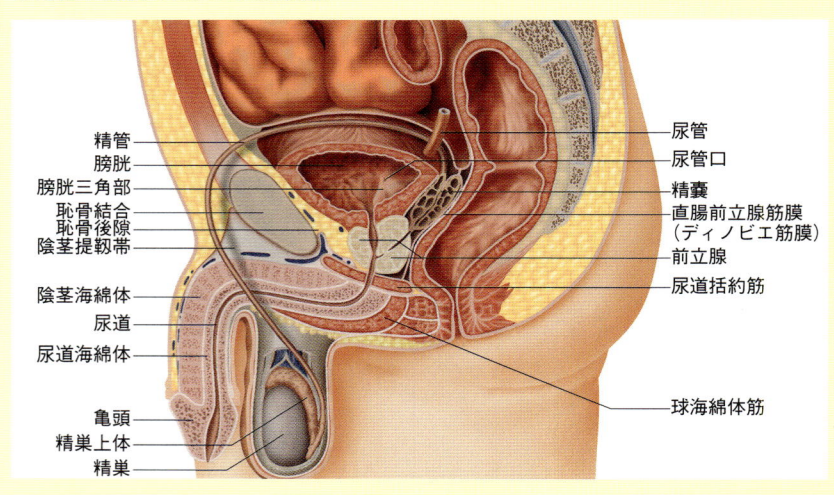

精管
膀胱
膀胱三角部
恥骨結合
恥骨後隙
陰茎提靱帯
陰茎海綿体
尿道
尿道海綿体
亀頭
精巣上体
精巣

尿管
尿管口
精嚢
直腸前立腺筋膜
（ディノビエ筋膜）
前立腺
尿道括約筋
球海綿体筋

　女性と男性の骨盤内臓器の配置での大きな違いは，膀胱と直腸の間に管腔臓器（子宮と腟）が存在することである．

　腹膜は骨盤底で子宮と卵巣を挟むように折れ返り，子宮の左右で合わさることで，広間膜となる．子宮は子宮円索（円靱帯），卵巣は卵巣提索（卵巣静脈）で固定される．

　骨盤内臓器は男性・女性ともに内骨盤筋膜といわれる構造膜で覆われ，血管内は内腸骨動静脈からの分枝が，神経系は骨盤神経叢から走行している．

引用・参考文献
1）佐藤芳子ほか：腎・泌尿器疾患患者の看護．系統看護学講座——成人看護学7，第9版，医学書院，1995．
2）落合慈之監，渋谷祐子，亀山周二編：腎・泌尿器疾患ビジュアルブック．学研メディカル秀潤社，2010．
3）野村和弘監，藤元博行編：前立腺がん・膀胱がん．がん看護実践シリーズ10，メヂカルフレンド社，2007．
4）藤崎郁：フィジカルアセスメント完全ガイド．学習研究社，2001．

（寺島智子，大塚恵里子）

水と電解質の異常

体液と電解質

生体は，体重の約60％に相当する体液をもっている．乳幼児ではこれより多く，高齢者では少なくなる．このうち2/3は細胞内にあり，残りの1/3は細胞外にある．細胞外液のうち1/4は循環血漿量（体重の約5％），3/4は組織間質液（体重の約15％）として存在する．

体液には，多くの無機および有機物質が含まれ，水にとける（＋），または（－）に荷電し解離する電解質と解離しない非電解質がある．

電解質濃度の大きな変化は生命の危険をもたらすため，電解質は体液のイオン平衡や浸透圧を一定に保つ．そのため，比較的狭い範囲に維持されている．

電解質の組成は，細胞外液と細胞内液では大きな相違がある．

●成人における体液分布[2]

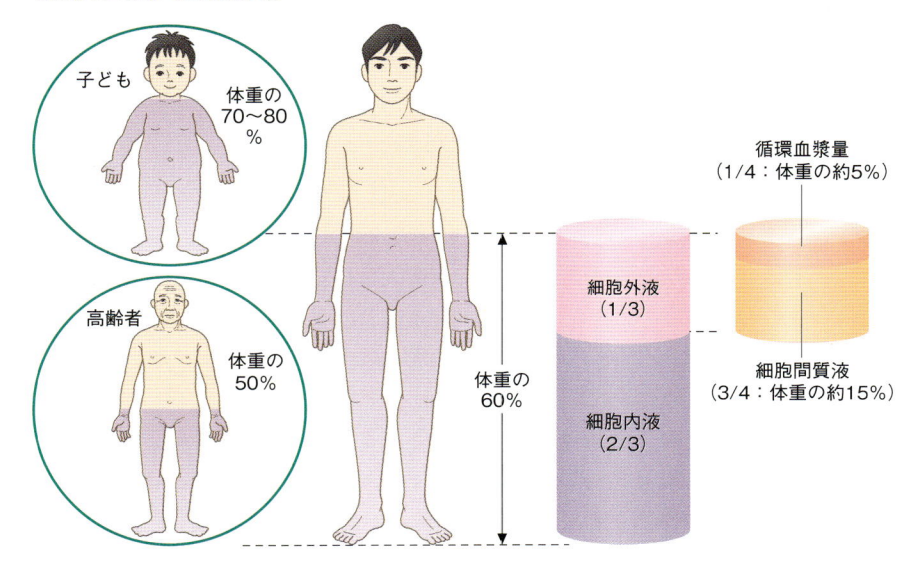

- 子ども：体重の70〜80％
- 高齢者：体重の50％
- 成人：体重の60％
  - 細胞外液（1/3）
    - 循環血漿量（1/4：体重の約5％）
    - 細胞間質液（3/4：体重の約15％）
  - 細胞内液（2/3）

●電解質の分布

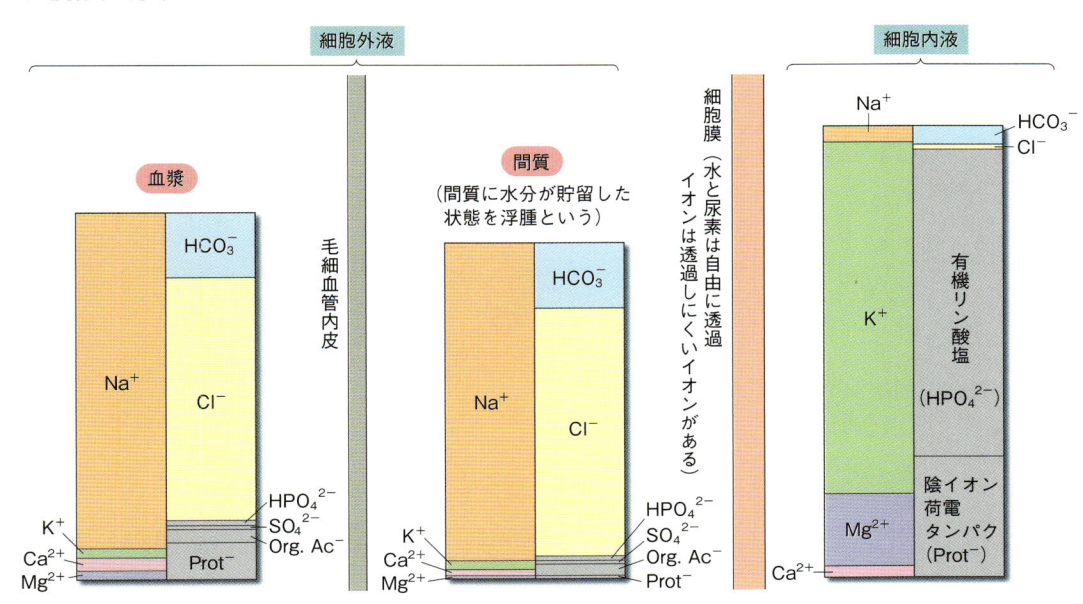

細胞外液
- 血漿：Na⁺, Cl⁻, HCO₃⁻, K⁺, Ca²⁺, Mg²⁺, HPO₄²⁻, SO₄²⁻, Org. Ac⁻, Prot⁻
- 間質（間質に水分が貯留した状態を浮腫という）：Na⁺, Cl⁻, HCO₃⁻, K⁺, Ca²⁺, Mg²⁺, HPO₄²⁻, SO₄²⁻, Org. Ac⁻, Prot⁻

毛細血管内皮

細胞膜（水と尿素は自由に透過，イオンは透過しにくいイオンがある）

細胞内液：Na⁺, HCO₃⁻, Cl⁻, K⁺, Mg²⁺, Ca²⁺, 有機リン酸塩（HPO₄²⁻）, 陰イオン荷電タンパク（Prot⁻）

水・電解質の調節

正常な状態では水・電解質の摂取量と排泄量のバランスが保たれている．体内鼠径リンパ節には過不足なく常に一定量が存在しており，この調節は主に腎臓が行っている．

たとえば，水分摂取をやめて水欠乏状態にすると，体液浸透圧が上昇し視床下部にある浸透圧受容体が反応すると，渇感から水の摂取を促され，下垂体後葉からADHが分泌される．その結果，集合管での水の再吸収を増大させ尿量を減少させる．このように，浸透圧は正常域に調節される．

電解質の調節は，細胞外液の量・浸透圧の維持に重要な役割を果たしている．Na^+は細胞外液の主要な陽イオンである．Naバランスは腎臓において糸球体濾過値（GFR）やアルドステロン，物理的因子（尿細管周囲毛細血管の静水圧と膠質浸透圧），Na利尿ペプチドなどによって，濾過量・再吸収量を変化させることで調節されている．尿以外からのNa排泄は，糞便や汗など極微量で，大量の発汗や嘔吐・下痢などといった異常事態を除けば，Naの摂取量と尿中Na排泄量はほぼ等しくなる．

●糸球体濾過量と尿中排泄量

	体内総量	糸球体での排泄量	尿中排泄量	備考
水	30〜40L	140L/日	1L/日	糸球体濾過量の1/140
食塩	90〜130g	1,300g/日	13g/日	糸球体濾過量の1/100
尿素窒素		血清濃度 13mg/dL	尿濃度 1,300mg/dL	尿/血清濃度比 1/100

脱水

脱水とは，生体がなんらかの原因で体液（水と電解質）が減少している病態である．

脱水は，体液中の主に水が欠乏して起こる水欠乏性脱水と，電解質（Na^+）が欠乏して起こるナトリウム欠乏性脱水に分けられる．一般に脱水が起こる場合は，程度に差はあるが水とNa^+がともに喪失する（水とNa^+の両方が欠乏する脱水を混合性脱水という）．

水欠乏性脱水に近い型（高張性脱水），ナトリウム欠乏性脱水に近い型（低張性脱水），水とNa^+が細胞外液と同じ割合で喪失する型（等張性脱水）がある．

①高張性脱水

細胞外液から水が失われることで起こる脱水である．浸透圧が上昇し，細胞内液が細胞外液へ移動するため細胞内脱水による症状（とくに口渇）が先行して起こる．

②低張性脱水

細胞外液からNa^+が失われることで起こる脱水である．水の量が相対的に増えるために浸透圧は低下し，細胞外液が細胞内液へ移動する．その結果，循環血液量が減少し，血圧低下や頻脈などの症状が先行して起こる．

③等張性脱水

細胞外液と細胞内液は，水とNa^+が喪失することから等張に保たれる．循環血液量低下により，血圧低下，頻脈などの症状がみられる．

●脱水の種類と体液の量・濃度の変化

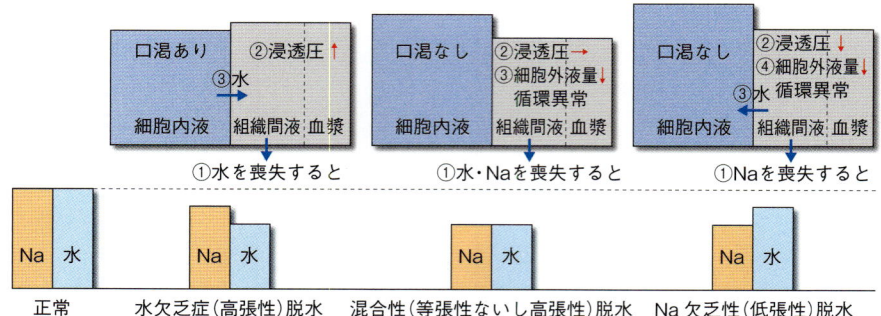

山西文子編［金子ひろみ］：注射・輸液ナーシング．Nursing Mook 23, p.164, 学習研究社, 2004を一部改変

酸・塩基平衡の障害

生体では，栄養素の代謝に伴って酸が産出される．産出された酸の中和，過剰な酸の体外排出により，体液のpH（水素イオン〈H^+〉の溶液中濃度）をほぼ一定に保つことで，細胞が正常機能を営むことができる．

細胞外液のpHは，主として細胞外液緩衝系と腎臓・肺のはたらきによって，常に7.40 ± 0.05内に維持されている．この調節も生命の維持に不可欠なものである．pH7.35以下をアシドーシス，pH7.45以上をアルカローシスという．さらにその原因によって，それぞれ代謝性と呼吸性に分けられている．

pHの変動に対する反応は，効果が早いものから順に，細胞外液（次に細胞内液）での緩衝作用（緩衝機構），肺からのCO_2排泄，腎臓での調節とされている．

● 酸・塩基平衡

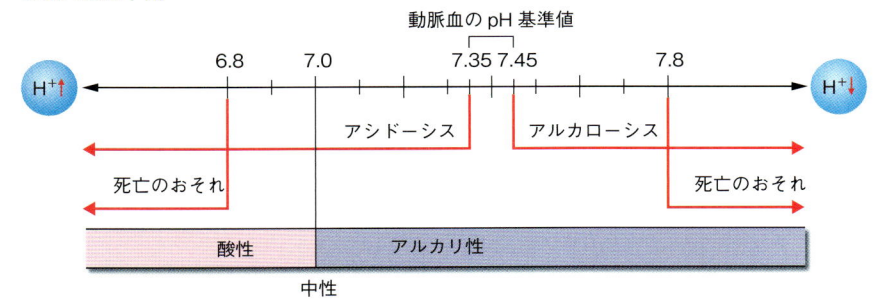

林正健二編著：解剖生理学．第3版，ナーシング・グラフィカ 人体の構造と機能①，p.207，メディカ出版，2013．より

● 腎臓と酸・塩基平衡

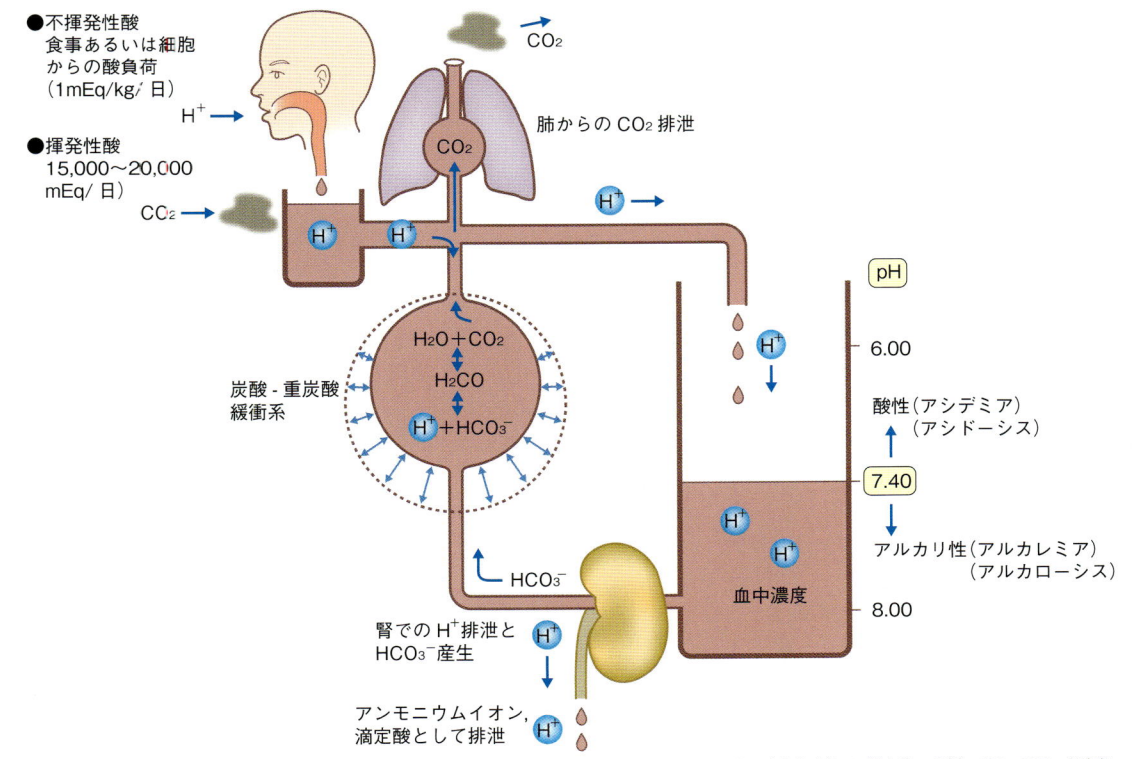

- 不揮発性酸 食事あるいは細胞からの酸負荷（1mEq/kg/日）
- 揮発性酸 15,000〜20,000 mEq/日

飯野靖彦：酸塩基平衡．日腎会誌，43(8)：623，2001．を改変

電解質の異常

ナトリウム（Na）は腎臓での調節域の幅が極端に狭くなるので過不足をきたしやすく，浮腫や脱水に陥りやすい．血清Na値は軽度に低下するが，大きな変化は少ない．

カリウム（K）は末期腎不全で尿量が減少してくると排泄能力が低下するため，血清K値が上昇してくる．K含有量の多い食品を摂取したり，感染などにより異化亢進時に高カリウム血症が著明となると，心停止をきたすこともある．

リン酸（PO_4）もGFRが低下すると排泄が十分行われない．高リン酸血症を呈するとともに，血清カルシウム（Ca）値は低下する．さらに腎障害のために，腎臓でのビタミンD活性化が障害されると消化管からのカルシウム吸収が減少する．これも低カルシウム血症の原因となっている．

そこで，上皮小体（副甲状腺）ホルモン（PTH）の分泌が増加し，尿細管でのCaの再吸収を増加させるとともに，リンの尿中排泄を増加させ，生体はCaとPO_4の正常化をはかろうとする．

その結果，二次性上皮小体機能亢進症が生じ，PTHの過剰分泌のために骨の変化（腎性骨異栄養症）が起こる．また，腎機能低下によって，酸の排泄能力も低下するので，血清HCO_3^-値は低下し，代謝性アシドーシスに傾くこととなる．

● 尿細管でのH^+の排泄

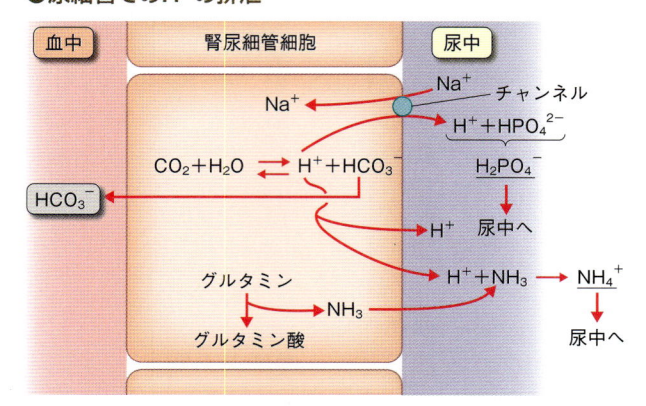

飛田美穂監：NEW慢性腎不全患者のセルフケアガイド——保存期・透析期・移植期．学習研究社，p.56, 2008. より

● 酸・塩基平衡障害[2]

		pH変化の原因と分類
代謝性アシドーシス	● 糸球体で濾過されたHCO_3^-の85〜90％が近位尿細管で分泌されたH^+と結合し，再吸収される． ● 近位尿細管が障害されれば，HCO_3^-が低下し代謝性アシドーシスになる（遠位尿細管では10〜15％程度が再吸収される．糸球体で濾過されたHCO_3^-の99.9％は遠位尿細管までに再吸収される）． ● その他，酸性代謝物の産生，酸負荷の増大によってもアシドーシスとなる．	pH↓ $\Bigl\langle$ HCO_3^-↓：代謝性アシドーシス 　　　　$PaCO_2$↑：呼吸性アシドーシス pH↑ $\Bigl\langle$ HCO_3^-↑：代謝性アルカローシス 　　　　$PaCO_2$↓：呼吸性アルカローシス
代謝性アルカローシス	● H^+の過剰排出によりHCO_3^-濃度が増して起こる．	
呼吸性アシドーシス	● 肺換気が低下して動脈血二酸化炭素分圧（$PaCO_2$）が上昇することで起こる．	
呼吸性アルカローシス	● 過呼吸などによって，$PaCO_2$が低下することで起こる．	

引用・参考文献
1）佐藤芳子ほか：腎・泌尿器疾患患者の看護．系統看護学講座——成人看護学7，第9版，医学書院，1995．
2）落合慈之監，渋谷祐子，亀山周二編：腎・泌尿器疾患ビジュアルブック．学研メディカル秀潤社，2010．
3）野村和弘監，藤元博行編：前立腺がん・膀胱がん．がん看護実践シリーズ10，メヂカルフレンド社，2007．
4）藤崎郁：フィジカルアセスメント完全ガイド．学習研究社，2001．

（寺島智子，大塚恵里子）

女性生殖器の検査・処置

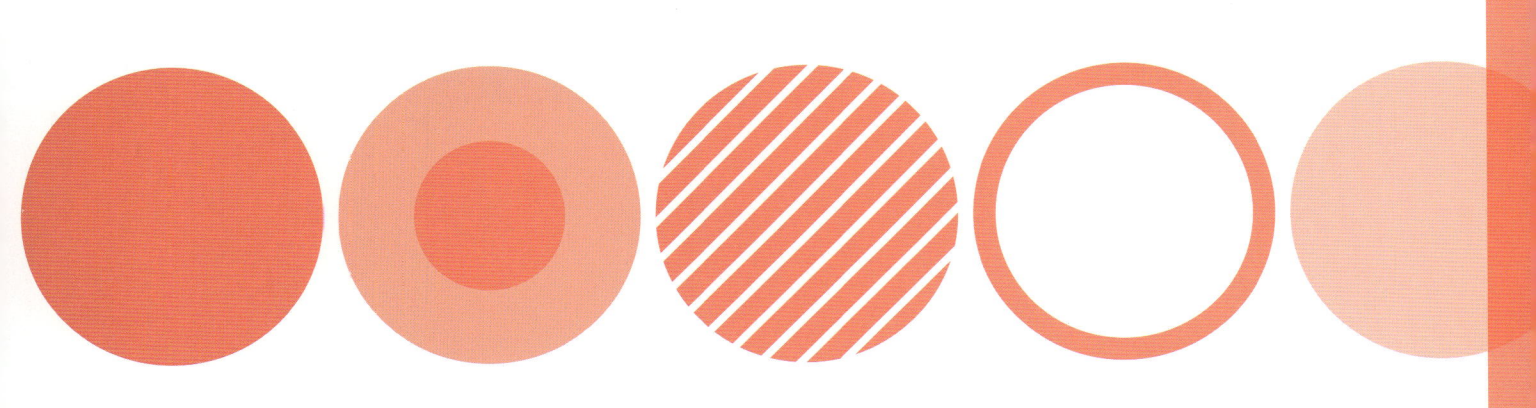

細胞診（子宮頸部，子宮内膜）

子宮頸部や子宮内膜の表面を，綿棒やブラシ，あるいは専用の器具を用いて擦り，組織や分泌物の一部を採取し，顕微鏡で観察する検査である．

目 的

- 採取した子宮頸部，子宮内膜の細胞や分泌物を顕微鏡で観察し，異型細胞やがん細胞がないかを調べる．
- 細胞の形状からエストロゲンの分泌状況を推定したり，カンジダやトリコモナスの存在を確認することもある．

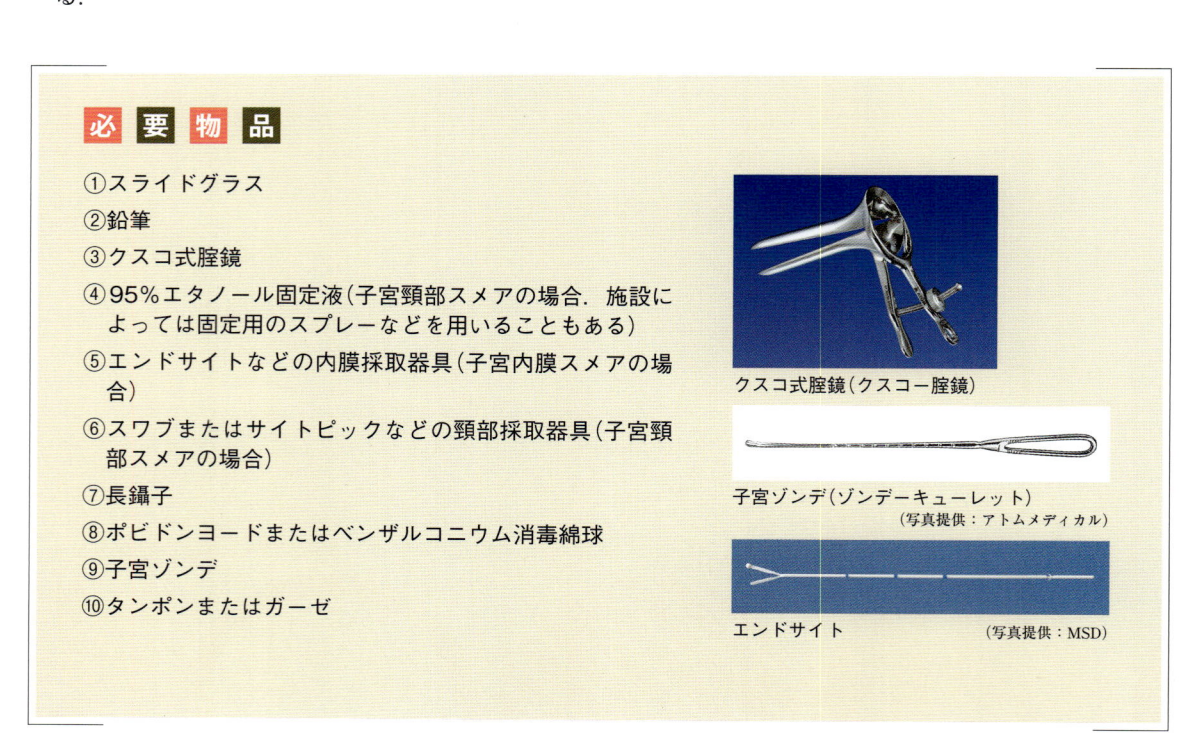

必要物品

① スライドグラス
② 鉛筆
③ クスコ式腟鏡
④ 95％エタノール固定液（子宮頸部スメアの場合．施設によっては固定用のスプレーなどを用いることもある）
⑤ エンドサイトなどの内膜採取器具（子宮内膜スメアの場合）
⑥ スワブまたはサイトピックなどの頸部採取器具（子宮頸部スメアの場合）
⑦ 長鑷子
⑧ ポビドンヨードまたはベンザルコニウム消毒綿球
⑨ 子宮ゾンデ
⑩ タンポンまたはガーゼ

クスコ式腟鏡（クスコー腟鏡）

子宮ゾンデ（ゾンデーキューレット）
（写真提供：アトムメディカル）

エンドサイト　（写真提供：MSD）

●検査の流れと看護の実際

❶検査前の手順

❶ 患者の名前を確認し，診察・検査の内容を告げ，事前に排尿をすませておくように説明する．

看護上の注意点
- スライドグラスの端の部分に，あらかじめ日付，患者氏名，採取する組織の部位などを記載しておく．
- 排尿を事前にすませてもらい，下腹部の緊張を和らげ，内診などの診察が行いやすいようにする．

❷ 内診台に誘導し，下着を脱いでもらう．

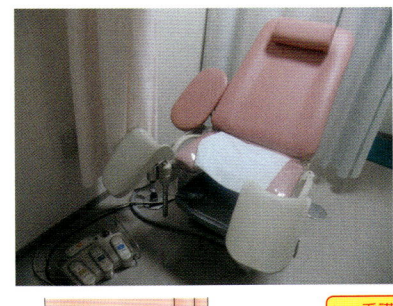

❸ 内診台で砕石位をとってもらう．

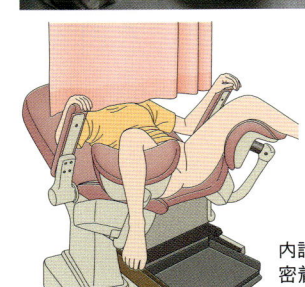

看護上の注意点
- 背部と殿部を内診台になるべく密着させるようにする．
- 患者がいったん内診台に上がったら，その場を離れないようにする．

内診台に背部と殿部をなるべく密着させるように指導する

❹ 内診台の昇降時は，下肢をバスタオルなどで覆い，不必要な露出を避ける．上着は十分に背部に引き上げる．

看護上の注意点
- 衣服は洗浄液などで汚染する可能性があるので，十分に引き上げておく．

❺ 患者に，検査中，痛みを感じたらすぐに教えるように伝える．また，診察・検査中に腰を浮かせないように説明する．

看護上の注意点
- 診察・検査中に腰部を動かすと，腟内に挿入されている器具で損傷を起こす可能性があり危険なため，安静を保つよう十分に説明する．

患者への声かけ
これから診察の器械が入ります．診察をしている間，腰を動かしたりすると器械が別のところに当たりけがをしてしまう危険性があるので，痛みを感じたり気分がすぐれないことがあれば，無理に体を動かさないで，すぐに教えてください．

女性生殖器の検査・処置と看護

❷検査中の手順

❶ゆっくりと口呼吸するように説明する．

看護上の注意点
- 診察・検査はカーテン越しに行われることが多く，患者には何が行われているか目で確認することができないため，不安や恐怖が高まる可能性がある．常に進行状況を説明し，適切に声をかけていくことが必要である．

患者への声かけ：これから診察の器械が入りますので，深呼吸をしてリラックスしてください．

❷医師によりクスコ式腟鏡が腟内に挿入されたら，照明を調整し，医師がきちんと視野を確保できているか確認する．

看護上の注意点
- 子宮内膜スメア後は内膜の細胞が子宮頸部に付着することがあるので，必ず子宮頸部スメアから先に行う．

❸医師に頸部採取器具（スワブまたはサイトピック）をわたし，スライドグラスを医師の視線の先で保持しておく．

看護上の注意点
- 医師の視点がずれると，挿入したクスコ式腟鏡の位置がずれ，患者が不快感や痛みを感じることがある．そのため，器具を医師にわたす際は，医師の手元か確実に視野に入る位置でわたす．

患者への声かけ：これから綿棒で，細胞をとる検査をします．痛みなど感じたら教えてください．

❹スライドグラスに医師が検体を擦りつけたら，ただちにエタノール固定液に浸す．

看護上の注意点
- 検体が乾くと，細胞の異形成がより強くなったように見えてしまう．診断がきちんとできない場合があるので注意する．

〈続いて子宮内膜スメアを行う場合〉

❺医師に長鑷子をわたし，ポビドンヨードまたはベンザルコニウム消毒綿球をわたす．

患者への声かけ：これから続けて中のほうの細胞をとる検査をします．まず消毒をしますので，ゆっくり深呼吸してリラックスしていてください．

❻子宮頸部の消毒が終わったら，医師に子宮ゾンデをわたす．

看護上の注意点
- 子宮内腔の傾きや深さを把握するために，また内膜採取器具（エンドサイトなど）の挿入を容易にするため，子宮内腔に子宮ゾンデを挿入する（子宮ゾンデが挿入しにくい場合は，マルチン単鉤鉗子か塚原子宮鉗子を使用する場合もある）．
- 疼痛がある場合は腰を浮かしたりしないように注意し，すぐに教えてほしいことを説明する．
- 施行中や終了後は，痛みや気分の不良がないかを必ず確認する．

患者への声かけ：中のほうの細胞をとる綿棒を入れる前に，器械が入っていきます．痛みを感じたり気分がすぐれなかったら，無理に体を動かさず，すぐに教えてください．

❼ 内膜採取器具（エンドサイトなど）を医師にわたす．

●子宮内膜の細胞採取

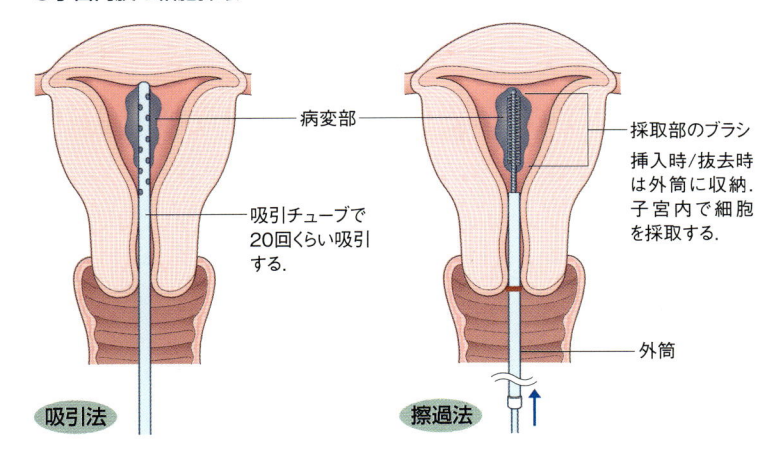

病変部 — 吸引チューブで20回くらい吸引する．（吸引法）

採取部のブラシ挿入時/抜去時は外筒に収納．子宮内で細胞を採取する．— 外筒（擦過法）

❽ 検体の付着した内膜採取器具（エンドサイトなど）をスライドグラスに叩きつけるように付着させ，子宮頸部スメア同様，ただちにエタノール固定液に浸す．

❸ 検査後の手順

❶ 検査後，出血がある場合は，タンポンまたはガーゼを挿入する場合がある（出血量によって異なる）．患者がナプキンを持参している場合は使用してもらう．

❷ 疼痛や気分不快の有無を確認する．

看護上の注意点
- タンポン，ガーゼを挿入した際は，抜去の時期を必ず説明する（抜去の時間は医師に確認する）．
- 出血が続く場合や増量する場合は，すみやかに病院に連絡または受診をしてもらうよう説明する．

患者への声かけ
痛みは大丈夫ですか？気分は悪くないですか？

〈出血がみられた場合〉
出血があったので，タンポン（またはガーゼ）を入れてあります．○時間後には必ずとるようにしてください．その後，出血がだらだらと続いたり，量が多くなってきたり，血の塊がみられるようなことがあれば，すみやかに病院へ連絡，または受診をするようにしてください．

検査後の指導

- 細胞診後，とくに組織診を同時に行った場合は，生検部位から出血がみられる場合がある．タンポンやガーゼの使用により自然止血されるものと思われるが，抜去後もだらだらと出血が続いたり，凝血塊がみられたりするようであれば，すみやかに受診をするよう説明する．
- 発熱や疼痛がみられた場合も，やはりすみやかに受診をするように説明する．

（福士真純，石黒紀子，牧野久美）

組織診（子宮頸部, 子宮内膜）

子宮頸部や子宮内膜の組織の一部を切り取り採取する検査である.

目 的

- 採取した子宮頸部, 子宮内膜の組織を顕微鏡で観察し, がんの診断を行う.

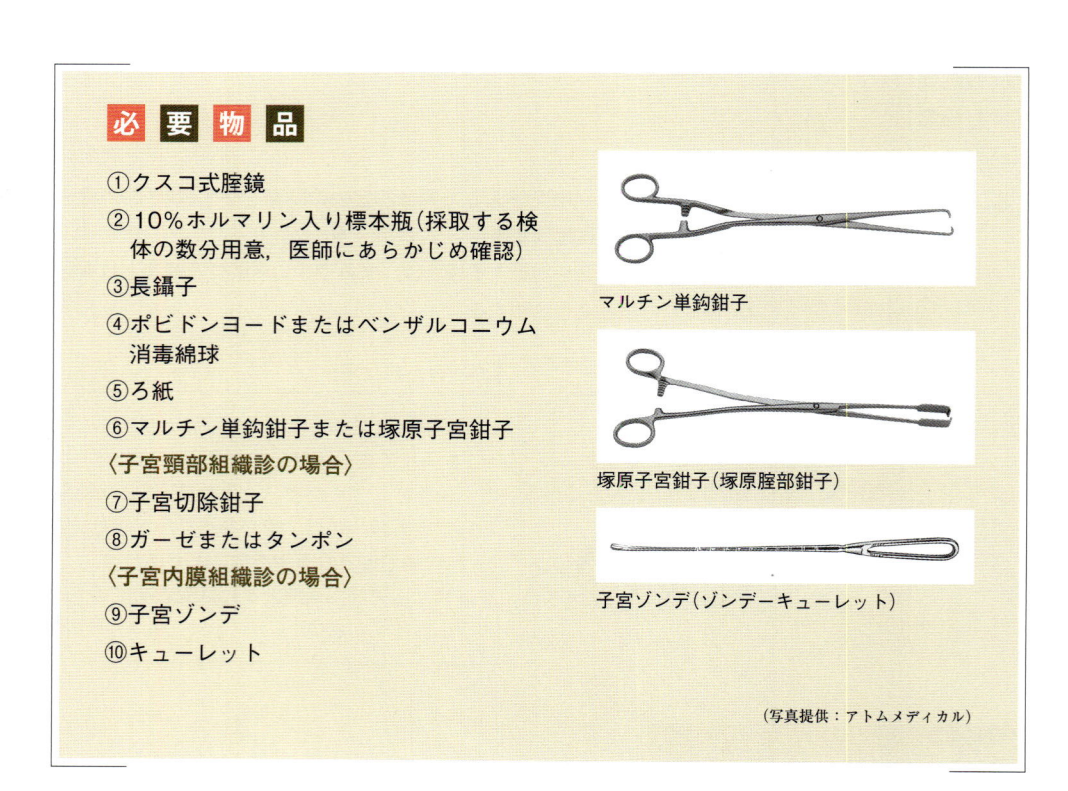

必要物品

① クスコ式腟鏡
② 10％ホルマリン入り標本瓶（採取する検体の数分用意, 医師にあらかじめ確認）
③ 長鑷子
④ ポビドンヨードまたはベンザルコニウム消毒綿球
⑤ ろ紙
⑥ マルチン単鈎鉗子または塚原子宮鉗子
〈子宮頸部組織診の場合〉
⑦ 子宮切除鉗子
⑧ ガーゼまたはタンポン
〈子宮内膜組織診の場合〉
⑨ 子宮ゾンデ
⑩ キューレット

マルチン単鈎鉗子

塚原子宮鉗子（塚原腟部鉗子）

子宮ゾンデ（ゾンデーキューレット）

（写真提供：アトムメディカル）

検査の流れと看護の実際

❶ 検査前の手順

❶ 患者の名前を確認し，診察・検査の内容を告げ，事前に排尿をすませておくように説明する．

看護上の注意点
- あらかじめガーゼの上に濾紙を数枚置いておく．
- ホルマリン瓶には日付・患者氏名など記載しておく．
- 排尿を事前にすませてもらい，下腹部の緊張を和らげ，内診などの診察が行いやすいようにする．
- 組織診は痛みを感じることも多いので，事前に説明し，必要なら医師の指示のもと，鎮痛薬を使用する．

❷ 内診台に誘導し，下着を脱いでもらう．
❸ 内診台で砕石位をとってもらう．

看護上の注意点
- 背部と殿部を内診台になるべく密着させるようにする．
- 患者がいったん内診台に上がったら，その場を離れないようにする．

❹ 内診台の昇降時は，下肢をバスタオルなどで覆い，不必要な露出を避ける．上着は十分に背部に引き上げる．

看護上の注意点
- 衣服は洗浄液などで汚染する可能性があるので，十分に引き上げておく．

❺ 検査中，痛みを感じたらすぐに教えるように伝える．また，診察・検査中に腰を浮かせないように説明する．

看護上の注意点
- 診察・検査中に腰部を動かすと，腟内に挿入されている器具で損傷を起こす可能性があり危険なため，安静を保つよう十分に説明する．

患者への声かけ
これから検査のための器械が入ります．診察をしている間，腰を動かしたりすると器械が別のところに当たりけがをしてしまう危険性があるので，痛みを感じたり気分がすぐれなかったら，無理に体を動かさないで，すぐに教えてください．

❷ 検査中の手順

❶ ゆっくりと口呼吸するように説明する．

看護上の注意点
- 診察・検査はカーテン越しに行われることが多く，患者には何が行われているか目で確認することができないため，不安や恐怖が高まる可能性がある．常に進行状況を説明し，適切に声をかけていくことが必要である．

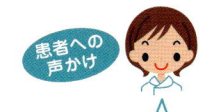

患者への声かけ
これから検査の器械が入りますので，深呼吸をしてリラックスしてください．

❷ 医師によりクスコ式腟鏡が腟内に挿入されたら，照明を調整し，医師がきちんと視野を確保できているか確認する．

看護上の注意点
- 医師の視点がずれると，挿入したクスコ式腟鏡の位置がずれる可能性がある．そのため，器具を医師にわたす際は，医師の手元か確実に視野に入る位置でわたす．

女性生殖器の検査・処置と看護

子宮頸部組織診

❶ 医師に長鑷子をわたし，ポビドンヨードまたはベンザルコニウム消毒綿球をわたす．

患者への声かけ：これから中のほうの細胞をとる検査をしていきます．まず消毒をしますので，ゆっくり深呼吸してリラックスしていてください．

❷ （子宮の傾きが強いなど，検査を行いにくいと判断された場合），子宮頸部の消毒が終わったら，マルチン単鉤鉗子または塚原子宮鉗子をわたす．

看護上の注意点
- 検査を行いにくいと医師が判断した場合に施行され，通常は行わない場合が多い．
- 子宮頸部を鉗子で牽引固定されるために，痛みを伴う．腰を浮かせたりしないように注意する．施行中，気分不快がないか確認しながら行う．

患者への声かけ：細胞をとるために，まず子宮の先を，器械を使って一部ひっぱります．痛みを感じたり気分がすぐれなかったら，無理に体を動かさず，すぐに教えてください．

❸ 子宮切除鉗子をわたす．医師が子宮頸部の生検部位を子宮切除鉗子で切除する（コルポスコピー下または肉眼的に病変を疑う箇所がある場合，その部位をねらって切除する）．濾紙を医師の視線の先で保持しておく．

患者への声かけ：これから細胞を一部とっていきます．途中，パチンと大きな音がしますが，驚かずにそのまま静かにしていてください．

患者への声かけ：痛みを感じたり気分がすぐれなかったら，無理に体を動かさず，すぐに教えてください．

コルポスコープ
腟拡大鏡

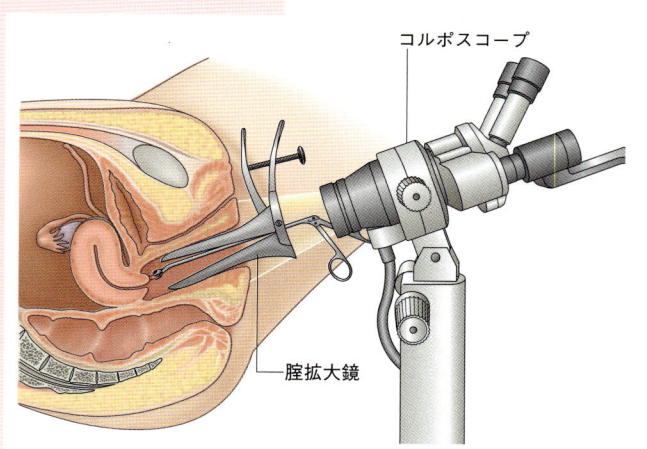

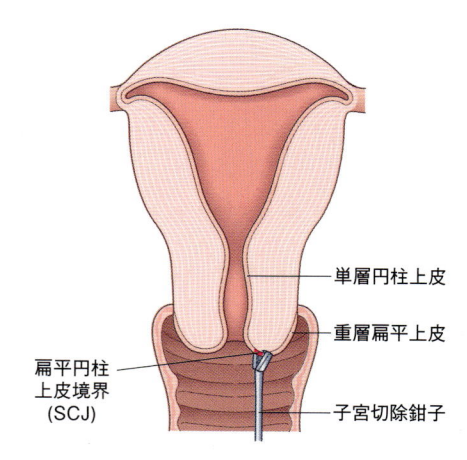

単層円柱上皮
重層扁平上皮
扁平円柱上皮境界（SCJ）
子宮切除鉗子

子宮切除鉗子により子宮頸部の組織が切除される

❹ 採取した組織をルーツェ鑷子で濾紙の上に落とし，ホルマリン容器の中に入れる．

子宮内膜組織診

❶ 医師に長鑷子をわたし，ポビドンヨードまたはベンザルコニウム消毒綿球をわたす．

患者への声かけ：これから中の細胞をとる検査をしていきます．まず消毒をしますので，ゆっくり深呼吸してリラックスしていてください．

❷（子宮の傾きが強いなど，検査を行いにくいと判断された場合），子宮頸部の消毒が終わったら，マルチン単鉤鉗子または塚原子宮鉗子をわたす．

看護上の注意点：
- 検査を行いにくいと医師が判断した場合に施行され，通常は行わない場合も多い．
- 子宮頸部を鉗子で牽引固定されるために，痛みを伴う．腰を浮かせたりしないように注意し，施行中は必ず気分不快がないか確認しながら行う．

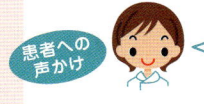

患者への声かけ：細胞をとるために，まず子宮の先を，器械を使って一部ひっぱります．痛みを感じたり気分がすぐれなかったら，無理に体を動かさず，すぐに教えてください．

❸ 子宮ゾンデをわたす．

看護上の注意点：
- 子宮内腔の傾きや深さを把握するために，子宮内腔に子宮ゾンデが挿入される．施行中や終了後は，痛みや気分の不良がないかを必ず確認する．

患者への声かけ：これから中のほうの細胞をとるために，さらに器械が入っていきます．

痛みを感じたり気分がすぐれなかったら，無理に体を動かさず，すぐに教えてください．

❹ キューレットをわたす．医師が子宮内膜の一部を掻爬する．ガーゼを医師の視線の先で保持しておく．

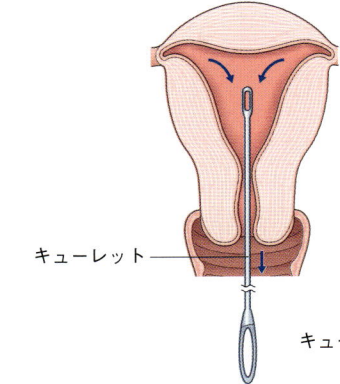

キューレット

キューレットにより子宮内膜の組織が切除される

❺ 採取した組織を長鑷子で濾紙の上に落とし，ホルマリン容器の中に入れる．

女性生殖器の検査・処置と看護

❸検査後の手順

子宮頸部組織診

❶ 検査後，ガーゼを医師にわたし腟内の血液を除去する．その後，ガーゼまたはタンポンを挿入し，圧迫止血される．
❷ 患者がナプキンを持参している場合は使用してもらう．
❸ 疼痛や気分不快の有無を確認する．

看護上の注意点
- タンポンまたはガーゼを挿入した際は，抜去の時期を必ず説明する（抜去の時間は医師へ確認する）．
- 出血が続く場合，または増量する場合は，すみやかに病院に連絡または受診をしてもらうよう説明する．

患者への声かけ
痛みは大丈夫ですか？気分は悪くないですか？

〈出血が見られた場合〉
出血があったので，タンポン（またはガーゼ）を入れてあります．○時間後までには必ずとるようにしてください．
その後，出血がだらだらと続いたり，量が多くなってきたり，血の塊が見られるようなことがあれば，すぐに病院へ連絡，または受診をするようにしてください．

子宮内膜組織診

❶ 出血がみられる場合があるため，患者がナプキンを持参している場合は使用してもらう．
❷ 疼痛や気分不快の有無を確認する．

看護上の注意点
- 出血が続く場合，または増量する場合は，すみやかに病院に連絡または受診をしてもらうよう説明する．

患者への声かけ
痛みは大丈夫ですか？気分は悪くないですか？

お家に帰った後，出血がだらだらと続いたり，量が多くなってきたり，血の塊が見られるようなことがあれば，すぐに病院へ連絡，または受診をするようにしてください．

検査後の指導

- 組織診後，生検部位から出血が見られる場合がある．タンポンやガーゼの使用により自然止血されるものと思われるが，抜去後もだらだらと出血が続いたり，凝血塊が見られたりするようであれば，すみやかに受診をするよう説明する．
- 発熱や疼痛が見られた場合も，やはりすみやかに受診をするように説明する．
- 生検部位からの感染を避けるため，組織診当日の入浴（シャワー浴は可）は不可，性交は約1週間避けるように説明する．

（福士真純，石黒紀子，牧野久美）

子宮鏡検査（ヒステロスコピー）

子宮鏡を使用し，子宮病変を観察する．子宮鏡（ヒステロスコピー）には硬性鏡と軟性鏡（ファイバースコープ）の2種類があり，現在は軟性鏡が主流となっている．軟性鏡は画素数に制限があるため映像の鮮明度では硬性鏡に劣るが，先端の可曲性と視野角の広さにより死角がないこと，径が細く患者の疼痛が少ないこと，操作が容易であることが利点である．

目的

- 子宮内膜病変の有無を観察する．

適応

- 子宮内腔の形状異常が疑われる場合（粘膜下子宮筋腫，双角子宮，弓状子宮，子宮筋腫術後や子宮形成術後）．
- 子宮内膜の異常が疑われる場合（月経異常，無月経後の出血，更年期出血，閉経後出血などの不正出血，過多月経などの主訴，子宮内膜ポリープ，子宮内膜がん，流産後の妊娠組織遺残）．
- 不妊症検査としての卵管口の確認．
- その他（子宮腔内手術・操作の既往，子宮卵管造影法・超音波断層法・CT・MRIなどによる画像診断異常，内膜細胞診異常，原因不明の女性不妊）．

※生殖年齢の婦人の場合，分泌期には正常子宮内膜が肥厚し，正確な所見が得られにくくなるので，月経終了直後に検査を実施するほうがよい．

禁忌

- 骨盤腔内，子宮腔内の急性炎症時．
- 妊娠の可能性があり，継続が希望される妊娠例．
- 硬性鏡使用時の頸管拡張困難例．

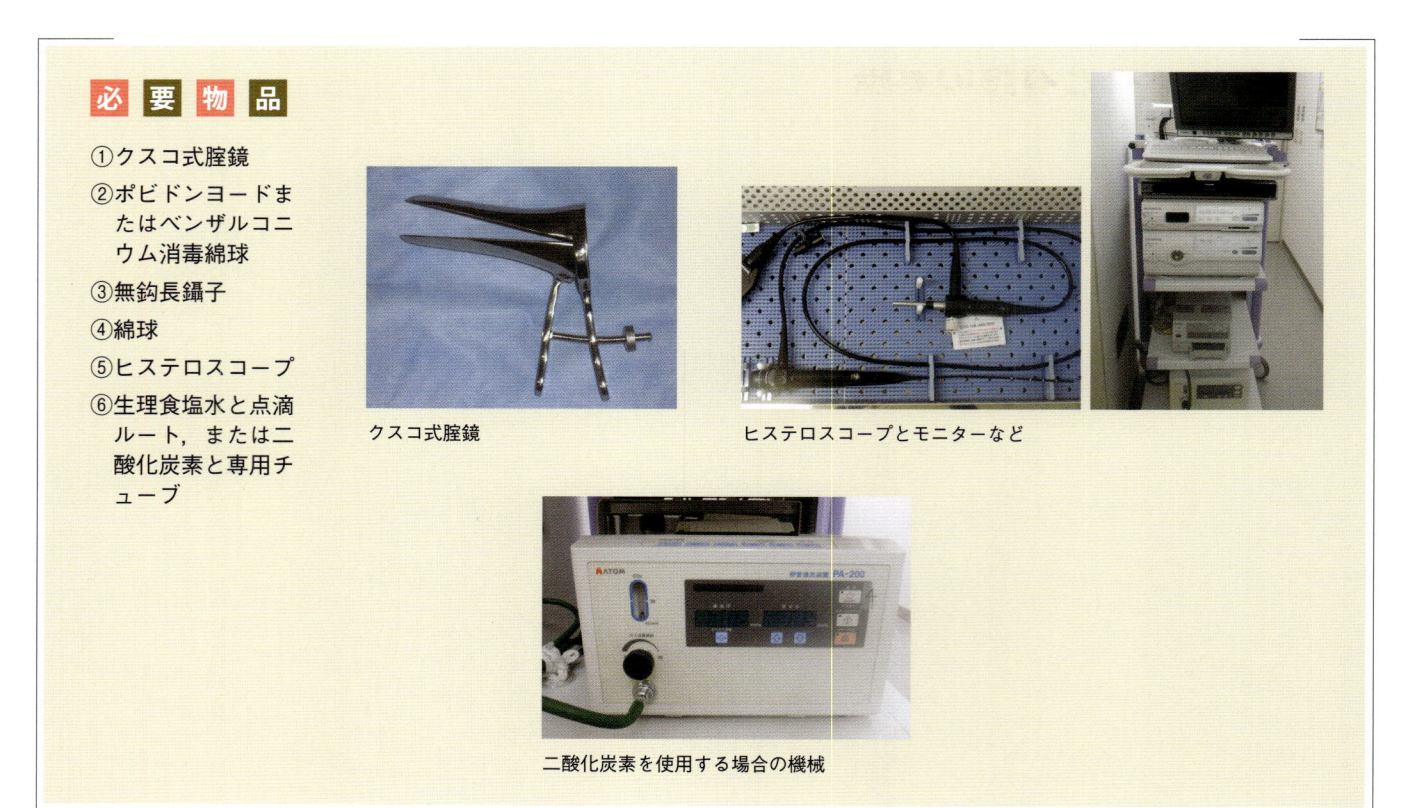

必要物品

① クスコ式腟鏡
② ポビドンヨードまたはベンザルコニウム消毒綿球
③ 無鉤長鑷子
④ 綿球
⑤ ヒステロスコープ
⑥ 生理食塩水と点滴ルート，または二酸化炭素と専用チューブ

クスコ式腟鏡

ヒステロスコープとモニターなど

二酸化炭素を使用する場合の機械

●ヒステロスコープ検査

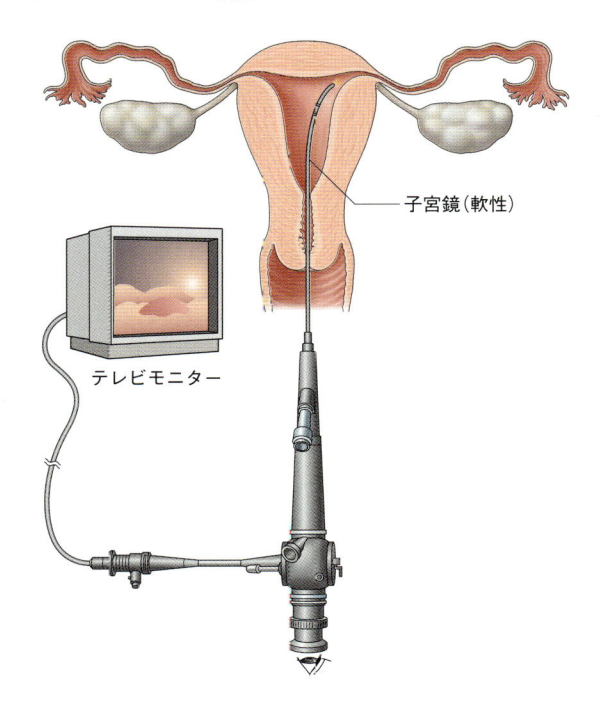

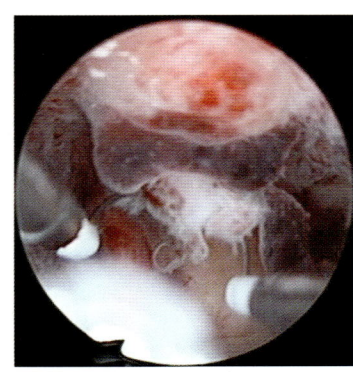

子宮鏡（軟性）

テレビモニター

子宮内膜ポリープ

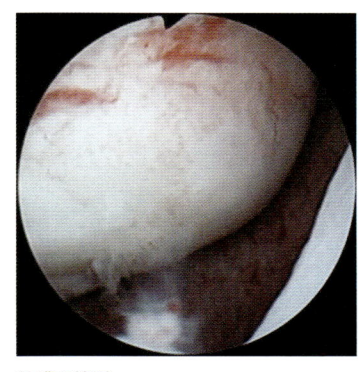

粘膜下筋腫

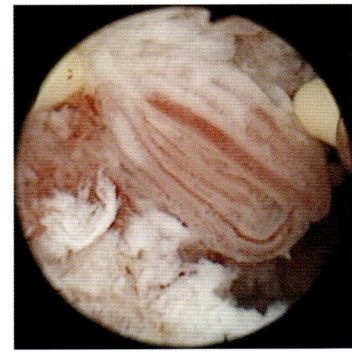

子宮体がん

写真提供：杉田匡聡先生（NTT東日本関東病院産婦人科）

●検査の流れと看護の実際

❶検査前の手順

❶必要に応じて，あらかじめ血液一般検査，感染症検査，腟分泌培養，子宮頸管培養，子宮頸管クラミジア検査を行っておく．

❷患者の名前を確認し，診察・検査の内容を告げ，事前に排尿をすませておくように説明する．

❸内診台に誘導し，下着を脱いでもらう．

看護上の注意点

●排尿を事前にすませてもらい，下腹部の緊張を和らげ，内診などの診察が行いやすいようにする．

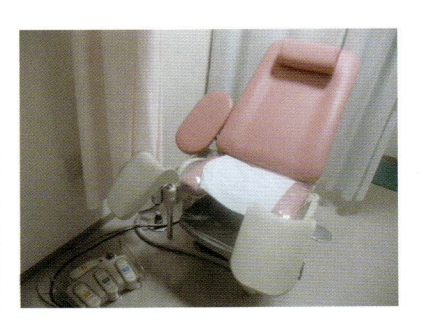

女性生殖器の検査・処置と看護

165

❹内診台で砕石位をとってもらう．

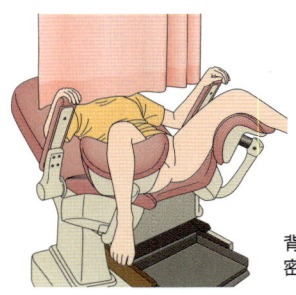

| 看護上の注意点 | ●背部・殿部を内診台になるべく密着させるようにする．
●患者がいったん内診台に上がったら，その場を離れないようにする． |

背部と殿部をなるべく内診台に密着させるように指導する

❺内診台の昇降時は，下肢をバスタオルなどで覆い，不必要な露出を避ける．上着は十分に背部に引き上げる．

| 看護上の注意点 | ●衣服は洗浄液などで汚染する可能性があるので，十分に引き上げておく． |

❻検査中，痛みを感じたらすぐに教えるように伝える．また，診察・検査中に腰を浮かせないように説明する．

| 看護上の注意点 | ●診察・検査中に腰部を動かすと，腟内に挿入されている器具で損傷を起こす可能性があり危険なため，安静を保つよう説明する． |

患者への声かけ：これから診察の器械が入ります．診察をしている間，腰を動かしたりすると器械が別のところに当たり粘膜を傷つけてしまう危険性があるので，痛みを感じたり気分がすぐれないことがあれば，無理に体を動かさないで，すぐに教えてください．

❷検査中の手順

❶医師にクスコ式腟鏡をわたす．
❷クスコ式腟鏡を腟内へ挿入する．

| 看護上の注意点 | ●未産婦や高齢患者で疼痛を伴う場合には，鎮痛鎮静薬の使用を考慮する． |

患者への声かけ：器械が入ります．痛いときや気分が悪いときは教えてください．

❸医師に，無鈎長鑷子を使用し消毒液を浸した綿球をわたす．
❹腟内と子宮頸部を消毒する．

患者への声かけ：消毒します．少し冷たいと感じるかもしれません．痛いときは言ってください．

⑤ 子宮腔内を観察する．
- 医師にヒステロスコープをわたし，医師の指示で二酸化炭素または生理食塩水などを注入する．

看護上の注意点
- 患者にモニターを見てもらいながら検査をする場合は，その旨を説明する．

> 患者への声かけ
> 子宮の中を観察しやすくするため，二酸化炭素を入れます．
> 気分が悪いときは教えてください．

❸ 検査後の手順

① 検査は2〜3分で終了する．終了時は腟内と子宮頸部を十分に消毒する．
② 子宮鏡を医師が除去したら，外陰部をガーゼで拭き取り，内診台を降ろす．
③ 患者に内診台から降りてもらい，更衣をしてもらうよう説明する．

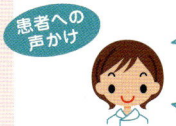

> 患者への声かけ
> これで検査は終わります．気分は悪くないですか？
> 着替えが終わりましたら，検査後の注意点などを説明します．

検査後の指導

- 二酸化炭素を使用する場合は，ガスが卵管を通り腹腔内に貯留し，腹部の膨満と横隔膜の刺激による肩の放散痛が生じる場合があるため，その旨を患者に説明しておく．
- 当日はシャワー浴は可能であるが，入浴は翌日以降からにするよう説明する．
- 検査の刺激により，数日出血する場合があるため，その旨を説明しておく．
- 必要に応じて経口抗菌薬（主にセフェム系）の内服を数日間行う．

（金丸美保，佐藤香織）

女性生殖器の検査・処置と看護

子宮腟部拡大鏡検査（コルポスコピー）・組織診

子宮頸がんの診断のために外来で用いる検査法．
主に，子宮頸がんおよびその前がん病変，子宮頸部上皮異形成の観察・評価および生検部位を設定する．

目的

- 子宮頸部初期病変の存在と拡がりの把握，ねらい組織診の生検部位決定，病期の推定診断，追跡観察．
- 外陰や腟腫瘍性病変の観察．

適応

- 細胞診または視診により，子宮頸部の腫瘍性病変が疑われる場合．

禁忌

- 多量に出血している場合．
- 月経中は避ける（視野が悪くなるため）．

必要物品

① コルポスコープ
② クスコ式腟鏡
③ 3％酢酸液
④ ボスミン液
⑤ 綿球
⑥ 無鈎長鑷子
⑦ 頸管開大鑷子
⑧ 10mL注射器
⑨ 生検鉗子
⑩ ガーゼ
⑪ タンポン

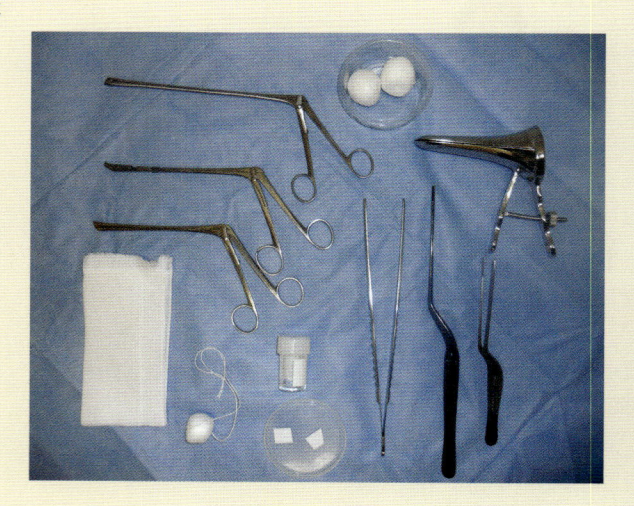

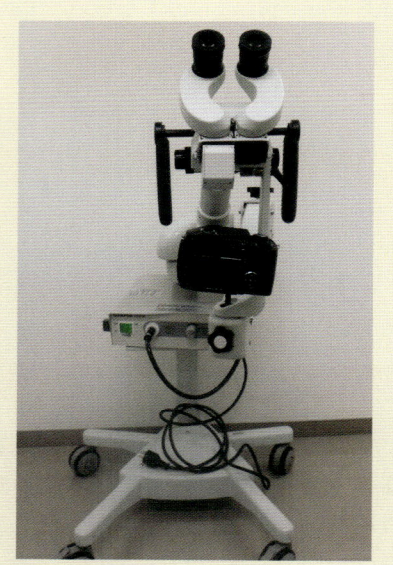

コルポスコープ

●コルポスコープによる検査（シェーマ）

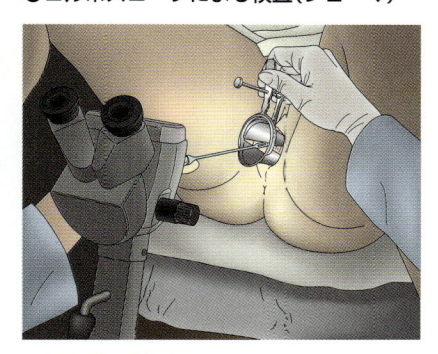

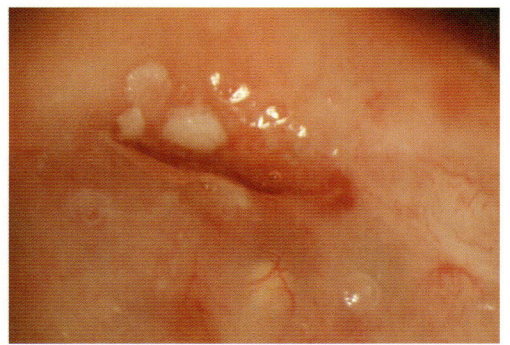

軽度異形成

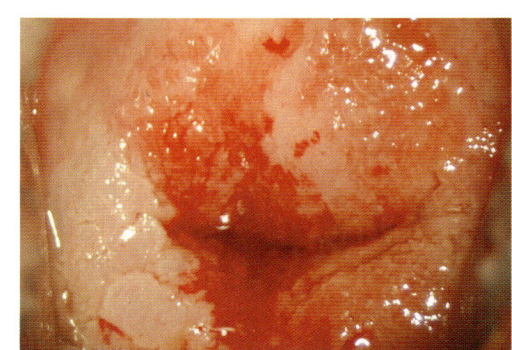

中等度

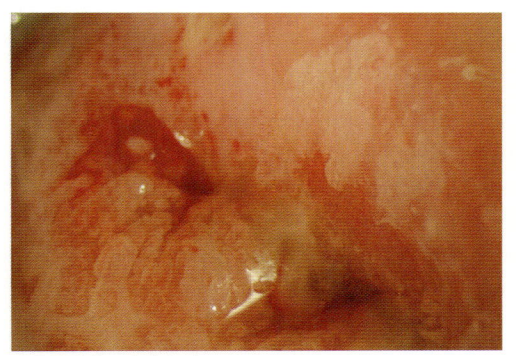

高度異形成〜上皮内がん

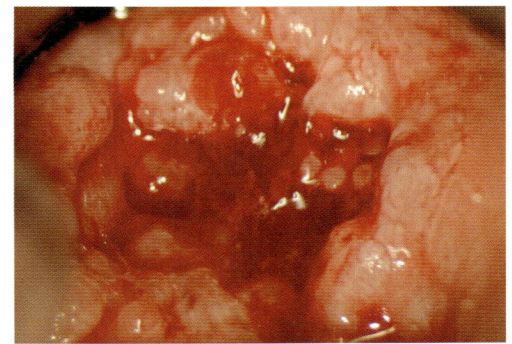

浸潤がん

写真提供：佐藤奈加子先生（NTT東日本関東病院産婦人科）

女性生殖器の検査・処置と看護

●検査の流れと看護の実際

❶検査前の手順

❶事前に綿球を3％酢酸液に入れ，酢酸綿球をつくっておく．
❷患者の名前を確認し，診察・検査の内容を告げ，事前に排尿をすませておくように説明する．

看護上の注意点

●排尿を事前にすませてもらい，下腹部の緊張を和らげ，内診などの診察が行いやすいようにする．

❸内診台に誘導し，下着を脱いでもらう．

❹内診台で砕石位をとってもらう．

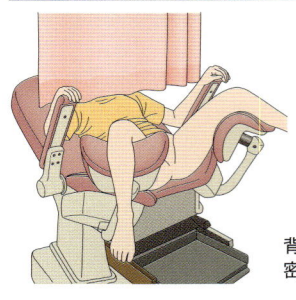

看護上の注意点
●背部と殿部を内診台になるべく密着させるようにする．
●患者がいったん内診台に上がったら，その場を離れないようにする．

背部と殿部をなるべく内診台に密着させるように指導する

❺内診台の昇降時は，下肢をバスタオルなどで覆い，不必要な露出を避ける．上着は十分に背部に引き上げる．

看護上の注意点
●衣服は洗浄液などで汚染する可能性があるので，十分に引き上げておく．

❻検査中に痛みを感じたら，すぐに教えるように伝える．また，診察・検査中に腰を浮かせたりしないように説明する．

看護上の注意点
●診察・検査中に腰部を動かすと，腟内に挿入されている器具で損傷を起こす可能性があり危険なため，安静を保つよう説明する．

患者への声かけ：これから診察の器械が入ります．診察をしている間，腰を動かしたりすると器械が別のところに当たり粘膜を傷つけてしまう危険性があるので，痛みを感じたり気分がすぐれないことがあれば，無理に体を動かさないで，すぐに教えてください．

❷検査中の手順

❶医師に腟鏡をわたす．
❷腟鏡を装着する．

看護上の注意点
●腟鏡は，子宮腟部に触れないように先端が腟円蓋部に達するまで正確に挿入する．

患者への声かけ：器械が入ります．力を抜いてください．

❸腟部の清拭を行うため，無鉤長鑷子を用いて，乾燥した小綿球を医師にわたす．
❹医師が，表面に付着している粘液を乾燥した小綿球で，擦りつけないようにしてていねいに除去する．それでも取れない頸管粘液は，針をつけない注射器で吸引する．

看護上の注意点
●小出血を起こした場合は，1分程度綿球で圧迫して待つとよい．

患者への声かけ：腟を消毒します．痛いときや気分が悪いときは教えてください．

❺コルポスコープを準備する.
❻単純診を行う.
- 通常8〜10倍の倍率で, びらん周囲から外子宮口にむかって詳細に観察する. また, 腟鏡の操作や頸管開大鑷子で頸管内もできるだけ観察する.
- びらん面のもつそのままの表面, 色調, 光沢, 辺縁, 腺開口形態, 血管像などを十分に把握することが大切である. とくに, 腺がんをとらえるには単純診が重要である.
- 異常所見がある場合は, 16〜20倍に拡大して観察する.

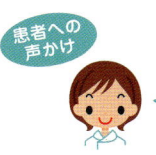

> 患者への声かけ
> いま先生が観察しています. 体勢などつらくないですか?

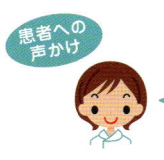

❼血管像を観察する. ボスミン液を塗布あるいは緑色フィルターを用いて毛細血管を観察する.

❽酢酸加工診を行う.
- 医師に無鈎長鑷子をわたし, 3%酢酸溶液をたっぷり浸した大綿球を医師が取りやすいよう介助する.
- 医師が, 3%酢酸溶液を浸した大綿球でびらん面を軽く押すようにして塗布する.
- 異常所見が頸管内に上昇する例では, 細胞採取用の綿棒に酢酸を浸し, 頸管内加工を兼ねながら子宮口を開大するのがよい.
- 酢酸加工により, 細胞内の蛋白質が可逆性の変化を起こして, 上皮の種類により白色調に差が生じ, 毛細血管は消褪する.
- 加工後の所見は, 30秒から1分くらいで明瞭化する. 悪性化するほどその所見は長く持続(3分以上)する.
- これらの操作を必要に応じて繰り返し, 最強病変部位を設定できたら, ねらい組織診を行う.

> 患者への声かけ
> 検査用の液がついた綿球が入ります. すこし冷たいと感じるかもしれません. 気分は悪くないですか?

女性生殖器の検査・処置と看護

ねらい組織診

病変部位が設定できたら，その流れでねらい組織診へ移行する．
① 医師に生検鉗子をわたす．
② 医師が，採取した検体を生検鉗子の先端から鑷子で取り，濾紙の上にのせて，ホルマリン入りの検体容器に入れる．

患者への声かけ〈組織を採取する際〉
組織を採取しますね．パチンという少し大きな音がします．すこし痛いと感じるかもしれません．気分が悪いときは教えてください．

❸ 検査後の手順（ねらい組織診をした場合）

① ガーゼで生検部位を圧迫し，出血量が減少したらタンポンを挿入する．

看護上の注意点
- 子宮の生検なので圧迫止血はできないため，タンポンで圧迫止血する．
- 生検後の出血部位の対応は，通常はタンポンで十分であるが，出血が強い場合は適宜，縫合，焼灼，止血剤散布を行う．

② 患者に，出血の可能性があることとナプキンをあてるよう説明する．多量に出血した場合は連絡するように説明する．
③ 医師が子宮鏡を除去したら，外陰部をガーゼで拭き取り，内診台を降ろす．
④ 患者に内診台から降りてもらい，着衣をしてもらうよう説明する．
⑤ 検体を病理に提出する．

患者への声かけ
これで検査は終わります．気分は悪くないですか？
着替えが終わりましたら，検査後の注意点などを説明します．

検査後の指導

- 帰宅後，タンポンは自己抜去するように説明する．その時間を医師に確認する．通常は数時間．長くても就寝前には必ず抜去するように説明する．
- タンポン抜去後に多量に出血した場合は，病院へ連絡するように説明する．
- 当日はシャワー浴とし，入浴は翌日以降にするよう説明する．
- 生検部位からの感染を避けるため，組織診当日の入浴（シャワー浴は可）は不可，性交は約1週間避けるように説明する．

（金丸美保，石黒紀子，牧野久美）

画像診断

画像診断には，超音波検査，CT検査，MRI検査がある．
超音波検査は，体表に当てた探触子（プローブ）から超音波パルスを体内に発信し，各組織から反射したエコーを受信，映像化することにより生体の断画像を得る検査法で，腹式エコーと腟式エコーがある．
CTは，人体の各方向からX線を照射して透過されるX線を検出器で測定し，断層面内の各画素におけるX線吸収値を求め画像表示を行う方法．撮影法には，単純CTと造影CT（水溶性ヨード造影剤を使用）がある．
MRIは核磁気共鳴イメージングとよばれるNMR（核磁気共鳴）を利用した診断法である．
CT同様，造影剤を用いる方法と用いない方法がある．

➡ 超音波検査（腹式エコー，腟式エコー）

目的
- 子宮筋腫，子宮がん，卵巣嚢腫，卵巣がんなど腫瘍の診断．
- 妊娠子宮，胎児確認，胎盤位置，初期の胎児発育，頸管長観察．

適応
- 問診・内診で異常のある場合．

禁忌
- 除細動器との併用．

● 腹式エコー検査の流れと看護の実際

❶検査前の手順

1. 患者に，医師より治療の目的・必要性が説明されていることを確認する．
2. 検査前6時間は禁飲食とするため，最終食事摂取時間を確認する．
3. 骨盤内のエコー検査は，尿で膀胱が充満すると超音波がよく通り観察しやすいため，尿が溜まっているか確認する．
4. 超音波モニターは，室内が暗いほうが見やすいため，室内を暗くする．

看護上の注意点
- 検査を受ける患者の年齢層は若年から高齢患者までさまざまである．一般的に検査4時間前から排尿をがまんしてもらうが，排尿間隔が短い患者には，それに応じて充満してもらう．

女性生殖器の検査・処置と看護

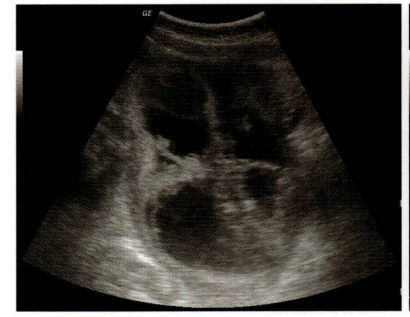

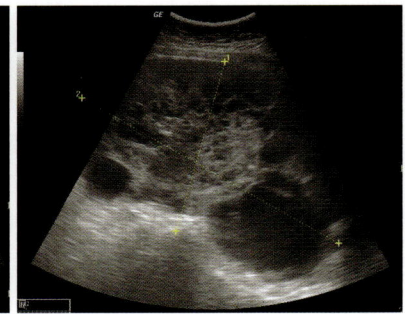

卵巣がん（経腹）

❷検査中の手順

❶患者を検査台に誘導し，臥床してもらい，ズボンやスカートは腸骨くらいまで下げる．

看護上の注意点
- 不必要な露出は避ける．検査が始まるまでは露出部位をバスタオルで覆う．皮膚を露出するため，室温に注意する．

患者への声かけ
> 超音波検査は痛みはありませんが，ゼリーを腹部に塗るため冷たい感じがします．検査中お腹を膨らませたり，へこませたり，息を止めてもらうこともあります．

❷腹部にゼリーを塗り，プローブを腹部に押し当て，検査を行う．

看護上の注意点
- ゼリーを塗るときは患者に声をかける．ゼリーは適温に温めて使用する．

患者への声かけ
> これからお腹にゼリーを塗ります．すこし冷たいと感じるかもしれません．

❸検査は15～20分で終了する．
❹検査終了を患者に説明し，ゼリーを拭きとる．

看護上の注意点
- 超音波検査は部屋を暗くして行うため，転倒や転落などの可能性を考え，安全に移動できるように移動時の室内の明るさや環境に注意が必要である．

❸検査後の手順

❶膀胱を充満していた場合は排尿を促す．

●腟式エコー検査の流れと看護の実際

❶検査前の手順

❶ 排尿をすませてもらい,診察室へ案内する.

看護上の注意点
- 腹式エコーと違い,膀胱内に尿が溜まっていると画像が見えにくくなるため,検査前は必ず排尿してもらう.

❷ 下着を脱いでもらい,診察台へ誘導する.

看護上の注意点
- スカートの場合はショーツのみ脱衣すればよい.初めて検査を受ける場合,上半身も脱衣する患者がいるため,ショーツだけでよいということをしっかりと説明する.
- 患者がいったん内診台に上がったら,その場を離れないようにする.

患者への声かけ: ショーツを脱いで(ズボンの場合はズボンも)内診台までいらしてください.上半身はそのままで結構です.

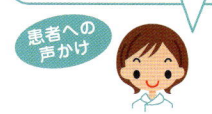

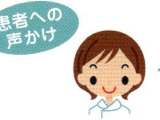

❸ 診察台を上げる.

患者への声かけ: 台が上がります.背もたれに寄りかかり,体を楽にしてください.

❷検査中の手順

❶ 経腟プローブにプローブカバーをかけ,電気を消して周囲を暗くする.

❷ 医師により診察される(プローブを腟内に挿入する).

看護上の注意点
- 不必要な露出は避ける.医師の診察が始まるまでは下半身をバスタオルで覆う.
- 患者が緊張し筋緊張を起こすと,プローブが挿入しづらくなり疼痛を起こす可能性があるため,患者が力んでいる場合は力を抜くよう声をかける.

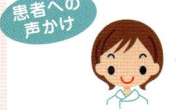

患者への声かけ: 器械が入りますので力を抜いてください.深呼吸してリラックスしてくださいね.

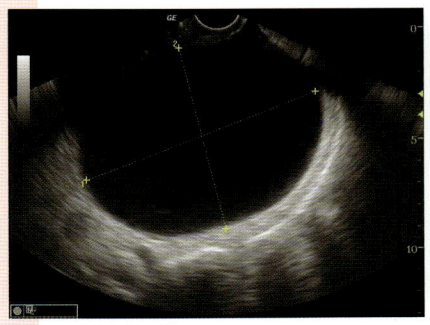

良性卵巣腫瘍(経腟)　　　卵巣がん(経腟)

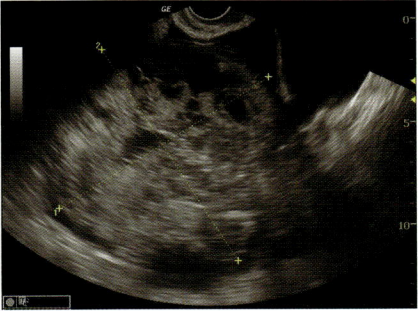

❸ 検査後の手順

❶ 診察終了後，陰部周囲に付着したゼリーや，出血および分泌物をティッシュペーパーなどで拭きとる．

看護上の注意点
- 気分不快，腹痛，性器出血の有無を確認する．

患者への声かけ：ご気分は悪くないですか？ 検査した所を軽く拭かせていただきます．

❷ 診察台を下げる．

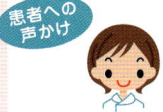

患者への声かけ：台が下がります．台が止まるまで，そのまま体を楽にしていてください．

❸ プローブカバーをはずし，ゼリーを拭きとる．

❹ 診察台から降りて着替えをするよう説明する．

患者への声かけ：台から降りて着替えてください．

➡ CT検査

目的	適応	禁忌
● 超音波検査の次の段階としてCTを行う． ● がんの広がりの検索や，骨盤リンパ節，傍大動脈リンパ節転移の検索．	● 子宮体がん，子宮頸がん，卵巣がん，卵巣嚢腫（卵巣類皮嚢胞腫，卵巣嚢胞腺腫）など．	● 妊娠中またはその可能性がある場合． ● ヨードまたはヨード造影剤の過敏症の既往歴のある患者は，造影剤使用禁止．

● CT検査の流れと看護の実際

❶ 検査前の手順

❶ 検査の内容を確認する．

❷ 患者を確認する．

看護上の注意点
- 患者誤認予防のため，患者が自分で名乗れる場合は，必ず名乗ってもらう．外来患者の場合，診察券のIDを確認．入院患者の場合，患者識別バンドを確認する．

患者への声かけ：確認のため，お名前を教えてください．○○○○さんですね．ありがとうございました．診察券のID（入院患者の場合は患者識別バンド）を確認させていただきます．

❸ 医師より患者に，検査の目的・必要性およびリスクについて説明されていること，同意書・問診票の有無を確認する．

看護上の注意点
- 造影剤を使用する患者では，検査前に十分な説明とヨード過敏症，その他のアレルギー歴などの問診を行う．

〈造影剤使用の場合〉

患者への声かけ：これからお腹のCT検査を行います．先生からCT検査の説明は受けていますか？

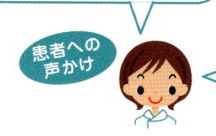

造影剤の使用について先生から説明は聞いていますか？ 造影剤の副作用はみなさんに起こるわけではありません．造影剤が体のなかに入ると，一時的に体が熱くなりますが，少しずつ落ち着きます．これは副作用ではないので心配しないでください．検査室にも看護師がいますし，造影剤注入時には，必ず声をかけます．注入後などに変化があれば教えてください．

❹ 検査前の一食を禁食していることを確認する．

看護上の注意点
- 嘔吐対策，および内容物の充満した腸管を腫瘍性病変と誤認するのを防ぐために，検査前の一食を禁食とする．ただし，お茶や水の飲水は可能である．

❺ 撮影部位に金属がないことを確認し，患者のADLに合わせて着替えの援助を行う．

看護上の注意点
- 転倒に注意し，適宜援助を行い更衣してもらう．
- 撮影部位に金属がないか，撮影しても問題ないか確認する．

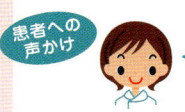

患者への声かけ：体のなかに金属や機械はありませんか？ お腹の検査なので，ズボンにファスナーがあれば検査着に着替えていただきます．

❻ 造影剤投与に必要な静脈確保を行う．

看護上の注意点
- 血管外漏出を予防するため，挿入後は痛み，腫脹の有無，血液の逆流を確認する．

患者への声かけ：これから点滴を入れます．点滴をするときにすこし痛みがあるかもしれませんが，検査の痛みはありません．検査は10分ほどで終わります．点滴を入れて，検査室に入ってから造影剤を入れます．

❼ 子宮頸がんなどの腫瘍の膀胱への浸潤を観察するために適度な蓄尿をしたり，骨盤CTを撮影する際には目印として腟内にタンポンを挿入することがある．

❽ 検査中は動かないよう説明する．

❷ 検査中の手順

❶ 入室を介助する．

看護上の注意点
- 両手をあげて撮影するので，患者に苦痛がない体勢を整え，緊張している患者には声をかける．

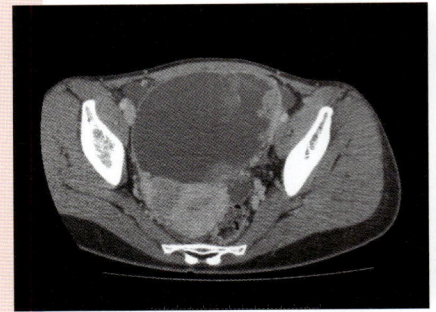

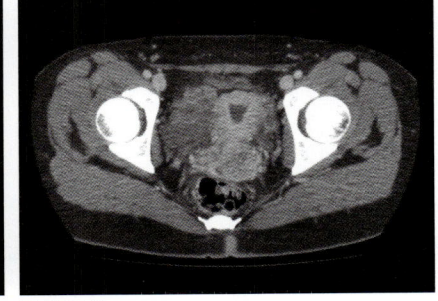

卵巣がん　　　　　　　　　　　子宮頸がん

❷造影剤注入時，患者を観察する．

▶看護上の注意点
- 血管外漏出の有無を，点滴の滴下と自動注入機によるテスト注入を行い，点滴刺入部の痛みや腫脹がないことを確認する．造影剤注入後に患者状態に変化がないか確認する．

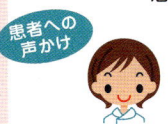

患者への声かけ
> 最初に点滴の確認をします．痛みや違和感はありませんか？　痛みがないようなので造影剤を入れます．造影剤が入っていくと，体全体が温かくなりますが，これは一時的にみなさんに起こることで，心配しなくても大丈夫です．痛みや，気分がすぐれない場合はすぐに教えてください．

❸ヨード造影剤の副作用は注入後10分以内に起こりやすいため，検査終了後まで静脈ルートは確保しておく．

❸検査後の手順

❶検査後造影剤の副作用症状がないことを確認し，点滴を抜針する．

▶看護上の注意点
- 造影剤の副作用の有無を確認する．

患者への声かけ
> お疲れさまでした．ご気分はいかがですか？　のどの違和感や，かゆみなどはありませんか？

〈即時型の副作用〉
- くしゃみ，咳嗽，生あくび，冷汗，顔面蒼白，悪心・嘔吐，発疹，顔面紅潮など．
- これらは大きな副作用（粘膜浮腫によって起こる鼻・気道閉塞による呼吸停止，血圧低下による心肺停止）の初期症状である．

❷検査後の注意事項を説明し，説明用紙を患者または家族にわたす．

▶看護上の注意点
- 造影剤を使用した場合は，造影剤は腎臓で代謝されるため，帰宅後は飲水励行するよう説明し帰宅してもらう．
- 授乳中の女性は，母乳に血液中の造影剤が移行するため，48時間は授乳を控えるよう説明する．

患者への声かけ
> きょう使った造影剤は尿と一緒に出ますので，とくに水分が制限されていなければ，できるだけ水分をとるようにしてください．食事をとっても大丈夫です．

> 万が一，ご自宅に戻られてから何か変わったことがありましたら，病院にご連絡ください．

MRI検査

目的
- 腫瘍性病変の評価．
- 子宮筋腫および子宮腺筋症の診断および評価．
- 卵巣腫瘍の良性・悪性の鑑別，組織型の推定．
- 内診不可能な女性の内性器検索．

適応
- 子宮体がん，子宮頸がん，卵巣がん，卵巣良性腫瘍，子宮筋腫，子宮腺筋症，双角子宮など．
- 子宮外妊娠，卵巣腫瘍茎捻転．
- 前置胎盤の評価．

禁忌
- 心臓ペースメーカー使用者，埋め込み式除細動装置装着者，脳動脈瘤のクリップ（非磁性体のクリップは除く）の使用者，金属製義眼の使用者，眼球内金属異物のある者，人工内耳術後の患者．
- 入れ墨のある患者（熱傷の報告あり），アイシャドウにも金属が混ぜてあり，疼痛の危険あり．
- 検査時の騒音や閉所に対する恐怖症の人は検査が不可能な場合がある．
- 妊娠初期ではMRIは原則として禁忌．

●MRI検査の流れと看護の実際

❶検査前の手順

① 指示票で検査の内容を確認する．
② 患者を確認する．

【看護上の注意点】
- 患者誤認予防のため，患者が自分で名乗れる場合は，必ず名乗ってもらう．外来患者の場合，診察券のIDを確認．入院患者の場合，患者識別バンドを確認する．

【患者への声かけ】
確認のため，お名前を教えてください．○○○○さんですね．ありがとうございました．診察券のID（入院患者の場合は患者識別バンド）を確認させていただきます．

③ 医師より患者に，検査の目的・必要性およびリスクについて説明されていること，同意書・問診票の有無を確認する．

【看護上の注意点】
- 造影剤を使用する患者では，検査前に十分な説明とヨード過敏症，アレルギー歴などの問診を行う．

【患者への声かけ】
これからお腹のMRI検査を行います．先生からMRI検査の説明は受けていますか？

〈造影剤使用の場合〉
造影剤の使用について先生から説明は聞いていますか？　造影剤の副作用はみなさんに起こるわけではありません．造影剤が体の中に入ると，一時的に体が熱くなりますが，すこしずつ落ち着きます．これは副作用ではないので心配しないでください．検査室にも看護師がいますし，造影剤注入時には，必ず声をかけます．注入後などに変化があれば教えてください．

179

❹既往歴(喘息など)を確認する．
❺体重を確認する．

> **看護上の注意点**
> ●造影剤の使用量を決定するために体重を確認する．造影剤を使用しない場合でも，ラジオ波(RF)による発熱作用を抑制するために，正確な体重を装置に入力する必要がある．

❻妊娠の有無を確認する．
❼MRI禁忌事項がないか患者に確認する．
❽全身に金属がないか確認する．金属製品・磁気カードはMRI室に持ち込まないよう説明する．

> **患者への声かけ**
> 心臓ペースメーカー，または体の中に器械や金属などは入っていませんか？　ズボンや下着などにファスナーや金属がある物ははずして検査着に着替えてください．入れ歯などはずせるものはすべてはずしてください．検査室に金属類は持って入れませんので，もしあればすべてはずしてください．

❾患者のADLに合わせて着替えの援助を行う．
❿造影剤使用の場合は静脈ラインを確保する．

> **看護上の注意点**
> ●血管外漏出を予防するため，挿入後は痛み，腫脹の有無，血液の逆流があるかを確認する．
> ●あらかじめ患者から，乳がんの手術でリンパ節の切除をしていないか，透析用のシャントなど処置禁止の部位はないか，点滴をとりにくいといわれていないか，などの情報を得る．
> ●ワゴトニー症状(気分不快，顔面蒼白，血圧低下，徐脈など)が起きたことがないかも確認する．

⓫MRI撮影中はかなり大きな音がすることを説明する．必要時は耳栓を使用する．

❷検査中の手順

❶入室の援助を行う．

> **看護上の注意点**
> ●MRI専用ストレッチャーなど以外は検査室には持ち込めないので，検査台を検査室入口近くへ寄せて移動したり，検査室外に出して安全に移動する．輸液・シリンジポンプは検査室内には入れられないので，はずせない場合は専用ルートで延長し検査室外に置く．

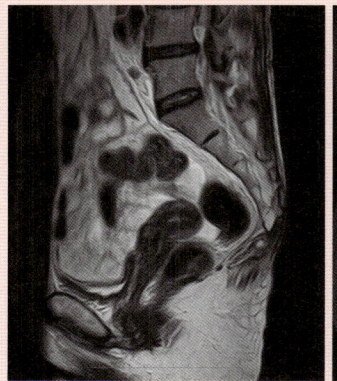

正常子宮 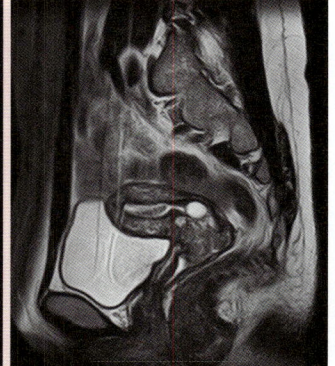　　　子宮頸がん 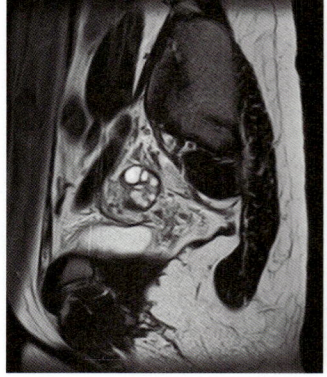　　　正常卵巣 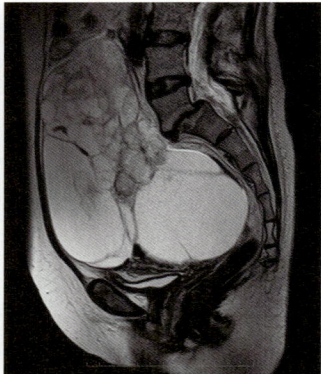　　　卵巣がん

❷ 両手を挙上して撮影するので，患者の苦痛が少ない体勢を整える．

看護上の注意点
- 患者の状態を確認し，緊張している患者には声をかけて緊張をほぐす．

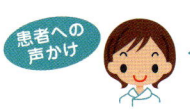

患者への声かけ
検査は30分くらいです．検査台に横になってもらいます．動きにとても弱い検査なので，動かないようにご協力お願いします．体のどこか痛むところはありませんか？

❸ 必要時，ヘッドフォンまたは耳栓をつける．

看護上の注意点
- MRI装置は検査中大きな音が鳴るため，必要時にはヘッドフォンから音楽を流したり耳栓を使用するなど，大きい音による不安を軽減する．

❹ 閉所恐怖症の有無を確認する．

看護上の注意点
- MRI装置は長い筒型で患者は閉塞感を感じやすく，検査時間も長いため，気分不快など状態の変化に注意する．検査開始後しばらくは患者のそばで見守る．

患者への声かけ
ブザーをおわたししますので，気分が悪くなったときはブザーを押して教えてください．

❺ ベローズ（患者に装着して呼吸信号をとらえる装置）を腹部に巻き，患者の呼吸同期に合わせて撮影する．

❻ 造影剤注入時に患者の状態を十分に観察する．

看護上の注意点
- 血管外漏出がないか，刺入部に痛みや腫れがないか，点滴の滴下状況を確認する．
- 造影剤注入後の患者状態に変化はないか確認する．

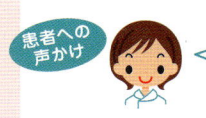

患者への声かけ
これから造影剤が入りますが，点滴の入っている部分に痛みや違和感はありませんか？　冷たい感じがすると思います．万が一，痛みや気分がすぐれない場合はすぐに教えてください．

❸ 検査後の手順

❶ 患者の状態の観察をし，副作用がないことを確認し抜針する．

❷ 検査後の注意事項を説明し，説明用紙を患者または家族にわたす．

看護上の注意点
- 造影剤を使用した場合は，造影剤は腎臓で代謝されるため，帰宅後は飲水励行するよう説明し帰宅してもらう．
- 授乳中の女性は，母乳に血液中の造影剤が移行するため，48時間は授乳を控えるよう説明する．

患者への声かけ
長い時間の検査お疲れさまでした．ご気分に変わりはないですか？　急に立ち上がるとふらつくかもしれませんので，一緒にゆっくり検査室から出ましょう．

患者への声かけ
きょう使った造影剤は尿と一緒に出ますので，とくに水分が制限されていなければ，できるだけ水分をとるようにしてください．

（小野知佳，石黒紀子，牧野久美）

羊水検査

羊水検査（amniosentesis）は，妊娠15〜17週時に，
経腹的に羊膜腔を穿刺して約20mLの羊水を採取し，羊水中に浮遊する少数の胎児細胞を集めて培養する．
染色体検査に十分な量の細胞を得るまでに平均約2週間の期間を必要とするため，
結果判明時にはすでに妊娠17〜20週に達する．
検査に起因する流産率は0.3％で，絨毛検査に比べ，若干低いとされる．

目的

- 出生前に先天異常を発見しておくことで，早期治療を可能とする．
- 新生児期における合併症の予測や，十分なケア計画の立案．
- 胎児の両親が，その事実を受容するのに十分な時間を準備する．

適応

- 夫婦のいずれかが染色体異常の保因者．
- 染色体異常児を分娩した既往を有する場合．
- 高齢妊娠．
- 妊婦が重篤なX連鎖遺伝病のヘテロ接合体．
- 夫婦のいずれもが重篤な常染色体劣性遺伝病のヘテロ接合体．
- 夫婦のいずれかが重篤な常染色体優性遺伝病のヘテロ接合体．
- その他，重篤な胎児異常のおそれのある場合．

禁忌

- 腟炎・頸管炎などの炎症がある場合．
- 切迫流産徴候のある妊婦．

必要物品

① スパイナル針22G（もしくはカテラン針）
② 注射針，23G
③ 1％リドカイン
④ 10mLシリンジ2本
⑤ 滅菌手袋
⑥ 鑷子
⑦ 穴あき滅菌シーツ
⑧ 油性マジック
⑨ 絆創膏
⑩ 消毒薬（ポビドンヨード，チオ硫酸Na水和物・エタノール）
⑪ ガーゼ3枚
⑫ 清拭タオル
⑬ 滅菌エコープローブカバー
⑭ 超音波検査装置

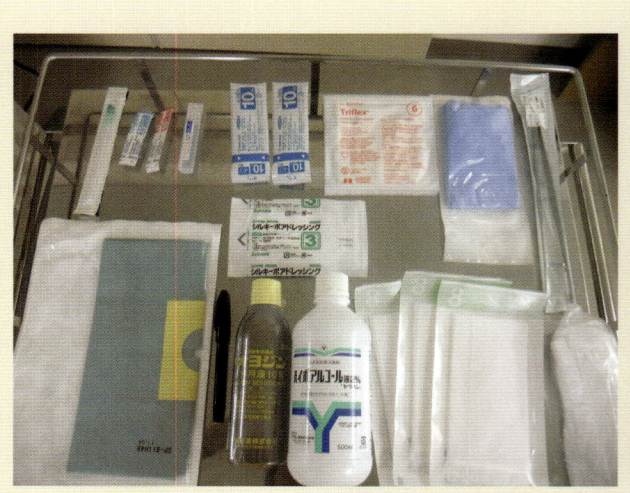

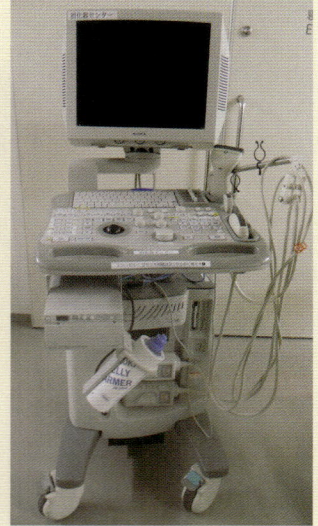

超音波検査装置

●検査の流れと看護の実際

❶検査前の手順

① ワゴンに必要物品を準備する．
② 患者を歩行か車椅子で処置室まで移動する．
③ 児心音，腹部緊満の有無，バイタルサインを測定する．
④ 医師が，腹式エコーで胎盤の位置と羊水量を確認する．

看護上の注意点
- 患者の表情を観察し，緊張や気分不快の有無を確認する．検査前に質問がないか確認し，不安の軽減に努める．

患者への声かけ
ご気分は大丈夫ですか？ 検査前に聞いておきたいことや，心配なことはありませんか？

❷検査中の手順

① 医師が消毒を行い，腹式エコーで穿刺部位を決める．

看護上の注意点
- ゼリーは冷たいため，使用時に適温に温めておく．

② 医師が，局所麻酔を行う．

看護上の注意点
- ポビドンヨード液は保温庫で温めておくが，使用時には患者に声をかける．
- 局所麻酔のアレルギー症状（悪心・嘔吐，急激な血圧低下など）に留意する．

患者への声かけ
これから麻酔をします．ご気分が悪くなったら教えてください．

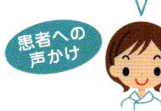

女性生殖器の検査・処置と看護

❸スパイナル針で穿刺し，羊水を採取する．

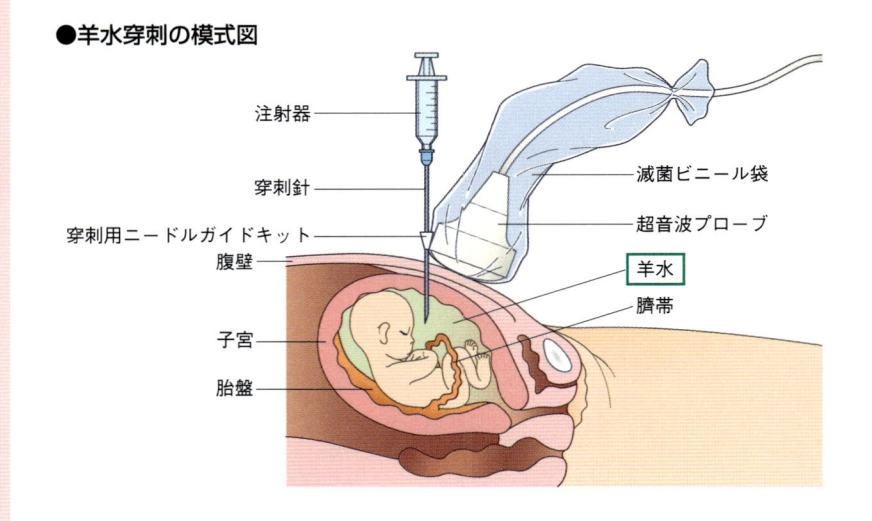

●羊水穿刺の模式図

- 注射器
- 穿刺針
- 穿刺用ニードルガイドキット
- 腹壁
- 子宮
- 胎盤
- 滅菌ビニール袋
- 超音波プローブ
- 羊水
- 臍帯

❹穿刺部位をしばらく軽くガーゼで圧迫して，出血がなければシール付きガーゼなどを貼付する．

看護上の注意点

●検査中は患者の表情を確認し，苦痛や気分不快がないか確認する．

痛みはないですか？
ご気分は大丈夫ですか？

患者への声かけ

❸検査後の手順

❶患者の状態を観察する．

【観察のポイント】
- 腹痛の有無
- 顔色
- バイタルサイン

❷清拭タオルで腹部を清拭する．
❸患者を車椅子で帰室させる．
❹羊水採取後，バイタルサインと時間を記載する．
❺2時間安静後，診察を行う．
❻退院時の処方薬を確認する．

検査後の指導

●腹痛，破水，出血，感染を起こす可能性があるため，自宅へ帰ってから症状が出現した場合は病院へ連絡し受診するよう説明する．

（小野知佳，佐藤香織）

引用・参考文献

●細胞診（子宮頸部，子宮内膜）
1）女性生殖器疾患患者の看護．系統看護学講座──成人看護学，第10版，医学書院，2002．
2）松岡緑，樗木晶子監：エクセルナース［検査編］．メディカルレビュー社，2004．

●組織診（子宮頸部，子宮内膜）
1）女性生殖器疾患患者の看護．系統看護学講座──成人看護学，第10版，医学書院，2002．
2）松岡緑，樗木晶子監：エクセルナース［検査編］．メディカルレビュー社，2004．

●子宮鏡検査（ヒステロスコピー）
1）天野恵子ほか：女性外来診療マニュアル．産婦人科治療，増刊号，2007．

●子宮腟部拡大鏡検査（コルポスコピー）・組織診
1）天野恵子ほか：女性外来診療マニュアル．産婦人科治療，増刊号，2007．

●画像診断
1）天野恵子ほか：女性外来診療マニュアル．産婦人科治療，増刊号，2007．
2）川鰭市郎：妊娠と画像診断．臨床検査，53(4)，2009．
3）宇佐美眞，細川順子：消化器外科ケアマニュアル．照林社，2004．

●羊水検査
1）吉沢豊予子，鈴木幸子：女性の看護学．メヂカルフレンド社，2000．
2）寺内公一ほか：出生前診断の基礎知識ノート．助産雑誌，62(2)：1110〜1114，2008．
3）林聡：妊娠と遺伝学的検査．臨床検査，53(4)，2009．
4）奥山和彦ほか：絨毛採取（CVS）．周産期医学，28(8)：1013〜1016，1998．
5）藤森敬也ほか：羊水診断．周産期医学，28(8)：1017〜1020，1998．
6）福嶋義光：出生前遺伝カウンセリングのあり方．産科と婦人科，73(7)：825〜830，2006．
7）大濱紘三：出生前診断と倫理の諸問題．産科と婦人科，73(7)：831〜837，2006．

さくいん

数字&欧文

AFP	117, 118
BUN/Cr比	113
Ccr	107, 119
DIP	9
free air	8
hCG	117, 118
Hinman症候群	90
LDH	117, 118
MRSA	10
pH	109, 123, 124, 139, 146, 151
PSA	58, 117
PSP	107, 120
SpO_2	42, 45, 54, 62, 64, 69, 71, 92
T1強調画像	18
T2強調画像	18
TESE	69, 70, 72
T字帯	42, 62, 69
VCG	9, 12

あ行

- 欠伸　12
- 圧迫骨折　26
- 穴あき四角布　36
- アナフィラキシー様症状　18
- アナムネーゼ　43, 63, 70
- アルドステロン症　33, 115, 116
- アレルギー性膀胱炎　111
- 暗赤褐色　108
- アンモニア　112, 113, 138, 139, 140
- 意識レベル　54, 68
- 萎縮腎　108
- 萎縮膀胱　68
- 移植腎　52
- 陰茎　77, 78, 81, 99, 130, 131, 143, 145, 146, 148
- 飲酒　41, 61
- 飲水制限　41, 61, 96
- インスリン　115
- 陰嚢　23, 69, 72, 74, 78, 99, 131, 133, 145, 146
- ウロバッグ　89
- ウロフローメトリー　121
- エストロゲン　103, 154
- エリスロポエチン　140
- エンドサイト　154, 156, 157
- 黄体形成ホルモン　100, 103, 147
- 横紋筋融解症　108
- 悪寒　56
- 悪心・嘔吐　12, 13, 16, 17, 21, 28, 30, 32, 34, 47, 48, 54, 55, 66, 73, 128, 178, 183
- おむつ　27, 28
- オリエンテーション　43, 53, 59, 63, 70, 124
- おりもの　106
- 温タオル　36, 39, 58, 76, 79, 80, 82, 83

か行

- ガーグルベースン　42, 62, 69
- ガーゼ交換　88, 89
- ガイドワイヤー　46, 87
- 潰瘍形成　17, 79
- 褐色細胞腫　10, 14, 33
- カラーシリンジ　36, 38
- ガリウムシンチグラフィ　31
- カリクレイン-キニン系　140
- 眼圧　51
- カンジダ　127, 154
- 間質性腎炎　111
- 間質性膀胱炎　62
- 患者識別バンド　10, 176, 179
- 感染症　8, 10, 53, 68, 74, 85
- ──検査　165
- 顔面紅潮　28, 30, 32, 34, 178
- 灌流液　37, 42, 45, 46, 62, 64, 65, 68
- 気管支喘息　10, 14, 18
- 奇形精子症　125
- 基礎体温　98, 101, 103
- 亀頭(部)　38, 77, 78, 79, 81, 84, 130, 131, 133, 143, 146, 148
- 逆行性感染　42, 89
- 逆行性腎盂造影　9
- 球海綿体筋反射　133
- 救急カート　27
- 急性腎不全　18, 116
- 急性前立腺炎　36, 125, 126
- 急性尿道炎　36
- 急性膀胱炎　36
- キューレット　154, 158, 161
- 挙睾筋反射　133
- ギヨン法　129
- 筋萎縮　113
- 筋ジストロフィー　133
- 禁酒　61
- 禁食　15, 43, 53, 59, 63, 177
- 筋層　142
- 筋層浸潤性膀胱がん　37
- 筋層非浸潤性膀胱がん　37
- クスコ(式腟鏡)　101, 102, 105, 154, 156, 158, 159, 164, 166, 168
- クッシング症候群　33, 115
- クラミジア　125, 127
- ──検査　98, 100, 165
- ──採血　103
- ──感染　103, 132
- グルコース・インスリン療法　115
- クレアチニン　112, 113, 119, 139, 140
- クレアチニンクリアランス　107, 113, 119
- クロルヘキシジン　83
- 頸管開大鑷子　168, 171
- 携帯型残尿測定器　122
- 経腟超音波検査　98, 103, 104
- 経腟プローブ　175
- 経直腸超音波　58, 60
- 経尿道的切除術　65, 68
- 痙攣　12, 115, 128
- 下血　61
- 血圧　42, 45, 46, 54, 55, 62, 64, 65, 69, 71, 94, 115, 138, 139

186

──の変動 ……………………… 21
　　──上昇 ………………… 87, 94, 144
　　──低下 ………… 17, 20, 21, 45, 56, 61, 64,
　　　　68, 71, 140, 150, 178, 180, 183
　　──計 …………………………… 92
　　──測定 ………… 45, 48, 54, 64, 71
血液凝固能 …………………………… 62
血液生化学検査 ………………… 107, 112
結核 …………………………………… 10
　　──菌 …………………………… 125
血管炎 ………………………………… 52
血管外漏出 ……… 16, 17, 20, 21, 28, 177,
　　　178, 180, 181
血管確保 …………………… 44, 52, 53, 63
月経異常 ………………………… 128, 164
血腫 ………………………… 55, 56, 72, 74
　　──形成 ………………………… 95
血精液症 ……………………………… 61
結石破砕装置 ………………………… 94
血中ホルモン検査 ………… 98, 100, 103
血尿 …… 13, 36, 40, 41, 47, 49, 52, 53,
　　56, 60, 61, 66, 67, 68, 82, 85, 89,
　　96, 128
　　──スケール ………… 48, 49, 68
下痢 ………………… 108, 115, 116, 120, 150
原発性アルドステロン症 …………… 33
顕微鏡検査 …………………………… 111
光学視管 …………………………… 36, 39
高カリウム血症 …………… 115, 116, 152
交感神経遮断性降圧薬 ……………… 33
抗凝固薬 …… 36, 37, 41, 44, 53, 58, 59,
　　62, 63, 64, 70, 71, 87, 93, 96, 98
抗菌薬 …… 41, 42, 49, 53, 59, 61, 64,
　　71, 74, 85, 89, 93, 96, 103, 167
高血圧 …………………………… 10, 14, 52
抗血小板薬 …………………… 53, 58, 59
膠原病 ………………………………… 52
叩打痛 …………………………… 128, 129
高ナトリウム血症 …………………… 115
更年期出血 …………………………… 164
誤嚥 …………………………………… 56

　　──予防 ………………………… 15
呼吸困難 ………………………… 13, 48
　　──感 …………………………… 16, 17
呼吸不全 ……………………………… 52
骨折 …………………………………… 38
コルポスコープ ………… 160, 168, 169, 171
コンパートメント症候群 …………… 17

さ行

砕石位 ……… 38, 46, 65, 101, 104, 129,
　　130, 132, 155, 159, 166, 170
　　──用架台 …………………… 42, 62
砕石装置 ……………………………… 93
サイトピック …………………… 154, 156
採尿 ……………………… 39, 40, 107, 119
　　──用シリンジ ………………… 36
　　──バッグ …………………… 78, 79
　　──方法 ……………………… 107
　　──時間 ……………………… 107
細胞外液
　　……… 88, 114, 116, 139, 149, 150, 151
　　──性 …………………………… 18
　　──量減少 …………………… 114
　　──緩衝系 …………………… 151
酢酸加工診 …………………………… 171
砂嚢 ………………………………… 52, 55
酸・塩基平衡 …………… 114, 115, 138, 151
　　──障害 ……………………… 152
三次元画像 …………………………… 14
酸素飽和度 …………………………… 48
酸素マスク …………… 27, 42, 48, 62, 69
残尿 …………………………………… 82
　　──感 …………………………… 68, 80
　　──測定 ………………… 36, 121, 122
　　──量 …………………………… 122
時間尿量測定 ………………………… 76
磁気 ……………………………… 18, 20
　　──カード ………………… 18, 180
　　──テープ …………………… 19
　　──治療器 …………………… 11

子宮外妊娠 …………………………… 179
子宮筋腫 ………… 98, 100, 103, 164, 173, 179
子宮頸がん ……… 168, 176, 177, 178, 179, 180
子宮頸部スメア ………… 154, 156, 157
子宮切除鉗子 …………………… 158, 160
子宮腺筋症 ……………………… 98, 179
子宮ゾンデ ………… 154, 156, 158, 161
子宮体がん ………………… 165, 176, 179
子宮内膜症 ………………………… 98, 103
子宮内膜スメア ……………… 154, 156
子宮内膜ポリープ… 98, 100, 103, 164, 165
子宮卵管造影検査 ……… 98, 100, 101
止血 ………………… 54, 55, 60, 65, 72
　　──術 …………………………… 56
　　──用消毒綿球 ……………… 58
　　──剤 ………………………… 172
シスチン尿症 ………………………… 112
シストメトリー ……………………… 122
自然排尿 ……………………… 74, 107
自然抜去 ………………………… 79, 89
しびれ ……………………… 16, 47, 66, 73
シャワー浴 …… 74, 88, 103, 162, 167, 172
シャント ……………………… 16, 20, 180
充実性疾患 …………………………… 18
羞恥心 ……… 12, 24, 38, 45, 46, 59, 64,
　　65, 70, 71, 72, 99, 101, 102, 103,
　　122, 124, 126, 127, 128
腫脹 ………… 16, 17, 20, 74, 89, 128, 132,
　　133, 177, 178, 180
出血 ………… 9, 36, 41, 42, 51, 53, 55,
　　56, 57, 60, 61, 66, 67, 68, 72, 73,
　　74, 76, 79, 84, 85, 87, 88, 89, 95,
　　106, 107, 109, 111, 128, 140, 157,
　　162, 163, 167, 168, 172, 176, 184
　　──傾向 … 52, 53, 86, 92, 96, 101, 103
　　──性ショック ………………… 47
　　──性病変 …………………… 36
　　──斑 …………………………… 96
腫瘍マーカー ……………… 107, 117, 118
小陰唇 ………………… 78, 82, 132, 148
衝撃波 ……………………… 92, 93, 95, 96

187

静脈性腎盂造影	9
食事制限	11, 37, 41
触診法	129
褥瘡	76
除細動器	173
女性不妊	164
ショック	13, 18, 21, 38, 61, 68, 112, 119
腎萎縮	52
腎移植	111
腎盂形成術	86
腎盂腎炎	9, 109, 110, 116, 129
腎盂尿管がん	118
腎機能評価	29, 113
神経因性膀胱	80, 86, 121, 122
神経損傷	80
腎血管性高血圧症	29
腎結石	86, 92, 93, 95
人工関節手術	38
腎細胞がん	26
腎実質内感染症	52
腎周囲膿瘍	52
腎腫瘍	29
腎性全身性線維症	18
腎臓・尿管・膀胱単純X線撮影	9
心停止	13, 115, 152
心電図	17, 42, 62, 69, 92, 115, 116
浸透圧	114, 115, 138, 139, 149, 150
──受容体	150
腎動態シンチグラフィ	29
腎動脈瘤	52
腎被膜下血腫	95, 96
腎不全	10, 52, 86, 108, 111, 112, 113, 115, 116, 119, 120, 152
蕁麻疹	13, 21
髄質シンチグラフィ	33
随時尿	107
水腎症	9, 68, 86, 120, 128, 129
水中毒	68
吸い飲み	42, 62, 69
水分規制	28, 29, 30, 32, 33, 34

水疱	17
スキントラブル	25
スクリーニング	58, 103, 107, 112, 113, 114, 117, 118
スタンピング法	127
スパイナル針	182, 184
スライドグラス	105, 123, 154, 155, 156, 157
スワブ	154, 156
精液検査	98, 99, 123
精管	37, 131, 141, 143, 145, 146, 148
性感染症	125, 127
性機能障害	98, 100, 123
生検鉗子	62, 65, 168, 172,
生検用濾紙	58
性交後試験	104
精細管形成障害	69
精子運動率	123, 124
精子正常形態率	123, 124
精子生存率	123, 124
精子濃度	98, 123, 124, 125
精子無力症	98, 125
精巣腫瘍	23, 69, 118, 131, 133
精巣超音波画像	23
精巣内精子採取	69
赤褐色尿	108
脊髄損傷	80
鑷子	36, 58, 76, 80, 83, 101, 172, 182
切迫流産	182
染色体異常	98, 182
喘息	10, 18, 19, 180
前置胎盤	179
全尿	107, 120
前立腺炎	36, 58, 61, 62, 117, 125
前立腺がん	16, 18, 26, 36, 58, 61, 86, 117, 146
前立腺摘出術	61
前立腺特異抗原	58, 117
前立腺肥大症	36, 86, 117, 121, 128, 146
前立腺分泌物検査	125, 126

前立腺マッサージ	125
造影剤副作用	13
双角子宮	164, 179
双手法	129
造精機能障害	98, 123
早朝第1尿	107
早朝第2尿	107
瘙痒感	12, 16, 17, 28, 30, 32, 34, 128
鼠径リンパ節	128, 133, 150
組織学的検査	42, 62

た行

体育座り	45, 64, 71
体液バランス	115
胎児異常	182
大腿部頸部骨折	38
ダヴィンチ	51
脱臼	38
脱水	10, 14, 88, 112, 113, 114, 115, 116, 120, 150, 152
タッチング	25
脱力感	28, 30, 32, 34
多尿	108, 128
多発性硬化症	80
痰	16, 17
弾性ストッキング	42, 44, 62, 63, 69, 70
弾性絆創膏	52
男性不妊症	99, 123, 131
蛋白尿	52, 110
断面像	14
チェーン膀胱造影（チェーンCG）	9
チオ硫酸Na水和物・エタノール	52, 182
知覚鈍麻	47, 66, 73
蓄尿	27, 28, 48, 80, 107, 119, 122, 177
腟拡大鏡	160
腟鏡	132, 170, 171
腟式エコー検査	175
中間尿	107
直腸診	58, 60, 128, 130, 133

痛風	112, 114
塚原子宮鉗子	156, 158, 160, 161
低カリウム血症	115, 116
低ナトリウム血症	68, 115
停留精巣	89, 98, 131
テープ固定	55, 89
テストステロン	100, 144, 147
テタニー	10, 14
電解質	112, 114, 116, 138, 139, 144, 149, 150, 152
電磁波	18
点滴静注腎盂造影	9
転倒・転落	12, 25, 95, 174
転落	27, 38, 39, 40, 103
同意書	10, 15, 19, 38, 44, 45, 53, 59, 63, 64, 70, 71, 87, 93, 177, 179
動悸	28, 30, 32, 34
透析用シャント	16, 20, 180
疼痛	16, 17, 38, 39, 40, 47, 54, 55, 56, 60, 66, 67, 68, 72, 74, 79, 82, 84, 87, 89, 93, 94, 95, 96, 128, 131, 156, 157, 162, 164, 166, 175, 179
糖尿病	10, 14, 80, 98, 108, 109, 120
糖尿病性腎症	111
動脈硬化	10, 14
トリコモナス原虫	112, 132, 154
トンプソン2杯分尿法	107

な行

内膜細胞診異常	164
尿pH	109
尿管鏡	42, 43, 45, 46
尿管結石	42, 43, 86, 92, 95
尿管ステント	36, 46
尿管切開	42
尿管内圧	42
尿混濁	82
尿細胞診検査	62
尿酸	112, 114, 140
尿失禁	9, 25, 80
尿臭	82
尿性状	40, 49
尿潜血	109
尿素窒素	112, 150
尿蛋白	110
尿沈渣	111
尿糖	109
尿道狭窄	9, 65, 68, 79, 80, 83
尿道分泌物検査	125, 127
尿とりパッド	27
尿比重	108
尿閉	40, 48, 49, 61, 67, 74, 80, 85, 89, 129
尿崩症	108, 113, 114, 120
尿流曲線	121
尿流率測定	30
尿流量測定	121
尿路感染	41, 42, 58, 68, 79, 96
尿路結石	8, 9, 14, 92, 112, 129
尿路上皮がん	118
尿路性器腫瘍	8, 14
尿路先天異常	8, 14
尿路造影	9, 76
尿路通過障害	8
ネームバンド	44, 45, 63, 64, 70, 71
熱感	21, 128
熱性疾患	108
ネフローゼ症候群	52, 110, 115, 120
粘膜下筋腫	165
粘膜鉗子	101
粘膜麻酔	62
脳圧	51
脳外傷	80
脳梗塞	80
脳出血	80
脳腫瘍	80
膿性分泌物	127
脳動脈瘤クリップ	20
嚢胞腎	108, 128
嚢胞性疾患	18
ノロウイルス	10

は行

パーキンソン病	80
排液バッグ	76, 86, 89
排泄遅延	18
バイタルサイン	12, 16, 21, 44, 45, 47, 48, 53, 55, 60, 63, 64, 66, 67, 70, 71, 72, 73, 82, 88, 94, 95, 96, 183, 184
排尿機能検査	121
排尿時膀胱造影	9
排尿障害	8, 14, 40, 80, 83, 121, 122, 128
発熱	20, 40, 41, 49, 56, 61, 68, 74, 79, 85, 89, 96, 103, 108, 126, 157, 162, 180
半減期	27
パンチ生検	62
皮下出血	95, 96
皮質シンチグラフィ	33
皮疹	13
ヒスキャス	101, 102
ヒステロスコピー	164
びらん	78, 79, 132, 171
疲労骨折	26
貧血	56, 102, 140
頻尿	36, 80, 128
ファイバースコープ	164
フィッシュバーグ濃縮試験	120
フーナーテスト	98, 104
フェノールスルフォンフタレイン（PSP）試験	120
フォーリーカテーテル	76
腹圧	39, 40, 56, 132
──性尿失禁	9
腹式エコー検査	173
腹式呼吸	39, 40
副腎シンチグラフィ	33
腹部側臥位正面撮影	8
腹部背臥位正面撮影	8
腹部立位正面（AP方向）撮影	8

浮腫 …… 85, 108, 110, 128, 129, 131, 132, 149, 152
フットポンプ …… 42, 62, 69
プライバシー …… 38, 45, 58, 64, 71, 77, 81, 99, 124
フラッシュ …… 28
プリン体 …… 114
プローブ …… 24, 25, 58, 60, 173, 174, 175, 176
プロゲステロン …… 103
プロスタグランジン …… 139, 140
プロスタトディニア …… 126
プロラクチン …… 98, 100, 103
分泌物検査 …… 125
閉経後出血 …… 164
閉鎖式蓄尿袋 …… 27
閉鎖式導尿システム …… 78
閉所恐怖症 …… 18, 19, 21, 181
閉塞性腎疾患 …… 29
ペースメーカー …… 18, 19, 20, 92, 179, 180
ペニスクレンメ …… 36, 38, 83, 84
ベローズ …… 181
ベンザルコニウム …… 36, 76, 80, 83, 154, 156, 158, 160, 161, 164
膀胱がん …… 18, 62, 117
膀胱腫瘍 …… 23, 62, 64
膀胱穿孔 …… 62, 67, 68
膀胱洗浄 …… 61, 65, 67
膀胱造影 …… 9
膀胱内圧 …… 62, 122, 142
　──測定 …… 121, 122
膀胱尿管逆流 …… 9, 68, 86
放射性医薬品 …… 26, 27, 28
放射性同位元素 …… 30
放射線被曝 …… 8, 26, 29, 31, 33
防水シート …… 52
乏精子症 …… 69, 98, 125
乏尿 …… 108, 128
ポータブル撮影 …… 8, 10
勃起機能検査 …… 98, 100

発赤 …… 16, 17, 28, 30, 32, 34, 89, 132
発疹 …… 12, 16, 17, 28, 30, 32, 34, 178
骨シンチグラフィ …… 26
骨転移 …… 26
ポビドンヨード …… 42, 52, 58, 62, 69, 76, 80, 83, 154, 156, 158, 160, 161, 164, 182, 183
ボルタレン坐薬 …… 93
ホルモン分泌異常 …… 98

ま行

マキシマル・バリアプリコーション …… 54
マクログロブリン血症 …… 10, 14
麻酔レベル …… 47, 66, 72, 73
マルチン単鉤鉗子 …… 156, 158, 160, 161
慢性細菌性前立腺炎 …… 125, 126
慢性前立腺炎 …… 125
無鉤長鑷子 …… 164, 166, 168, 170, 171
無色尿 …… 108
無精液症 …… 125
無精子症 …… 69, 98, 125
迷走神経反射 …… 17, 87, 94
滅菌ガーゼ …… 52, 58, 76, 80
滅菌カップ …… 36, 40
滅菌手袋 …… 36, 39, 52, 58, 76, 80, 182
滅菌尿 …… 80
めまい …… 17, 25, 28, 30, 32, 34, 48, 67, 73, 102, 106
申し送り書 …… 44, 63, 70

や行

薬物過敏症 …… 10, 14
薬物性腎障害 …… 111
輸液ポンプ …… 20
溶血性貧血 …… 108
腰椎麻酔 …… 42, 44, 45, 47, 58, 62, 64, 66, 69, 71, 73
ヨード過敏症 …… 9, 10, 14, 177, 179

ら行

ラジオ波 …… 20, 180
卵巣がん …… 173, 174, 175, 176, 178, 179, 180
卵巣腫瘍茎捻転 …… 179
卵胞刺激ホルモン …… 103, 147
リドカイン(ゼリー) …… 36, 38, 39, 40, 42, 46, 52, 58, 62, 65, 76, 80, 83, 84, 85, 182
緑内障 …… 51
淋病 …… 127
冷罨法 …… 17
冷汗 …… 56, 178
レニン …… 138
レノグラム …… 29

わ行

ワゴトニー症状 …… 20, 180

ケアに活かす
腎・泌尿器系/生殖器系 検査・処置マニュアル

2013年3月5日　初版　第1刷発行

編　集	済生会横浜市東部病院看護部
発行人	影山　博之
編集人	向井　直人
発行所	株式会社 学研メディカル秀潤社 〒141-8414　東京都品川区西五反田2-11-8
発売元	学研マーケティング 〒141-8415　東京都品川区西五反田2-11-8
ＤＴＰ	有限会社vincent
印刷製本	株式会社リーブルテック

この本に関する各種お問い合わせ先
【電話の場合】
● 編集内容については Tel 03-6431-1237（編集部直通）
● 在庫，不良品（落丁，乱丁）については Tel 03-6431-1234（営業部直通）
【文書の場合】
● 〒141-8418　東京都品川区西五反田2-11-8
　　学研お客様センター
　　『腎・泌尿器系/生殖器系 検査・処置マニュアル』係

©Saiseikai Yokohamashi Tobu Byoin Kangobu 2013.　Printed in Japan
● ショメイ：ケアニイカスジンヒニョウキケイセイショクキケイケンサショチマニュアル

本書の無断転載，複製，複写（コピー），翻訳を禁じます．
本書を代行業者等の第三者に依頼してスキャンやデジタル化することは，たとえ個人や家庭内の利用であっても，著作権法上，認められておりません．
本書に掲載する著作物の複製権・翻訳権・上映権・譲渡権・公衆送信権（送信可能化権を含む）は株式会社学研メディカル秀潤社が保有します．

JCOPY 〈（社）出版者著作権管理機構委託出版物〉
本書の無断複写は著作権法上での例外を除き禁じられています．複写される場合は，そのつど事前に，（社）出版者著作権管理機構（電話 03-3513-6969，FAX 03-3513-6979，e-mail：info@jcopy.or.jp）の許可を得てください．

本書に記載されている内容は，出版時の最新情報に基づくとともに，臨床例をもとに正確かつ普遍化すべく，著者，編者，監修者，編集委員ならびに出版社それぞれが最善の努力をしております．しかし，本書の記載内容によりトラブルや損害，不測の事故等が生じた場合，著者，編者，監修者，編集委員ならびに出版社は，その責を負いかねます．
また，本書に記載されている医薬品や機器等の使用にあたっては，常に最新の各々の添付文書や取り扱い説明書を参照のうえ，適応や使用方法等をご確認ください．
　　　　　　　　　　　　　　　　　　　　　　　株式会社 学研メディカル秀潤社